KB126925

항암제로
살해당하다 ❸

암 자연
치유편

항암제로 살해당하다 ❸

암 자연 치유편

후나세 슌스케 지음 | 기준성 감수

중앙생활사

감수사

세계적인 환경운동가 후나세 슌스케(船瀨俊介) 씨는 그가 정력적으로 펴낸 저서마다 모두 화제를 불러모으고 베스트셀러가 되어 일본 당대의 히어로가 된 분이다.

그 중에도 최근의 노작(勞作)인 암 3부작《항암제로 살해당하다 1-항암제 상식편》,《항암제로 살해당하다 2-웃음의 면역학편》그리고 이번에 출간되는《항암제로 살해당하다 3-암 자연치유편(원제: 암으로 죽었다면 110번에 신고를! 사랑하는 사람이 살해당했다!)》에는 매우 충격적이고 흥미진진한 최신 정보와 해답이 담겨 있어 갈수록 격증하는 세기병(世紀病)인 암에 대한 공포와 고통 속에서 신음하는 환우(患友)들에게 메마른 생명에 감로수와도 같은 희망과 용기를 일깨워주는 통쾌무비(痛快無比)한 복음서가 되고 있다.

암에 걸려 병원에 한번 가게 되면 누구나 아무리 똑똑하고 잘난 사람도 5년 생존율에 묶여 까닥하면 패가망신하기 십상이다. 조기발견, 조기치료가 도리어 조기악화, 조기사망의 늪에 빠지게 할 수도 있다. 그래서 요즘 선진국에서는 암에 대한 최상의 대책이 무검사, 무진료라는 풍조가 일고 있다.

자연과 인간의 관계를 인간이 자연을 정복한다는 외람된 입장에서 출발한 서구문명이나 현대의학은 질병을 인간을 괴롭히는 악(惡)으로 단죄하여 병원체를 규명하는 세균병리학설과 육체를 물질화해서 부품을 분해하고 정밀기계를 수리·조립하듯 장기별 의학으로 치닫게 한데서 진정한 생명과학이 되지 못한 한계가 있는 것이다.

그렇기 때문에 현대의학은 아직도 암의 원인을 규명하지 못하면서도 종양이 있는 병소부만 철저히 섬멸, 소탕하면 된다는 취지에서 공인된 통상요법이 수술, 항암제, 방사선 같은 매우 공격적이고 강압적이며 침습적(侵襲的)인 방법으로 일관해 왔다. 그러나 그 결과는 암을 인류의 적으로서 정복한 것이 아니라 도리어 내성(耐性)을 갖게 하여 더욱 흉포화시켜 숙주(宿主)인 사람만 잡는 꼴이 되고 만 것이다.

현대의학이 기득권의 구습에만 젖어 종래의 방식을 조금도 반성, 지양할 줄 모르고 관성에만 따른다면 의학 본래의 목적인 인류의 복지증진에 기여하는 것이 아니라 그 반대로 인류의 생존을 위협하고 지구환경을 파멸시키는 재앙의 원인이 될 것이다.

바야흐로 신문명(新文明), 신의학(新醫學)의 태동이 그 어느 때보다도 절실히 요망되는 일대전환기에 우리는 서있다. 지금과 같은 의료공급자(의사, 약사, 병원, 제약회사, 기타 관련 기득권 체재)가 일방적으로 독점, 장악하고 있는 살인의료(殺人醫療)를 수요자(환자와 풀뿌리소비자)가 중심이 된 진정한 활인의료(活人醫療) 체재로 바뀔 때가 된 것이다.

이러한 취지의 신의학 운동을 나는 일본에서 가장 선구적이면서도 자연의학의 태두(泰斗)인 모리시타 게이이치(森下敬一) 박사, 아보 도오루(安保徹) 교수와 환경운동의 리더인 후나세 슌스케(船瀨俊介) 저자에게 제안하였고 흔쾌히 찬성을 얻어 '신의학 선언 세계현인회의

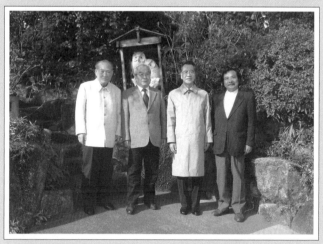

▲ 신의학 운동의 주역들. 왼쪽부터 기준성 감수자, 모리시타 게이이치 박사,
아보 도오루 교수, 후나세 슌스케 저자.

(1000인)'를 발족하기로 뜻을 모았다.

이와 같은 건강자위시민운동의 전범(典範)이 될 만한 실천요강이 이
책에 잘 정리되어 소개하고 있어 일독을 권하면서 소비자가 자신의
권리를 지키고 확대시켜나가는 운동이 국제적인 연대 속에서 요원의
불길처럼 번지기를 바라며 강호제현(江湖諸賢)의 전폭적인 호응과 동
참을 기원한다.

奇埈成

한국어판에 보내는 저자 메시지

기준성(奇埈成) 선생님께

《항암제로 살해당하다 1 – 항암제 상식편》, 《항암제로 살해당하다 2 – 웃음의 면역학편》에 이어 금번의 책까지 졸저(拙著) 암 3부작이 한국에서 출간되는 것에 대해 감격하고 있습니다. 즉각 모리시타 게이이치(森下敬一) 선생에게 연락을 드렸더니, 금년 중에 아보 도오루(安保徹) 선생과의 대담을 갖는 문제에 대해서 전향적(前向的)으로 동의하였습니다. 아보 선생에게는 제가 타진하도록 위임을 받았습니다.

기 선생께서 기원하시는 '신의학(新醫學) 선언(宣言) 천인회의(千人會議)'가 실현되기를 마음속 깊이 기대하고 있습니다. 한일(韓日) 간의 든든한 가교역할을 하고 계시지만 앞으로도 더욱 건강하셔서 활약해 주십시오. 기 선생께 저의 감사하는 마음을 전하기 위해 인사의 글을 먼저 담았습니다.

감사의 말씀

이번에 저의 새로운 책이 한국에서 번역, 출간되는 것을 마음으로부터 기쁘게 생각합니다. 이 책은 저의 '암 3부작'의 완결편이기도 합니다.

제1부작 《항암제로 살해당하다 1 - 항암제 상식편》은 잘못된 항암제 신앙을 근저로부터 뒤집는 책입니다. 일본 후생노동성의 전문기술관료가 "항암제로 암을 고치지 못함은 상식이다"라고 공언한 사실을 알아주십시오. 또한 항암제는 맹독(猛毒)이고 강렬한 발암물질이라는 사실도 인정하였습니다.

　항암제를 투여해도 10명 중 1명 정도 종양이 축소될 뿐, 나머지 9명에게는 축소 효과가 나타나지 않습니다. 게다가 일시적으로 종양이 축소된 사람도 암세포가 항암제에 대항하여 유전자를 변화시켜 내성을 얻게 되므로, 결국 항암제는 무력합니다. 이렇게 '듣지 않는' 항암제를 대량 투여하고 있는 이유는 현대의학이 국제적인 거대한 암산업이라는 이권에 지배, 구속되고 있기 때문입니다.

　제2부작 《항암제로 살해당하다 2 - 웃음의 면역학편》은 암환자를 구하는 복음서입니다. 사람은 누구나 매일 평균 5,000개의 암세포가 만들어지고 있습니다. 그런데 150년 전에 독일의 혈액생리학자 피르호가 주장한 "암세포는 일단 발생하면 환자를 죽음에 이르게 할 때까지 무한증식한다"라는 이론이 현대의학의 교과서에 정석처럼 수록되어 있습니다.

　매일 수천 개의 암세포가 생겨나고 그것들이 무한증식한다면, 인류는 100만 년 전에 벌써 멸망하였을 것입니다. 인류가 멸망하지 않고 건강한 생명을 유지해온 것은 체내에 암세포와 싸우는 면역세포를 가지고 있기 때문입니다. 그것이 NK세포(natural killer cell)입니다.

　NK세포는 암세포를 발견하면 그것을 포획, 독물을 주입하여 암세포를 처형합니다. 암세포의 시체는 체내효소에 의해서 분해되고 소변을 통해서 배설됩니다. 이것이 바로 암이 자연치유되는 구조입니다.

환자에게 웃기는 희극(喜劇)을 관람시켜 3시간 동안 폭소를 자아내게 하고, 혈액 중의 NK세포를 측정해 보았더니 그 수치가 최대 6배나 증가했습니다. NK세포는 암세포를 공격하고 죽이는 면역세포입니다. 암세포를 공격하는 우리측 병사들이 '웃음' 한 가지로 6배나 격증한 것입니다.

제가 존경하는 《면역혁명(免疫革命)》의 저자 아보 도오루(安保徹) 교수는 암을 치료하는 3가지 조건으로 ①웃는 것, ②식생활의 개선, ③몸을 따뜻하게 하기를 들었는데 '웃음'의 효력을 맨 앞에 거론하고 있습니다. 웃음은 돈도 안 들고, 마음속으로부터 행복해지며, NK세포를 증식시켜 암도 치유되게 하는 신이 주신 선물이지요.

제3부작 《항암제로 살해당하다 3 - 암 자연치유편(원제: 암으로 죽었다면 110번에 신고를! 사랑하는 사람이 살해당했다!)》은 현대의학의 3대 통상치료법의 잘못을 고발한 것입니다. 암전문의 271명에게 "자신이 암에 걸리면 항암제 투여를 할 것인가?"라고 질문했더니 270명이 단호하게 거부했습니다. 그들은 자신이 상대하는 암환자에게 으레 항암제를 주사하는 사람들입니다. 왜냐하면 항암제는 0.1g당 7만 엔이라는 놀라운 거액을 벌어들이기 때문입니다.

일본 후생노동성의 항암제 총괄책임자인 의료과장이 "항암제는 아무리 써도 듣지 않는다"라고 당당하게 공언하고 있습니다. 그런데도 지금껏 대량으로 사용되고 있었으니…… 이는 그야말로 국가와 의학계에 의한 집단살육입니다.

　일본의 모 국립대학 의학부 부속병원에서 1년 동안 사망한 암환자의 80%가 암에 의해서가 아니고 항암제, 방사선 등의 중대 부작용 때문이라는 사실이 밝혀졌습니다. 일본에서 암환자는 1년에 32만 명이 사망하고 있는데, 사실인즉 그 중 80%에 해당하는 약 25만 명은 암이 아니라 암 치료의 명목하에 병원에서 학살당하고 있는 것입니다. 일본 패전 이후부터 현재까지 암 치료에 의한 희생자 총수는 제2차 세계대전 희생자의 5배에 달한다고 생각됩니다.

　한국 역시 '암 전쟁'의 희생자가 엄청나리라고 생각됩니다. 무서운 사실은 이들 환자나 그 가족들도 치료에 의해서 살육되었다는 것을 알아차리지 못하고 있다는 것입니다. 이러한 국가적 범죄행위는 저의 암 3부작에서 철저하게 밝혀진 것입니다.

　이 책은 암환자를 구할 대체의료, 나아가 법적 권리로 싸울 수 있는 안내문도 싣고 있습니다. 이 한 권의 발간이 한국 의학계를 크게 개선하여 환자를 위한 참된 의료로 전진하는 데 일조가 되기를 마음속으로 기원합니다.

　마지막으로 저의 암 3부작을 모두 해설, 감수를 해주신 기준성(奇埈成) 선생께 마음속으로 깊이 감사의 말씀을 올립니다. 기 선생께서는 저에게 있어서 위대한 높은 산봉우리처럼 솟아있는 인생의 대선배입니다. 기 선생께서는 일본에 의한 극악무도의 36년간의 식민지시대, 이어서 닥친 역사의 격변 속에 광풍노도(狂風怒濤)와 같은 민족의 대 수난기에 휘말려 네 번이나 죽음 직전의 간발의 차에서 살아남으신

기적의 체험을 겪으신 분으로서 한(恨)을 용서(容恕)로, 미움을 사랑으로 바꾸고, 사람들의 심신의 건강을 찾는 길에 매진해 오셨습니다.

기 선생의 덕으로 암을 위시한 각종 병에서 구제된 사람은 수만 명 이상을 헤아립니다. 이뿐만 아니라 오랜 역사적인 숙업(宿業)의 애증(愛憎)을 초월하여 한일(韓日) 간의 우정의 가교가 되어 동분서주하고 계십니다. 현재 80을 넘으셨는데도 더욱 건장하십니다. 기 선생의 꿈은 '살인(殺人) 의료에서 활인(活人) 의료'로 세계 의학의 대혁명입니다. 그래서 '죽이는' 의료에서 '살리는' 의료로라는 '신의학(新醫學) 선언(宣言)' 하에 1,000명의 세계현인회의(世界賢人會議)를 구상하고 계십니다.

대형 제약회사 등에 의한 잔혹한 이권지배에 현대의학도 신음하고 있습니다. 진실한 의료에의 해방을 갈구하는 일은 환자뿐만이 아닙니다. 의료현장에 있는 의사들도 해방을 희구하고 있는 것입니다.

이 책은 국제적인 생명의 전도사이신 기 선생에 의해 바다를 건너 한국에 도달할 수 있게 되었습니다. 앞으로 독자 여러분께서 기 선생의 의지를 계승하는 '생명의 전도사'가 되어 가족, 벗, 친지를 구제해 주시기를 바랍니다.

온 세계가 건전한 웃음과 평화로 충만되는 날까지

후나세 슌스케

머리말

이 책의 원제(原題)는 《암으로 죽었다면 110번에 신고를! 사랑하는 사람이 살해당했다!》이다. 아마도 이 책을 처음 접하는 순간 "무슨 이런 과격한 제목이 다 있담" 하고 눈살을 찌푸릴 사람이 많이 있을 것이다. 암전문의가 본다면 격분해서 몸이 부들부들 떨릴 제목일지도 모르겠다.

"불철주야 환자를 위해서 최선을 다해 노력하고 있는데 환자를 '살해했다' 니!"

이 마음도 충분히 이해한다. 하지만 나는 일부러 이 제목을 택했다. 왜냐하면 현재의 암 치료는 이제 '살인 치료'가 되어버렸다는 것을 환자와 의사 모두 자각하기를 바라기 때문이다. 정부에서 일하는 사람들이나 정치가들도 이러한 사실을 직시하고, 제약회사들도 눈을 크게 뜨고 현실을 파악하기를 원하기 때문이다.

현재 매년 32만 명 전후의 암환자가 사망하고 있다. 숨을 거두는 사람이 32만 명! 그런데 이 중에 약 25만 명은 암이 아니라 암 치료로 '살해당하고' 있다. 놀라서 경악을 하거나, 아니면 너무 극단적인 의견이라고 냉소하는 등 반응은 여러 가지일 것이다. 하지만 이것이 일본 암 치료의 실태다.

오카야마대학 의학부 부속병원에서 1년간 사망한 암환자의 진료 기록카드를 정밀조사한 결과 약 80%가 암 이외의 원인으로 사망했다는 것이 밝혀졌다. 이 중 절반 이상이 폐렴, 병원 내 감염 등의 감염증이고 다장기부전(多臟器不全)도 있었다. 더 놀라운 사실은 이것들이 항암제의 '의약품 첨부문서'에 중대한 부작용으로 표기되어 있다는 것이다.

그런데 이 보고서를 논문으로 작성한 정의감 넘치는 한 의사가 대학 학장에게 이것을 들고 찾아갔더니 학장은 눈앞에서 그 논문을 찢어버렸다고 한다. 그의 본심은 '이런 사실이 알려지면 큰일'이기 때문일 것이다.

암 선고를 받고 입원한 경우 병원에서는 십중팔구 '3대 요법'을 실시한다. 3대 요법이란 ①항암제, ②방사선, ③수술을 말한다.

이 중에서 가장 대중적인 것이 항암제 요법이다. 그런데 항암제는 그 이름 때문에 흔히들 암에 저항해서 암을 무찔러주는 약이라고 생각한다. 항생물질을 연상하게 되기 때문이다. 그러나 이것이 바로 비극의 시작이다. 항생물질은 체내에 침입한 병원균을 공격해서 환자를 지키려고 하는 물질을 말한다.

하지만 항암제는 전혀 다르다. 항암제의 별명은 '세포독'으로, 의약품 첨부문서에는 '세포를 죽이는 독극물'이라고 확실히 명기되어 있다.

세포를 죽인다는 것은 인체 자체를 죽인다는 것으로, 생명을 독살하는 것이 항암제의 본래 기능이라는 말이다. 즉 맹독(猛毒)을 희석시켜 암환자에게 투여하는 것이 암 화학요법의 실태다. 독극물을 투여하니 온몸의 장기에 상상을 뛰어넘는 부작용이 생기는 것은 당연한 일일 것이다.

탈모, 구토, 식욕부진 같은 것은 다른 부작용에 비하면 귀여울 정도라고 할 수 있다. 조혈장애, 심장 정지, 급성 신부전증, 용혈성 요독증, 쇼크사, 청력 저하, 시각장애, 뇌경색, 간질성 폐렴, 격증간염(급성 황달), 소화기천공, 급성 췌장염, 당뇨증세 악화, 횡문근용해증(근육세포가 파괴됨), 언어장애, 의식장애, 전신 부종……. 이외에도 부작용은 수십 가지나 된다(항암제 '시스플라틴'의 의약품 첨부문서에서 참조).

맹독물을 주사하기 때문에 온몸의 장기와 조직은 비명을 지르며 절규하고 있다. 부작용이 이 정도나 되는 것을 안다면 항암제를 투여해도 좋다고 생각하는 사람이 과연 어느 정도나 될까?

암전문의는 이와 같은 항암제의 소름끼치는 중대 부작용을 환자에게 절대 알려주지 않는다. "탈모나 식욕부진은 있겠지만……"이라고 말꼬리를 흐리면서 주사기에 손을 댄다. 그리고 환자는 "그래도 암이 낫기만 한다면……"이라는 일말의 희망으로 팔을 내밀 것이다.

그런데 놀랍게도 후생노동성의 전문 기술관료는 "항암제로 암을 고칠 수 없다는 것은 상식이다"라고 공언하였다. 게다가 후생노동성의 보험국 의료과장인 무기타니 마리(麥谷眞里) 씨는 항암제 의료에 있어서 고위층의 책임자다. 이 정도의 고급관료가 "항암제는 보험으로 처리할 필요가 없다. 왜냐하면 아무리 사용해도 효과가 없기 때문이다"라고 공언하였다(〈의료경제 포럼 재팬〉 2005년 10월 20일).

그뿐만 아니라 암학회의 로비에서는 다음과 같은 의사들의 대화를 들을 수 있다.

"효과도 없는 약을 이렇게 써도 되는 걸까요?"

"폐암, 위암, 간암, 대장암, 유방암, 자궁암 같은 고형암에 전혀 들지 않습니다."

"모든 것은 출세를 위해……."

애초에 맹독물이 항암제라는 '약'으로 탈바꿈하는 과정부터가 어이없다. 암환자에게 투여해서 4주 이내에 종양이 10명 중에서 1명이 줄면 '효과 있음'으로 의약품 인가를 받게 된다. 맹독성 물질을 투여하면 그 독으로 위축되는 암세포도 있을 것이다. 하지만 겨우 10%라니! 나머지 90%는 꿈쩍도 하지 않는데 '효과가 있다'는 것을 과연 어떻게 이해해야 할까?

실은 고작 10%밖에 되지 않는 종양 축소효과는 아무 의미 없다. 암종양은 즉시 다시 증식을 시작해 불과 5~8개월 만에 원래 크기로 되돌아오기 때문이다. 이후 암은 더더욱 증식을 계속해 환자를 죽음으로 몰고 간다. 투여 받은 항암제의 종류가 많은 환자일수록 재발, 증식 그리고 사망까지의 기간이 짧다.

그 이유는 1985년 미국 국립암연구소(NCI) 테비타 소장의 다음과 같은 의회증언으로 명확히 밝혀졌다.

"항암제에 의한 화학요법은 무력하다. 암세포는 즉시 자신의 유전자를 변화시켜 내성을 키운 다음 항암제를 무력화시키기 때문이다."

이것은 '반항암제 유전자(ADG)'라고 이름 붙여졌다.

이 의회에서 항암제의 효능 인정기간이 4주간으로 너무나 짧게 책정된 수수께끼도 풀렸다. 그 이상 관찰을 계속하면 반항암제 유전자(ADG) 발동에 의해 암이 급격하게 다시 증식을 시작해 항암제의 '무효성'이 발각되고 말기 때문이다. 그들의 악마적인 조작에 나는 가슴 깊은 곳에서 솟아오르는 분노를 느꼈다.

또한 항암제나 방사선에는 치명적인 결점이 있다. 우리 몸에서 암세포와 싸우는 림프구(NK세포 등)도 공격해 전멸시킨다는 점이다. 즉 항암제나 방사선을 사용해서 기뻐하는 것은 암세포뿐으로, 이것들은 오히려 암을 응원하는 응원군이라 할 수 있다.

불을 꺼야 하는데 기름을 들이붓는 것과 같은 일을 현대의 암 치료가 행하고 있는 것이다. 도저히 제대로 된 치료라고 볼 수 없다.

1988년에 미국 국립암연구소(NCI)는 "항암제는 독한 발암물질로 우리 몸에 투여하면 다른 장기나 기관에 새로운 암을 발생시킨다"는 경악할 만한 리포트를 발표했다.

또한 미국의 정부조사기관인 OTA는 1990년에 항암제의 '유효성'을 완전 부정하는 실험보고를 근거로, "비통상요법(대체요법) 쪽이 말기암 환자를 구하고 있다"는 것을 명확히 인정한 뒤 대체요법에 대한 조사와 원조를 미국 국립암연구소(NCI)와 의회에 권고했다.

이것은 미국 정부가 '암과의 전쟁'에서 패배를 선언한 것이다. 이 OTA 리포트로 미국의 암 치료는 180도 변하기 시작했다. 그리고 그 결과는 놀라웠다. 미국에서 암사망자수가 급속히 줄기 시작한 것이다.

그런데 이들은 암으로 죽은 것이 아니라 항암제나 방사선 등에 의한 '살인 행위'로 죽임을 당한 것이므로, '살인 치료'가 줄면 희생자가 줄어드는 것은 당연한 결과라 할 수 있다.

이와 같은 충격적인 사실을 일본의 제약회사, 의학계, 후생노동성, 정치가, 그리고 언론은 완전히 함구하고 은폐했다. 따라서 국민뿐만 아니라 암전문의들도 이러한 사실을 알지 못하는 것이다.

맹독성 물질이 '항암제'라는 약으로 둔갑하는 것은 세계에 암산업 이라는 거대이권이 존재하기 때문이라고 게이오대학 의학부의 곤도 마코토(近藤誠) 의사는 말한다. 이 거대이권은 암을 돈벌이 수단으로 삼는 무리다. 이것을 구성하는 것은 국가, 제약회사, 병원, 의사 등이 다. 즉 국가가 암산업의 중추에 있는 것이다.

나는 이들을 '암 마피아'라고 부른다. 왜냐하면 매년 약 25만 명 이나 되는 암환자를 학살하면서 아무런 법의 제재를 받지 않고, 의 료비 31조 엔의 절반인 약 15조 엔을 좀먹고 있기 때문이다. 항암제 의 가격은 0.1g에 무려 7만 엔! 졸도할 만한 폭리가 아닐 수 없다.

암에 걸린 도쿄대학 의학부의 교수 네 사람이 항암제 투여를 단호 히 거부하고 식사요법 등의 대체요법으로 생명을 연장하고 있다는 이 야기를 들었을 때 나는 피가 거꾸로 치솟는 듯한 느낌이 들었다.

그들은 자신의 암환자들이 식사요법과 같은 대체요법으로 치료하 고 싶다는 희망을 강하게 비치면 "아아, 그건 믿을 게 못 됩니다. 미신 같은 거죠. 속으면 안 됩니다"라고 말한다. 그리고 항암제를 수백, 수 천 명의 환자에게 투여해 그 맹독성으로 결국 '독살'시켜 막대한 이 익을 챙겨왔을 것이다. 그런데 자신이 암에 걸리자 항암제를 거부하 고 대체요법으로 생명을 연장하고 있다니!

그러면 '3대 요법' 중 하나인 방사선요법은 어떨까? "방사선 쪽이 더 나쁘다. 면역 기능이 파괴되므로 몸이 굉장히 쇠약해진다"라고 니가타대학 의학부의 아보 도오루(安保徹) 교수는 말한다. 방사선요법은 항암제보다 더 격렬히 조혈기능을 파괴하고 암세포와 싸우는 NK세포 등을 없애버린다.

　수술도 마찬가지다. 수술하지 않는 편이 환자의 QOL(생명의 질)이 훨씬 높은데도 외과 의사들은 수술을 그만두지 않는다. 불필요하고 무익한 수술 때문에 생명을 잃는 암환자도 엄청나다.

　예를 들어 집에 강도가 침입해 아버지를 살해하고 500만 엔을 훔쳐 달아났다고 하자. 가족들은 "강도다! 살인자! 도둑이야!"라고 절규하며 110(일본의 사건·사고 신고전화)에 신고를 할 것이다. 그런데 병원에서 암환자인 아버지가 살해되고 500만 엔의 치료비를 빼앗겨도 유족은 대부분 "감사합니다", "신세 많이 졌습니다"라며 아버지를 살해하고 돈을 강탈해 간 의사를 고마워한다.

　정말 어처구니없는 일이 아닐 수 없다. 너무나도 소중한 가족을 잃고 큰돈까지 빼앗겼는데도 감사의 마음이 들다니, 이래선 도축장에 보내진 가축 이하가 아닌가! 적어도 가축들은 '도축료'를 내지 않는다. 하지만 암환자는 '죽임을 당하는 요금'까지 살인병원에 강탈당한다.

　이렇게 돈을 빼앗기고 결국 생명까지 잃은 희생자들이 매년 약 25만 명이나 된다. 그 허무함과 무참함을 생각하니 가슴이 아프다. 병원에서 학살된 희생자 수는 2020년에 500만 명, 2040년에는 1,000만 명에 이르게 될 것이다.

전후 60년 동안 생명을 빼앗긴 암환자는 어느 정도 될까? 아우슈비츠 학살 이상일 것이다. 히틀러도 무색해질 만한 학살을 반복해 온 '암 치료'라는 이름의 살상행위……. 이제 현기증 나는 이러한 악마적 범죄에 마침표를 찍어야만 한다. 그리고 그 유일한 방법은 피해자가 일어서는 것이다.

가족을 잃고 돈을 빼앗기면서도 고맙다고 인사하는 슬프고도 우둔한 행위를 더 이상 계속해서는 안 된다. 눈물을 떨쳐내고 일어서라! 암으로 죽었다면 110번으로! 사랑하는 사람은 80%의 확률로 '살해'를 당한 것이다.

여러분의 울분과 용기, 그리고 고발이 아마도 1,000명 이상의 생명을 구하게 될 것이다. 목숨을 빼앗긴 희생자들과 유족들의 법적인 봉기나 반격이야말로 암 마피아를 위축시키고 지옥의 암 치료를 격변시킬 묘책이다.

암환자는 도축되는 연약한 양떼이어서는 안 된다. 적어도 우리의 생명을 빼앗는 자에 대해서는 이빨을 드러내고 맞서야만 한다. 그리고 법률이 여러분의 날카로운 송곳니(무기)가 되어줄 것이다.

법이야말로 우리의 생명, 재산, 명예, 그리고 가족을 지키는 '무기'다. 자신을 구하는 것이 또 다른 무고한 생명을 구하는 길과 이어진다는 것을 부디 명심하기 바란다.

후나세 슌스케

차례

• 감수사_ 005
• 한국어판에 보내는 저자 메시지_ 008
• 머리말_ 013

1장 미국은 3대 요법에서 대체요법으로 전환한 후 암환자와 암사망률이 감소했다

• OTA 리포트의 충격 보고 ·· 026
  항암제는 효과가 없다
• 분노, 슬픔은 암의 원인 ·· 038
  마음 때문에 암에 걸리고 마음으로 암이 치료된다
• 약물요법 '항암제'의 악몽 ·· 048
  식사(食事)·정체(整體)·심리(心理)·동종(同種)
  4대 요법을 배제하다
• 암산업의 거대이권 ·· 058
  후생노동성, 제약회사, 병원 등으로 구성된
  '암 마피아'에 속지 말라

2장 일본의 암환자는 3대 요법으로 살해당하고 있다

• 믿기 어려운 하얀 거탑에서의 학살 ·································· 078
  암환자의 80%는 암 치료로 살해당하고 있다
• 항암제의 숨겨진 진실 ·· 092
  맹독으로 인해 몸속의 장기가 절규하며 비명을 지른다

• 항암제 신화의 완전 붕괴 ················· 103
　매스컴에서도 항암제의 무효성을 말하다
• 항암제보다 더 무서운 방사선 치료 ················· 121
　지옥과 같은 고통 속에서 죽어간다
• 효과 없는 수술 ················· 137
　잘라내도 암은 낫지 않는다

3장 국가와 제약회사, 정치가와 언론을 고발한다

• 세계의 암산업 ················· 156
　환자의 골수까지 빨아먹는 비즈니스
• 이권 네트워크는 '검은 펜타곤' ················· 166
　어째서 환자를 '학살'하는 비극이 계속 되고 있는가
• 허무하고 무서운 '항암제' 개발 경쟁 ················· 179
　항암제의 속임수, 암 검진으로부터 도망가라
• 근본부터 잘못된 암 치료 ················· 190
　자연치유력을 무시한 '살인산업'이다

4장 지금도 병동에서는 암환자가 '인간 모르모트'가 되어 죽어간다

• 암 치료현장의 실태 ················· 200
　암환자가 인간 모르모트로 이용, 살해되고 있다
• 암환자의 비극 ················· 207
　항암제로 인한 사망자가 1,000만 명을 넘다
• '암 검진'은 암 산업의 시장개척 ················· 222
　당신도 나도 모두가 암세포를 지니고 있다
• 자연치유를 막는 3대 요법 ················· 236
　암 치료로 고통당하지 말고 대체요법을 선택하라

5장

포기하지 말자!
암은 자연치유력으로 나을 수 있다

- 암 치료의 기본 ·· 252
  먼저 식사습관을 바꾸자
- 암은 낫는다 ··· 268
  암에 대한 잘못된 상식을 버려라
- 암 극복 ··· 278
  자연치유는 기적이 아니라 당연한 것이다
- 경이로운 '웃음의 면역학' ······················· 284
  웃으면 암은 사라진다
- 암 치유의 길 ·· 294
  스스로 이길 수 있는 힘은 마음에 있다

◆ 항암제로 인한 살해를 고발하라_ 308

◆ 암 자연퇴축(自然退縮)을 위한 실천 요강_ 322

◆ 기준성(奇埈成) 회장의 자연건강 어록(語錄)_ 325

◆ 기준성(奇埈成) 회장이 권장하는

  건강식품 · 건강용품_ 346

- 맺음말_ 348

미국은 3대 요법에서
대체요법으로 전환한 후
암환자와 암사망률이 감소했다

1장

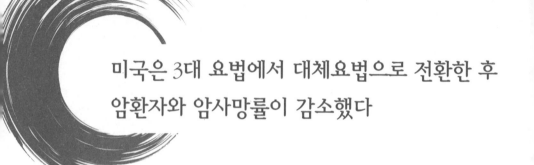

미국은 3대 요법에서 대체요법으로 전환한 후 암환자와 암사망률이 감소했다

OTA 리포트의 충격 보고

항암제는 효과가 없다

❋ 대체요법 의사 체포, 병원 폐쇄의 악몽

미국 의회에는 정책 결정을 위한 전문기관인 OTA가 있다. 그리고 그 안에 건강 프로그램 전문위원회가 있다. 이 위원회는 암 치료에 관해 3년간 철저한 조사를 거쳐 1990년에 보고서를 하나 발표했는데 그것이 'OTA 리포트'이다.

전후(戰後) 미국에서의 암 치료는 ① 항암제, ② 방사선, ③ 수술이라는 '3대 요법'으로 한정되어 있었다. 이 3가지 요법은 통상요법(通常療法)이라 불리고, 이외에는 비통상요법(非通常療法)이라 해서 배제되어 왔다.

그래서 식사요법 등의 대체요법을 실시하는 의사들은 철저하게 탄압, 배척되었다. 대체요법은 위법행위로 간주되어 경찰 권력까지 개입되었으며 대체요법을 시행하는 의사는 체포되고 병원은 폐쇄되었다.

참으로 무서운 이야기가 아닐 수 없다. '자유의 나라' 미국이라더니 완전히 거짓말, 아니 그보다 탄압의 자유가 있는 나라 미국이 아닌가. 마치 매카시즘(McCarthyism : 1950년대 초반 미국을 휩쓴 반공산주의 선풍)에 의한 광기의 공산주의 추방을 방불케 한다.

이러한 국가 권력에 의한 무차별 탄압이 암 치료에까지 미쳤던 것이다. 그 배후에는 권력과 유착한 거대 제약회사의 이권 등이 숨어있었음은 말할 것도 없다.

✻ 국립암연구소(NCI) 소장의 충격적인 증언

이러한 상황이 계속되자 대체요법을 실시하던 의식 있는 의사들은 국경을 넘어 멕시코로 도망갔다. 이국의 땅에서 치료를 계속해 나갈 수밖에 없었던 것이다. 역시 미국은 무법의 천국이다. 일본에서는 대체요법을 시행하는 의사에 대한 행정의 개입은 있지만 경찰 투입이나 구속까지는 가지 않는다.

이렇게 전후 약 40년간 미국에서의 암 치료는 '3대 요법'의 이권을 독점한 암 마피아가 암묵적인 지배를 계속해 나갔다. 그러나 1980년대 후반부터 그 움직임이 바뀌기 시작했다. 그 최대 이유는 암 통상요법의 대표주자인 항암제가 효과가 없을 뿐만 아니라 암을 재발시키고 환자를 죽이고 있다는 충격적인 사실이 명확하게 밝혀졌기 때문이다.

그 계기가 된 것은 1985년 미국 국립암연구소(NCI) 데비타 소장의 의회 증언이었다. 데비타 소장의 "항암제는 무력하다"라는 씁쓸한 고백은 전 미국 의학계에 일대 충격을 안겨주었다. 또한 데비타 소장은 "화학요법으로 항암제를 투여해도 암 종양은 순식간에 자신의 유전자를 변화시켜 항암제에 대한 내성을 갖는다"라고 증언하였다.

✽ 항암제는 반항암제 유전자(ADG)로 인해 무력화된다

암세포는 항암제의 공격에 대해 유전자를 변화시키고 '펌프단백질'이라고 불리는 새로운 조직을 만들어 약제를 세포 바깥쪽으로 몰아낸다. 이렇게 세포는 항암제를 무력화시킨다. 이 반항암제 유전자(ADG : anti-drug gene)의 존재야말로 현대 암 치료의 고통스러운 패배를 증명하는 것이다.

항암제는 이 반항암제 유전자(ADG)로 인해 암세포에 대해서 무력해진다. 하지만 이 맹독성에 의한 강렬한 부작용은 100퍼센트 그대로 환자가 받게 된다. 이렇게 되면 암환자에게 맹독을 투여하는 것밖에 되지 않는다. 몸을 망치는 악마적인 학대행위가 전국의 '하얀 거탑'에서 매일 엄숙하게 행해지고 있는 것이다.

그뿐만 아니라 1988년에 미국 국립암연구소(NCI)는 수천 페이지에 이르는 〈암의 병인학(病因學)〉이라는 보고서를 발표했다. 이것은 "항암제는 단순한 독약이 아니라 강한 발암성이 있으므로 환자에게 투여하면 다른 장기에 또 다른 암을 발생시킨다"는 경악할 만한 내용의 리포트였다.

현대의 암 치료는 전율이 느껴지는 블랙유머 그 자체다. 이것을 암 치료의 선진국인 미국 정부가 자기부정한 것이다. 그리고 항암제는 '발암제(發癌劑)'이자 '증암제(增癌劑)'라는 것도 공식적으로 인정했다.

이러한 경악할 만한 정보를 일본의 암학계는 관계자에게 함구령을 내리고 말살, 은폐했다. 그렇기 때문에 환자는 물론 암전문의조차 반항암제 유전자(ADG)의 존재를 모른다. 뒷목이 서늘해지는 사실이 아닐 수 없다.

일본의 암 치료는 모든 정보로부터 단절된 채 어두운 참호 속에서 몸을 숨기고 있는 것과 마찬가지다. 이런 식으로 매년 약 25만 명이나 되는 암환자를 학살하고 있는 것이다. 정말 무서운 일이다.

✻ 항암제를 철저하게 부정하는 실험보고서

지금까지 설명한 미국 국립암연구소(NCI) 소장의 증언과 보고서의 충격은 국가 조사기관인 OTA도 움직였다.

여기에 덧붙여 미국의 암 정책을 180도 전환시킨 리포트가 존재한다. 이것은 항암제의 '치료 효과'를 결정적으로 부정하는 것으로, 미국 동부의 약 20여 개 대학이 참가한 대규모 공동연구 보고서이다(약칭 : 동해안 리포트).

- **목적** : ① 항암제의 효과, ② 환자의 이익 이 2가지를 확실히 밝힌다.
- **대상자** : 폐암환자 743명(전원 Ⅳ기)으로 구성된 대규모의 정밀한 대상군
- **방법** : 환자를 다음의 4그룹으로 분류
  ① 3종류의 항암제를 동시 투여

② 2종류를 투여

③ 항암제 F 1종류만 투여

④ 항암제 G 1종류만 투여

• **경과** : ①~④ 4그룹의 암이 작아지는 종양 축소효과를 비교한 결과

① 3종류의 항암제 : 20%

② 2종류의 항암제 : 13%

③ 항암제 F : 6%

④ 항암제 G : 9%

이와 같이 단독으로 투여한 ③, ④는 축소효과가 10%도 되지 않았다. 즉 90% 이상은 변하지 않았다는 말이다(설마 이것이 오차의 범위라고?). 이것만으로도 항암제의 '무효성'은 입증된 것과 마찬가지다.

3종류나 되는 항암제를 투여한 ①그룹조차 80%의 환자에게는 효과가 전혀 없었다. 또한 ①~④에서 암 종양이 축소한 환자들도 반항암제 유전자(ADG) 발현에 의한 유전자 변화에 의해 이들 항암제가 무력화되어 즉시 암이 재발되었다. 불과 6~20%의 종양 축소효과도 눈 깜짝할 사이에 소멸된 것이다. 남은 것은 맹독에 의한 부작용 그리고 죽음이다.

✽ 사망에 이르는 부작용은 복수 투여군이 단수 투여군의 7~10배

• **부작용** : 항암제는 '효과(독성)'가 강할수록 부작용도 강했다. ①, ②그룹에서는 투여 후 불과 수주일 만에 사망하는 환자가 속출했다(항암제의 부

작용에는 '심부전' 이나 '쇼크사' 조차 있다).

이와 같이 생명과 관계되는 중대한 부작용은 ①, ②(복수 투여) 그룹이 ③, ④(단독 투여)그룹의 7~10배나 달했다. 물론 ③, ④그룹에도 중대 부작용은 있었다. 하지만 ①, ②그룹은 이를 훨씬 능가해 복수 항암제의 독성 때문에 줄줄이 죽음을 맞았다.

• **생존기간** : '조금이라도 오래 살고 싶다' 이것은 모든 환자의 소망이다. 그리고 암 치료의 치료효과를 최종판정하는 것도 '생존기간' 이다.

①~④그룹 환자들의 생존기간은 어떠했을까? 놀랍게도 ①그룹의 생존기간이 가장 짧았다. 그리고 ③그룹의 생존기간이 가장 길었다. 종양의 축소효과가 높은 그룹일수록 빨리 사망한 것이다. 그리고 효과가 없는 약일수록 생존기간이 길었다.

아이러니하다기보다 차라리 우스꽝스러울 정도다. 항암제라는 것이 예외 없이 독극물이라는 사실이 수긍이 갈 수밖에 없다. 강한 독을 많이 섞을수록 빨리 죽는 것. 이것은 당연한 사실이다.

이 항암제의 대규모 실험 담당자는 절망적으로 이렇게 마무리 지었다.

"어떤 약(항암제)도 환자의 생명을 연장시키는 효과는 거의 없었다."

이것은 일시적으로 축소한 종양이 바로 다시 재발해서 악성화되었기 때문이다.

❈ 암은 5~8개월 만에 다시 원래 크기로 돌아온다

• **재발(리바운드)** : 비극(또는 희극)은 계속 이어졌다. 실험자들은 '항암제

로 작아진 종양이 다시 커져 원래 크기로 돌아오는 기간'을 비교해 보았다.

그 결과 놀랍게도 ①그룹이 가장 짧았다. '종양의 크기가 축소됐다'고 좋아할 때가 아니다. 종양은 4그룹 중 가장 빠른 속도(평균 22.7주 : 약 5개월)로 원래의 크기로 재발했다. 반항암제 유전자(ADG)가 작동한 것이다.

더 무서운 것은 여기서 멈추지 않는다는 점이다. 기세가 붙은 암세포는 악성화해서 재증식을 계속해 나간다. 종양이 온몸으로 퍼져 환자는 순식간에 죽음을 맞는다. 그래서 복수 투여한 ①그룹이 가장 생존기간이 짧았던 것이다. 그리고 종양 축소효과가 가장 적었던 ③그룹이 원상태로 되돌아온 것은 31.7주(약 8개월) 만이었다.

이 항암제의 '효과 없음'과 '유해(有害)'를 결정적으로 증명하는 리포트와 관련하여 NPO법인 암환자학연구소의 가와다케 후미오(川竹文夫) 씨는 "격렬한 구토나 자칫 잘못하면 생명과 관계될지도 모르는 부작용까지 참고 견뎠지만 불과 5~8개월 만에 원상복귀되기 시작했다"라고 자신의 경험을 밝혔다.

✽ 항암제는 '발암제'이자 '증암제'이다

이처럼 항암제는 반항암제 유전자(ADG)로 인해 무력화된다. 또한 항암제는 그 맹독성으로 조혈기능을 파괴하고 암과 싸우는 NK세포(natural killer cell) 등을 없앤다. 그뿐만 아니라 항암제에는 강렬한 발암성이 있다. 이것은 방사선도 마찬가지다.

이들은 암을 없앨 목적으로 존재하고 있지만 오히려 암의 증식과 새로운 발암을 돕고 있는 것이다. 비극을 넘어선 어처구니없는 희극이다.

암환자학연구소의 가와다케 씨는 저서《암이 내게 행복을 주었다》에서 이렇게 말한다.

"암을 공격하지만 이로 인해 재발이 촉진되고 다시 항암제를 사용하게 된다. 그러나 이러한 과정이 암을 한층 더 증식시키는 원인이 되어 어쩔 수 없는 악순환이 되풀이되므로 환자는 얼마 안 있어 사망한다. 항암제가 '발암제' 이자 '증암제' 라는 이야기가 떠도는 것도 이 때문이다."

✲ 암 '3대 요법'의 패배를 선언한 OTA 리포트

미국의 정부조사기관인 OTA는 이상과 같은 결정적인 실증연구를 토대로 1990년 드디어 용기 있는 결단이라고도 할 수 있는 리포트를 발표했다.

우선 "항종양 효과가 반드시 환자에게 도움이 되는 것은 아니다"라고 단정했다. 그리고 씁쓸한 반성을 담아 "암 치료법(통상요법)에서는 과거 수십년 동안 괄목할 만한 진보가 거의 없었다"고 밝혔다.

또한 "통상요법으로는 치료되지 않는다고 생각했던 말기암 환자가 비통상요법으로 치유된 사례가 많다. 의회는 이들 치료법을 상세하게 조사해서 국민에게 알릴 의무가 있다"고 권고하였다. 이것은 곧 오랜 기간 동안 '3대 요법' 의 이권과 결탁해 왔던 미국 정부의 패배선언이다.

비통상요법이란 이단아(異端兒)로 배척되어 온 식사요법, 영양요법, 심리요법, 정체요법(整體療法) 등을 말한다. 더 나아가 OTA 리포트에서 "정부와 국립암연구소(NCI)는 비통상요법의 연구 조성을 실시하고, 비통상요법의 성과를 정당하게 평가하는 작업을 진행시켜야만 한다"고 주장하였다.

나는 이 극적인 반전을 보여준 OTA 리포트에서 희미하게 불타고 있는 미국 민주주의의 반짝이는 불꽃을 느꼈다.

이 OTA 리포트는 내가 평소 존경해 마지않던 의료 저널리스트 고 이마무라 고이치(今村光一) 선생의 편역서 《자연요법이 암을 고친다》를 통해 일본에 전해졌다. 이러한 주제에 대해 매스컴이 완전히 묵살하던 환경에서 그가 이루어낸 업적은 굉장한 의미가 있다고 생각한다.

✱ 미국의 암 치료가 대체요법으로 바뀌기 시작하다

1990년 OTA 리포트의 충격적인 보고로 인해 미국의 암 치료는 대체요법으로 크게 바뀌기 시작했다. 이것은 암 치료의 분기점이 되었다.

그때까지는 미국 국립암연구소(NCI)가 '3대 요법' 이권의 총본산이었다. 국립암연구소(NCI)는 한때 암환자가 비통상요법에 대해 질문을 하면 "그런 치료는 하지 말고 증명된 치료법(통상요법)으로 하라"고 지도했었다.

그러던 것이 OTA 리포트 이후 이렇게 바뀌었다.

"우리 국립암연구소(NCI)가 권장하고 있는 치료법(통상요법)을 포함한 모든 암 치료법에 '증명된 요법' 같은 것은 존재하지 않는다."

흔히 많은 암전문의들은 식사요법 등의 대체요법은 그 효과가 증명되지 않았다고 부정한다. 그러나 앞에서 언급했듯이 OTA 리포트가 밝힌 상세한 증명으로 인해 철저하게 부정된 것은 거대한 암 이권, 즉 통상요법(3대 요법) 쪽이었다.

미국에서는 대체요법에 할당된 예산이 1990년 이후 약 10년 동안 300만

달러에서 2억 달러로 60배나 급증했다. 그리고 이미 6 대 4의 비율로 암 치료현장에서도 대체요법이 우위에 있다고 한다. 암 마피아가 행정부의 귀까지 멀게 한 일본에서는 멀고도 먼 이야기다.

❋ 진보한 것은 암 치료기술이 아니라 진단기술이다

이에 대해 "현재 일본의 암 치료는 진보하고 있는 것이 아닌가" 하고 고개를 갸웃거리는 사람도 있을 것이다. 암 치료가 진보했다는 증거로 "옛날보다 5년 생존율이 늘어났다"는 것을 근거로 들고 있는 전문의도 많다.

하지만 5년 생존율에도 여러 가지 속임수가 있었다. 즉 진보한 것은 치료기술이 아니라 진단기술뿐이었던 것이다. 《암이 내게 행복을 주었다》에서 "초기에 크기가 작은 암이 발견될수록 겉보기상의 생존율은 높아진다"라는 가와다케 씨의 지적은 예리했다.

어느 날 3cm 크기의 암이 발견되었다고 하자. 그러면 당신은 이때 처음으로 암환자가 된다. 당신의 생존율은 여기서부터 카운트되기 시작한다. 그러나 3cm 크기로까지 자란 암은 거의 대부분 몇 년 전에 생긴 것이다. 물론 그 시기를 정확히 추정하는 것은 불가능하다. 따라서 '발견 시점부터 몇 년을 살았나'로 5년 생존율은 산출된다.

그렇다면 그 사람의 암이 1cm인 시점에서 발견되었다면 어떻게 될까? 당연히 그 시점은 암 크기가 3cm이었을 때와 비교하면 몇 년 전일 것이다. 따라서 생존율 연수도 그만큼 앞에서 카운트된다. 다시 말해서 진단기술의 향상으로 조기에 발견되면 될수록 겉보기상의 5년 생존율은 높아진다는 일종의 조작이다.

실제로 어느 대학병원에서 췌장암의 5년 생존율을 조작한 예도 있다. 증상을 치료할 수 없는 환자는 '탈락'이라는 이름으로 생존율 산출 대상에서 제외시키는 부정을 행한 것이다. 분모에 해당하는 환자수를 점점 줄여 실제 5년 생존율 0.7%를 20%로 약 29배나 부풀려왔다. 이렇게 날조된 행태에 경악을 금치 못하는 것도 잠시, 속임수는 이것만으로 끝나지 않았다.

✱ 조기발견에 의한 5년 생존율의 속임수

옛날에는 센티미터 단위였던 암을 간신히 발견했다. 그러나 진단기술의 발전으로 밀리미터 단위의 암도 발견할 수 있게 된 현재는 이전보다 몇 년이나 빨리 암을 발견할 수 있다. 이 시점에서 다행스럽게(?) 암환자로 인정받았으므로 몇 년이나 빨리 5년 생존에 이른다. 즉 생존율이 크게 올라가는 마치 마술과도 같은 일이 일어나는 것이다.

우리는 '5년 생존율이 높다'고 하면 암 치료기술이 향상됐다고 오해한다. 그러나 이것은 검진기술이 발전한 것에 지나지 않는다. 빨리 발견될수록 5년 생존율도 높아진다. 생각해보면 초등학생도 알 수 있는 속임수다.

그러나 이 속임수를 설명해 주는 암전문의는 아마도 한 사람도 없을 것이다. 아니 오히려 득의양양하게 "최근 암의 5년 생존율은 눈에 띄게 향상하고 있습니다. 그러니 맡겨만 주시죠"라며 환자들을 권유할 때의 수단으로 사용하고 있을지도 모른다.

❋ 빙산의 수면 아래쪽을 무시한 암 치료

여기서 또 한 가지 드는 의문이 있다. 어째서 5년 생존율일까? 어째서 10년이나 20년이 아니고 5년이란 말인가? 이것은 속임수투성이라도 일단 5년을 하나의 단락으로 봐야만 하는 암학계의 사정 때문이다.

그 사정이란 재발과 전이의 문제다. 5년 생존은 완치를 의미하는 것이 아니다. 수술 후 5년이 아니라 10년 이상이나 지난 뒤에야 암이 재발한 예는 주변에서 드물지 않다. 즉 5년 생존율이 암의 완치를 의미하는 것이 아니라는 말이다.

가와다케 씨는 암을 빙산의 일각으로 표현한다. 수면 아래쪽에 있는 그 사람의 라이프스타일 등을 무시하고 수면 위의 한 부분만을 공격하는 현재의 암 치료를 조소하고 안타깝게 여긴다.

"5년 생존율의 연장이 최종적인 암사망률의 저하와 결부되는지, 아닌지는 전적으로 재발을 어디까지 방지할 수 있는지에 달려 있다. 그런데 '3대 요법'을 중심으로 한 현대의 암 의료는 여기에 성공했다고 말하기는 어렵다. 너무나 가슴 아픈 일이지만 재발은 결코 드문 일이 아니기 때문이다. 그 것은 마치 빙산의 해수면 윗부분을 덜어내면 그 부분만큼 밑에서 새롭게 고개를 쳐드는 것과 비슷하다." 《암이 내게 행복을 주었다》 가와다케 후미오 저

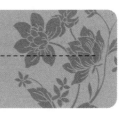

분노, 슬픔은 암의 원인

마음 때문에 암에 걸리고 마음으로 암이 치료된다

✱ 아드레날린이 증가하면 면역기능이 저하한다

암은 마음의 병이다. 그 진실은 엄청나게 많은 세계 각국의 임상 예로 계속 증명되고 있다.

1983년 미국에서 흥미 있는 실험이 행해졌다. 하버드대학 의학부를 비롯한 공동연구팀은 스트레스에 의해 방출되는 호르몬의 일종인 아드레날린이 면역기능에 어떤 영향을 미치는지에 대한 실험을 했다.

우선 피실험자에게 아드레날린을 주사하고 30분 뒤 그들의 면역기능을 측정하였더니 확실히 저하되어 있었다. 병원균이나 암세포를 공격하는 림프구의 수가 주사 전보다 감소한 것이다. 이것은 NK세포 등이 급격히 감소했음을 뜻한다.

아드레날린은 별칭으로 '분노호르몬' 또는 '공격호르몬'으로 불린다. 불쾌한 자극을 받으면 체내분비량이 증가하기 때문이다. 이 실험은 '아드레날린 증가 → 림프구(NK세포 등) 감소'를 입증하고 있다.

✱ 고함치는 것만으로도 암이 증식한다

이 실험결과에서 놀라운 것은 피실험자에게 주사한 아드레날린의 양이 일상의 사소한 스트레스나 말다툼만으로도 분비되는 양이라는 점이다.

연구팀의 일원인 존 보리센코 박사(세포생물학)는 알기 쉽게 이렇게 설명한다.

"우리가 큰 소리로 고함을 치면 우리 혈중에 피실험자에게 주사한 것과 같은 양의 아드레날린이 분비된다."

우리는 평소에 조그만 일로 화가 나는 경우가 많다. 그런데 그 순간 피실험자에게 주사된 양과 거의 같은 양의 아드레날린이 혈중에 분비되고 있는 것이다. 그리고 그만큼 면역기능 즉 림프구의 수는 격감하고 있다.

그러면 림프구로부터 공격받고 있던 암세포는 급속히 증식해 그 기세가 한층 가속된다. 아주 사소한 불쾌감이라도 이것은 암세포를 기쁘게 해서 증식시킨다. 이 진실을 하버드대학교 실험이 입증한 것이다.

옛날부터 "성질이 급하면 손해를 본다", "웃으면 복(福)이 오고 화를 내면 화(禍)가 들어온다" 등의 말이 전해온다. 이와 같은 속담에 의학적인 진리가 숨어 있었던 것이다.

❋ 슬픔 같은 마이너스 감정이 암을 만든다

불쾌감뿐만이 아니다. 긴장, 공포, 불안, 슬픔 등의 마이너스 감정도 면역세포를 급감시킨다. 절망이나 증오, 고독 등의 감정도 마찬가지다. 이들은 부정(否定)의 감정이라 불린다.

1967년 영국 글래스고대학의 데이비드 키센 박사는 500명의 폐암환자를 조사해서 이들 중 많은 수가 부모, 형제, 배우자 등 가족의 일원을 잃었다는 사실을 확인했다. 이것을 '뒤쫓는 암'이라고 한다.

많은 암환자들이 발병 시에 '슬픔', '쓸쓸함'과 같은 정신 상태에 있었다는 것은 많은 연구자들이 지적하고 있는 부분이다. 데이비드 키센 박사에 의하면 그 폐암환자들도 원래 감정처리가 서툴고, 유아기에 불행한 경험을 한 경우가 많았다고 한다.

또한 연구자들이 암에 걸리기 쉬운 성격으로 꼽고 있는 것은 '성실함', '완벽주의', '노력형' 그리고 '완고함'이다. 여기에 덧붙이자면 '잘 웃지 않는 성격' 아니 그보다 '웃지 못하는 성격'이다. 다시 말해 스트레스 등 마이너스 감정을 처리하는 능력이 서툰 타입이다. 문득 머리에 떠오르는 것은 보기 딱할 정도로 성실하고 진지한 캐릭터, 융통성이 없는 인간상이다.

"훈도시(옛날의 일본남자들이 입던 팬티와 같은 속옷)와 마음은 느슨하게 하는 것이 중요하다. 풀려버리면 문제지만 너무 조이면 견디기 힘들다"라는 말이 있다. 자신의 건강을 위해서도 가벼운 농담을 하거나 웃는 여유가 필요하다고 생각된다.

✳ 불쾌함은 암으로, 유쾌함은 건강으로 이어진다

자율신경(自律神經)이란 우리의 일반적인 의지와는 상관없이 심장이나 호흡, 내장 등 모든 생명활동을 조절하고 있는 신경계다.

자율신경에는 교감신경과 부교감신경의 두 종류가 있는데, 교감신경은 낮 시간에 우위가 되고 부교감신경은 밤 시간에 우위가 된다. 즉 '활동'을 담당하는 것이 교감신경계이고 '휴식'을 담당하는 것이 부교감신경계라 할 수 있다.

아보 도오루 교수는 불쾌한 감정(분노, 슬픔)으로 교감신경이 우위가 되면 불쾌호르몬(아드레날린)이 분비되어 백혈구의 일종인 과립구가 급증해서 염증이나 암 등을 일으킨다고 지적하고 있다. 과잉 과립구는 활성산소에 의해 세포나 조직을 상처 입혀 류머티즘과 같은 자기면역질환이나 암 등을 일으킨다.

한편 유쾌한 감정(웃음, 즐거움)으로 부교감신경이 우위가 되면, 쾌감호르몬(베타 엔도르핀 등)이 분비되어 림프구(NK세포 등)가 급증·활성화하므로 해독작용이나 건강상태로 이어진다.

이처럼 '불쾌한 감정'의 메커니즘을 따르면 병이나 암에 이르게 되고 '유쾌한 감정'을 따르면 자연치유에 이르게 된다. '불쾌함'은 불행으로 '쾌감'은 행복으로 이어진다. 이것이야말로 대자연의 섭리다. 기독교적으로 말하면 신의 섭리며, 불교적으로 말하면 부처님의 자비인 것이다.

✳ 아드레날린 - '외부에서 들어온 적'을 인지하는 시스템

동물에게 최고의 불쾌상황은 적의 공격이다. 공격에 대해서는 '도주' 또는 '공격' 중 한 가지를 선택할 수밖에 없다. 그런데 이 두 가지 모두 반사적인 근육활동이 요구된다. 따라서 적을 인식하면 교감신경이 긴장해 순식간에 체내에 아드레날린이 분비된다. 아드레날린은 맹독물질이다. 이것으로 적의 존재를 '내재화' 시켜 체내에 긴급경보를 발동한다.

또한 이때는 혈관에 대량의 혈액이 주입되기 때문에 맥박과 혈압이 급상승하고 근육에는 대량의 산소가 공급된다. 한편 소화활동은 급격히 저하되고 위나 장에서 대량의 혈액이 근육으로 동원된다. 마치 적의 습격에 준비하는 국가총동원 체제를 연상하게 한다.

강도, 도둑 같은 진짜 적이라면 오히려 간단하겠지만, 인간은 싫은 사람이나 불쾌한 현상도 '적' 이라고 간주하고 반응한다. 이것이 스트레스 정보가 되어 비슷한 반응이 체내에 일어나는 것이다. 즉, 스트레스 반응이다.

스트레스로 교감신경은 긴장상태가 되어 부신(좌우의 콩팥 위에 있는 내분비샘)에 신호를 보낸다. 그러면 부신피질은 아드레날린을 분비하고 인체는 전투 모드로 돌입한다.

✳ 도주도, 공격도 아닌 스트레스

이렇게 되면 잽싸게 도망가거나 상대를 때려눕히는 방법밖에 없다. 그런데 이것이 간단하지가 않다. 애매모호하게 어정쩡한 웃음을 짓는 중에 이마에 식은땀이 밴다. 가슴이 답답하고 위가 아프다.

갈 곳을 잃은 아드레날린이나 과립구가 자신의 체내를 파먹기 시작한 것이다. 이때는 보통 물건을 집어던지면서 다른 곳에 화풀이를 하거나 홧술을 마시고 악담을 하면서 스트레스를 푼다. 그러면 다시 아드레날린의 분비가 진정된다.

스트레스를 푸는 데 능숙한 사람과 그렇지 않은 사람이 있다. 능숙한 사람 중에는 화풀이를 주변에 하는 사람도 있다. 집에서 미움을 받는 자식이

밖에서는 활개를 치고 오래 산다는 말이 있는데, 이 역시 스트레스를 타인에게 전가하고 있기 때문이다. 하지만 취미나 스포츠 등 되도록 남에게 피해를 주지 않는 스트레스 해소법을 권하고 싶다.

✱ 슬픔에서 오는 스트레스도 면역력을 저하시킨다

보통 스트레스를 푸는 데 능숙하지 않는 사람은 성실한 타입이 많다. 이들은 흔히 스트레스를 쌓아두기 때문에, 아드레날린의 독소로 면역력(免疫力)이 저하되어 류머티즘 등 자기면역질환이나 감염증, 암 등으로 고통 받게 된다.

이러한 사람들의 교감신경은 항상 긴장 모드로 우위에 있어 긴장완화를 관장하는 부교감신경은 우위가 될 틈이 없다. 24시간 내내 긴장상태에 있는 것과 마찬가지이므로 암과 같은 질환에 걸리게 되는 것이다.

'노여움'이나 '분노' 같은 스트레스는 이와 같은 메커니즘으로 몸에 악영향을 미친다.

한편 '슬픔'과 같은 스트레스는 뇌의 시상하부를 자극해서 복잡한 경로를 거쳐 부신피질에 도달한다. 그러면 코르티코스테로이드(corticosteroid)라는 호르몬을 분비한다. 이것 역시 아드레날린과 마찬가지로 림프구(NK세포 등)를 급감시켜 활성을 막는다.

이렇게 '슬픔'도 면역력을 저하시킨다. 이 코르티코스테로이드는 우울증 환자의 부신에서 대량 분비된다고 한다. 좌절이나 고독감 때문에 우울한 상태이거나 사랑하는 사람과의 사별을 경험했거나 슬픔에 젖어 있는 사람들은 부신피질에서 대량의 코르티코스테로이드가 분비되어 면역력이 떨어지는 것이다.

✲ 마더 테레사 효과 - 마음은 병을 치유한다

그러나 희망도 있다. 가와다케 후미오 씨는 이렇게 강조한다.

"반대로 면역기능은 사소한 것으로 높아지기도 한다."

그 한 예가 '마더 테레사 효과'이다. 빈민 구제에 인생을 바친 이 헌신적인 성녀의 모습이 담긴 영화를 피실험자에게 보여주었더니 면역기능이 상승한 것이다.

이 독특한 실험을 실시하고 그 놀라운 효과에 '마더 테레사 효과'라는 이름을 붙인 것은 마크 레란드 박사다. 그는 그 다음에 피실험자에게 '자신이 누군가에게 사랑을 받았을 때' 그리고 '자신이 누군가를 깊이 사랑했을 때'를 깊이 생각해보도록 했다. 그러자 역시 영화를 봤을 때와 마찬가지로 면역기능의 향상이 확인되었다.

"사랑은 어떤 것도 이긴다"는 말을 흔히 한다. 사실 이 말은 대부분 달콤하고 낭만적인 문학적 몽상으로 이해되고 있다. 하지만 이것은 생리학적, 면역학적으로도 입증된 부동의 진리다.

가와다케 후미오 씨는 《암이 내게 행복을 주었다》라는 책에서 이렇게 말한다.

"마음은 면역력을 약하게 해서 암을 급속히 증식시키기도 하지만 어떤 때는 정반대로 면역기능을 강하게 할 때도 있다. 즉, 마음은 면역기능을 매개로 우리의 몸 상태를 실제로 바꿀 수 있다."

✱ 말기암 환자의 기적, 그리고 비극

일본어로 '병(病氣)'이라는 글자는 '기(氣)가 병들다(病)'라고 쓴다. 나는 이 말이 정말 진리라고 생각한다. 영어로도 'disease' 즉 'dis(~가 아니다) + ease(평안)'의 의미다. 즉 '마음이 평안하지 않는 상태'가 병인 것이다.

또한 긍정적인 마음(희망)은 사람을 살리고 부정적인 마음(절망)은 사람을 죽인다. 그 전형적인 예가 '라이트 씨 이야기'다.

1957년 미국의 심리학자인 B. 크로퍼는 의사인 친구가 체험한 놀라운 일화를 소개했다. 그것이 라이트 씨의 기묘한 이야기다. 1951년 라이트 씨는 온몸에 오렌지 크기의 림프육종이 발생한 말기암 환자였다. 산소 흡입이 불가피했고 언제 세상을 떠날지 모르는 상태였다. 이때 '암을 고치는 기적의 신약(新藥)' 크레비오젠이 〈뉴욕타임즈〉지에 소개되었다. 22명 중 14사람의 생명이 연장되었고, 이 중 두 사람은 암이 소멸되기까지 했다.

라이트 씨는 자신도 그 약을 써보기를 원했다. 주치의가 주사를 놓자 놀랍게도 그의 종양은 '난로 위의 눈덩이'처럼 녹아 이삼일 만에 절반 크기로 줄어들었다. 그리고 크레비오젠의 투여를 계속하자 열흘 만에 증상이 완전히 사라져 퇴원하게 되었다. 라이트 씨는 취미인 자가용 비행기를 조종할 정도까지 회복했다.

✱ '물'을 주사해서 완전한 회복이라는 기적을!

그러나 어느 순간부터 언론은 크레비오젠의 효과를 의문시하기 시작했다. 그러자 라이트 씨는 실망했고 증상이 다시 악화되어 두 달 후에는 완전히 원래 상태로 되돌아와 입원을 하게 되었다.

주치의는 한 가지 제안을 했다.

"약 성분이 떨어진 것뿐입니다. 효력을 2배로 높여 투여해 보도록 하죠."

그러나 주치의가 라이트 씨에게 주사한 것은 '신선한 물'이었다. 그런데 기적이 일어났다! 의사의 설명을 믿은 라이트 씨의 상태가 급속도로 회복된 것이다. 종양 덩어리는 순식간에 녹기 시작했다. 그리고 라이트 씨는 또다시 하늘은 나는 취미 생활을 할 수 있게 되었다.

그냥 보통의 물을 주사한 것뿐인데 말이다. 이것을 의학에서는 플라시보(가짜 약) 효과라고 한다.

✳ 희망으로 회복되고 절망으로 죽는다

그러나 라이트 씨에게 세 번째 불행이 찾아왔다. 〈뉴욕타임즈〉지가 크레비오젠에 '효과 없음'이라는 판정을 내린 것이다. 100명 중 98명에게 효과가 없었으며 이 중 44명이 사망했다는 리포트가 발표되고 나서 라이트 씨의 증상도 급격히 악화해 며칠 후 긴급 입원하게 되었다. 그의 신약에 대한 희망은 완전히 사라졌다. 그리고 이틀도 채 지나지 않아 생명의 불꽃마저 사라지고 말았다.

이 귀중한 일화를 소개해준 가와다케 후미오 씨는 이렇게 말을 끝맺었다.

"희망이 그를 기적적으로 회복시켰고, 절망이 그를 죽였다. 이것이 마음의 힘이다."

명저 《병은 어떻게 낫는가》의 저자 앤드루 와일(Andrew Wile) 박사는 다음과 같이 강조한다.

"신념만으로 병이 낫기도 한다. 이것은 다르게 표현하면 '치료에 대한 신앙심으로 낫는다'고 할 수 있다. 병은 원래 '마음'이 만들어낸 것이므로 '마음'이 바뀌면 병도 낫는 법이다."

✽ 우주의 '소생시키는 힘'에 대한 깨달음

라이트 씨의 치료에 대한 신앙심은 신약 크레비오젠에 대한 '신앙'이라고도 할 수 있을 것이다. 그래서 보통의 '물'이라도 회복이라는 기적을 보여주었다. 암을 고친 것은 라이트 씨 자신의 신념의 힘이다.

"정어리 대가리도 믿기 나름"이라는 일본의 속담이 있다. 종교에 대한 맹신을 풍자하는 말이지만 진리이기도 하다. '정어리 대가리' 같은 하찮은 것이라도 한결같은 마음으로 믿으면 인간은 구제된다. 그 사람을 구한 것은 '정어리 대가리'가 아니라 그 사람에게 내재된 '믿는 힘' 즉 신념이다.

이것은 자신 속에 내재하는 우주의 '소생시키는 힘'에 대한 깨달음이라 할 수 있다. 태양과 지구, 달을 움직이는 힘이 자신 속에도 존재하고 있다는 직감! 동서고금을 막론하고 지상의 만물이 목표로 하는 경지는 바로 이러한 것이 아닐까.

약물요법 '항암제'의 악몽

식사(食事) · 정체(整體) · 심리(心理) · 동종(同種) 4대 요법을 배제하다

✱ '음식 · 몸 · 마음 · 자연치유'를 묵살하다

일본의 암 치료는 '치료(治療)'의 기본을 충족시키지 않고 있다. 치료란 글자 그대로 '고친다', '요법(療法)'의 의미다. 즉, 병을 고치는 것이야말로 진정한 의료인 것이다.

내가 《항암제로 살해당하다 1−항암제 상식편》에서 고발한 것처럼 후생노동성의 전문 기술관료조차 "항암제로 암을 고칠 수 없다는 것은 상식이다"라고 태연하게 공언한다. 일본의 암 의료가 얼마나 잘못되어 있는지를 알 수 있는 말이다. 아니 그보다 현대의료 그 자체가 어처구니없는 광기의 방향으로 폭주하고 있다는 사실을 머릿속에 새겨두지 않으면 안 된다.

결론부터 말하면 현대의료라는 것은 '음식', '몸', '마음' 그리고 '자연치유'를 묵살한 비정상적인 의료인 것이다.

19세기까지 유럽에서는 전통적인 5가지 의료의 흐름이 평화적으로 공존하고 있었다. ①자연요법(自然療法), ②정체요법(整體療法), ③심리요법(心理療法), ④동종요법(同種療法), ⑤약물요법(藥物療法) 이렇게 다섯 유파가 공존하였다.

그런데 근대로 접어들자 의학계는 ①~④의 요법을 공격, 배격, 탄압해서 완전히 추방시켰다. 암 치료가 절망적이 된 모든 경로도 여기서부터 출발한다.

① **자연요법** : 자연의 식사, 물, 공기 등 자연의 것으로 병을 낫게 하는 치료법이다. 이에 대해 "자연의 것은 건강에 좋다. 자연의 것은 몸에 이롭다. 자연계의 힘은 모두 우리 편이다"라는 하버드대학 의학부의 테드 카프채크 박사의 말이 잘 설명해주고 있다.

자연요법의 전형적인 예는 식사요법일 것이다. 고대 그리스의 의학자 히포크라테스는 "음식으로 고칠 수 없는 병은 의사도 고칠 수 없다"고 했다.

'음식(食)'이라는 글자는 '인간(人)'을 '좋게(良)' 한다고 쓴다. 좋은 식사를 하면 사람은 건강하게 살 수 있다. 반대로 나쁜 식사를 하면 병에 걸린다. 우리 몸은 음식으로 구성되고 음식에 따라 결정된다. 이것은 너무나도 당연한 진실이다. '암(癌)'이라는 글자를 보면 '식품(食品)'을 '산(山)'처럼 먹으면 '암'이 된다는 것을 경고하고 있다.

과식은 체내에 활성산소를 만들어낸다. 활성산소가 암이나 노화 등 만병의 근원이 된다는 것은 이제 의학상식이다. 이것은 1,000cc 엔진의 차에 2,000cc의 기름을 억지로 쑤셔 넣고 달리는 꼴이다. 과잉 연료가 불완전 연소되어 그을음이 남으면 엔진 고장으로 파괴된다.

현대인의 과식, 폭식 등 식도락 삼매경은 바로 이와 같은 우스꽝스럽고 어리석은 행동과 전혀 다르지 않다. 암의 주요 원인 중 하나로 '잘못된 식습관'이 있다는 것은 이제 논할 여지도 없다.

서양의학에서는 막스 거슨(Max Gerson) 박사의 영양요법이 다시 각광받고 있다. 동양의학에서는 옛날부터 현미정식(玄米正食) 등으로 대표되는 식양요법(食養療法)으로 암환자들을 구해왔다. 그런데 이 영양요법과 식양요법은 근대 시대부터 철저하게 탄압, 배척된 치료법이다. 현대에서도 여전히 암 치료뿐 아니라 의료 그 자체에서도 이 자연요법은 묵살되고 있다.

또한 현대의료는 물과 공기, 환경의 소중함에 대해서도 완전히 묵살하고 있다. 정수기나 공기청정기, 기후요법(날씨가 몸에 미치는 영향을 이용하여 질병을 치료하는 방법), 그리고 목조와 같은 자연건축 클리닉 등의 중요함도 묵살해 왔다.

② **정체요법** : 몸의 뒤틀림을 바로잡아 병을 치료하는 요법이다. 현대의료는 이 정체요법의 중요함에 대해 무시라기보다 경멸의 자세를 취해왔다. "몸이 뒤틀리면 병에 걸린다"는 것은 당연한 말이다. 동양에서는 요가, 침과 뜸, 부항, 지압, 안마, 마사지가 정체요법에 해당된다. 서양이라면 카이로프랙틱(척추교정) 등이 있을 것이다.

몸의 뒤틀림은 병의 원인이 된다. 따라서 몸이 뒤틀려 있거나 한쪽으로 치우친 것을 바로잡으면 병을 고칠 수 있다.

최근 들어 요가의 효용이 재인식되어 요가가 인기를 끌고 있다. 얼핏 보면 기묘하게 보이는 여러 가지 포즈도 실은 야생동물이라면 매일 사용하고 있는 근육을 활성화시켜 자연 상태에 가깝게 한다. 여기에 요가의 진짜 목적이 있는 것이다.

한 전문의는 요가 포즈를 취할 때 '슬리핑 머슬(휴면 근육)'이 활성화되고 있다고 하면서 그 활성도를 보여주는 측정수치에 놀라움을 금치 못했다. 정적인 포즈인데도 활발한 운동을 하는 것과 같은 효과가 나타나는 것에 현대의학은 놀랄 수밖에 없었다.

5000년을 넘는 요가의 교리는 현대과학도 능가한다. 그 과학적인 합리성에 현대의 의사들은 경의를 표해야 할 것이다. 침과 뜸, 부항, 지압 등의 효용도 현대의학을 뛰어넘는 것이 확실하다. 더욱이 동양의학의 핵심인 경락이론은 그 존재가 정밀한 의료기기로 입증되어 서양의학자들의 재인식이 필요한 상황이다.

③ **심리요법** : 마음과 몸은 불가분의 관계이므로 마음이 치료되면 병도 낫는다는 것이 치료원리이다.

서양에서는 프로이드의 정신분석법과 최면요법이, 동양에서는 기공(氣功)이 심리요법의 대표적인 예이다. 그리고 요가 등의 명상요법, 자율신경 훈련 등도 심리요법의 일종이라 할 수 있다.

현대의학의 이권에 안주하는 의사들에게는 이러한 심리요법도 공격대상이다. 그러나 '병(病氣)'이라는 글자가 본질을 전부 말해준다. 기(氣)가 병(病) 들었으므로 '병(病氣)'이다. '마음'을 무시해서는 병의 치료나 치유는 불가능하다.

최근 '웃음'의 효과에 많은 의학자들과 의료관계자들이 주목하고 있다. 그러나 웃음에 경이로운 면역력 향상 효과가 있다는 것은 이제는 상식이다.

네덜란드에서는 이미 '클리닉 크라운(임상 어릿광대)'이라는 제도까지 있다는 것을 의사들은 알아야만 한다. 불만이 있는 듯 오만상을 찌푸린 의사는 자신의 얼굴 표정 자체가 환자의 증세를 더 악화시킨다는 것을 죽을 때까지 알아차리지 못할 것이다.

웃는 것만으로 암세포를 공격하는 NK세포가 급증한다는 것이 임상실험으로 입증되고 있다. 현대의 암전문의는 개그맨들에게도 뒤쳐진다. 웃음요법, 그리고 심리요법은 앞으로의 의료에서 중심적인 역할을 차지할 것이다.

④ **동종요법** : 인간에게 천성적으로 갖추어진 자연치유력을 활성화시켜 병을 고치고자 하는 치료법이다. 대부분의 독자들은 이 치료법이 생소할 것이다. 의사조차 동종요법의 'ㄷ'자도 모르는 사람이 태반이라고 생각한다. 왜냐하면 그들은 이것을 대학에서 배우지 않았기 때문이다.

나는 많은 의사들을 취재하면서 대학의 의학교육에서 자연치유력을 전혀 가르치지 않는다는 사실에 아연실색했다. 히포크라테스는 "인간은 자신 속에 100명의 의사가 있다"고 말했다. 이 100명의 의사야말로 자연치유력 그 자체다. 또한 히포크라테스는 "의사의 목적은 천성적으로 갖추어진 '치유력'을 단지 도울 뿐이다"라고도 했다. 이 자연치유력의 보조역할을 철저히 하고 있는 것이 바로 동종요법이다.

동종요법은 18세기 말 독일의 의사 사무엘 하네만(Samuel Hahnemann)에 의해 확립된 의료체계를 말한다. 그 근본원리는 "건강한 사람에게 투여해서 어떤 증상을 일으키는 물질은 그 증상을 고칠 수도 있다"는 것이다.

"동종요법에서 쓰이는 약은 한 가지 자극에만 효과가 있고 자극으로 인해 자신의 몸(감정, 정신도 포함해서)에 일어난 이상상태를 몸이 알아차려 자연치유력으로 자신의 병을 고친다."

이것은 일본에서 처음으로 동종요법 전문의 자격을 얻은 와타나베 준지(渡辺順二) 의사의 해설이다.

예를 들어 열이 있을 때는 열을 낮추는 것이 아니라 열을 더 내게 하는 것, 즉 ⑤약물요법의 역증(逆症) 치료와는 완전히 반대되는 자연의 섭리라고 할 수 있다.

다시 말해 자연치유력을 일깨워 그 속에 내재되어 있는 힘으로 병을 고치는 것이 바로 동종요법의 근본개념이다. 이것은 "병이란 치료되는 과정의 발현이다"라는 동양의학의 기본 인식과 통한다.

따라서 동종요법에서 사용하는 약은 ⑤약물요법에서 사용되는 약과는 근본부터 다르다. 동종요법에서 사용하는 약은 레머디(remedy)라고 불리며 기본적으로는 전부 식물, 광물, 생물 등과 같은 완전한 자연물로 만들어져 있다.

여기서 나는 '한방약도 일종의 동종요법이 아닐까'라는 한 가지 생각이 스치고 지나갔다. 한방에서는 약석(藥石), 초근목피(草根木皮) 등을 미량 복용시킨 다음, 그 개인차를 고려해 그 차이를 기준으로 인식하고 거기에 맞춰 약석, 초근목피를 조합한다. 나는 한방이야말로 동양의 동종요법이라고 확신한다.

⑤ **약물요법** : '독'으로 병의 증상을 억제하는 역증요법이다. 이 약물요법은 전 세계의 현대의료를 거의 완전하게 제압하고 있다. 이것은 약물로 병의 증상을 억제하고자 하는 치료법이다. 여러 가지 증상에 대응하므로 '대증요법(對症療法 : 겉으로 나타난 병의 증상에 대응하여 처치를 하는 치료법)'이라고도 한다.

열이 나거나 설사를 하고 통증을 느끼는 것은 얼핏 보면 병으로 생각되지만, 이것은 우리 몸이 이상상태에서 정상으로 돌아오려는 과정이다. 우리 몸이 건강한 상태, 즉 항상성을 유지하려는 현상이 여러 가지 증상(병)으로 불리는 것이다.

이해하기 쉬운 예로 감기가 있다. 나는 최근에 엄청나게 심한 감기에 걸렸다. 기침과 열, 무기력감을 견디기 힘들었다. 그러나 감기약은 절대로 먹지 않았다. 감기약은 감기를 낫게 하는 효능이 '제로'라는 것을 알고 있었기 때문이다.

감기약의 '효능서'를 읽어보면 "감기의 모든 증상을 완화시킨다"라고밖에 적혀 있지 않다. 이 '완화'는 습관이 된다. 감기로 열이 나는 것은 체내의 면역기구가 체온을 높여 감기 바이러스나 병원균을 공격해서 죽이고 있기 때문이다.

체온이 낮으면 기뻐하는 것은 바이러스와 병원균뿐이다. 발열로 힘들어도 안정을 취하고 끙끙 앓다보면 열은 분명히 내려간다. 기침도 기관이나 목 등에 있는 병원균을 배출하기 위해서다. 기침을 멈추면 감기는 더 심해진다. 콧물이나 설사 등도 병원균을 배설하기 위한 중요한 작용이다. 이것을 멈추게 하면 감기가 악화하는 것은 당연하다.

약물요법은 인체의 항상성을 유지하려는 자연치유력을 약물의 힘으로 억제시키는 작용을 한다. 그래서 약물요법은 '역증요법'이라는 별명을 가지고 있다. 우리 몸의 스스로를 치유하고자 하는 움직임에 브레이크를 거는 것, 이것이 바로 약물요법이다.

이제 '약은 독'이라는 것은 상식이다. 독으로 자연치유력에 브레이크를 걸어 반대방향으로 액셀러레이터를 밟는 것이므로 병이 나을 리가 없다.

✱ 약을 끊으면 병이 낫는다

아보 도오루 교수의 저서 중에 《약을 끊어야 병이 낫는다》라는 통쾌한 책이 있다. 당연한 말을 쓴 것뿐이지만 의료이권에 혈안이 된 의사나 병원, 그리고 제약회사 등은 이 말을 듣고 졸도할지도 모른다.

의료이권, 매년 30조 엔 전후라고 하는 국민의료비 명목의 '악마의 이권'이 날아가 버리기 때문이다. 이 의료이권에 또 다른 이름을 붙여준다면 '살인수수료'라 할 수 있지 않을까. 차라리 우주의 저편으로 날아가 버리고 싶은 심정이다.

이처럼 약물요법의 본질은 환자에게 '독'을 투여하는 것이다. 독이 투여된 환자는 이 독에 생체반응을 한다. 예를 들어 설사환자에게 설사약을, 발열환자에게는 해열제 등을 투여한다. 이때 독에 생체가 반응해서 설사가 멈추거나 열이 내려가면 현대의학은 "약효가 있다"고 판정한다.

이것을 약물요법의 '주작용'이라고 한다. 그러나 독에 대한 생리반응은 우리가 원하는 반응만 있는 것은 아니다. 바람직하지도 않고 원하지도 않은 그런 반응이 몇 가지나 일어난다. 이것이 부작용이다. 원래 약물요법은 우리가 기대하는 주작용과 부작용을 저울질해서 주작용의 효능이 낮다고 판단되면 사용한다.

약이 처방될 때도 복용방법, 예를 들어 '하루에 한 번', '한 순가락', '저녁'과 같은 지시사항이 적혀 있다. 이것은 환자의 얼굴을 보고 분량, 시기를 주의 깊게 판단해야 한다는 의미다.

약이라는 것은 생명이 위험할 수도 있는 감염증이나 견디기 힘든 통증을 완화시켜 환자의 고통을 줄여준다. 결국 약물요법에는 '일시 진정'이라는 효능밖에 없다. 이것을 습관적으로 사용한다는 것은 '역증요법'이며 이것은 병을 만성화시켜 악화시킬 뿐이다. 따라서 병을 치료하는 데 최저의 수단이라고밖에 할 수 없다.

그런데 이 약물요법이 근대의료를 '제패'한 것이다. 이른바 인류사에 있어서 '근대의 비극' 또는 '희극'이라고 대서특필할 만하다.

✳ 국가와 유착 – 거대화학과 약물이권

앞에서 설명한 5가지 치료법 중에서 ①~④는 모두 인간에게 갖추어진 자연치유력을 향상시키는 방향으로 작용한다. 이에 반해 ⑤약물요법은 유일하게 자연치유법을 억압, 저해, 파괴한다. 한마디로 병을 고칠 수 없는 치료법이다.

후생노동성의 전문 기술관료가 "항암제는 암을 고칠 수 없다"고 정직하게 고백한 것도 당연한 일이다. 그런데 병을 근본적으로 고치지도 못하고 오히려 고칠 수 있는 병을 악화시키는 약물요법만이 근대 이후의 의료이권을 독점한 것이다. 이것은 도대체 어째서인가?

나는 《암에 걸리지 않을 거야! 선언 PART①》에서 그 이유에 대해 설명했다.

"19세기에 들어오자 국가의 의도에 의해 ①~④ 유파는 배척, 탄압, 추방되었다. 그리고 약물요법만이 국가의 비호를 받으며 의료이권을 독점했다. 이것은 어째서일까? 바로 약물이권이 거대화학이권과 굳게 연결되어 있었기 때문이다. 결론부터 말하자면 석유화학이권이 전 세계의 의료이권을 독점한 것이다."

여기서 현대의료의 악몽과 비극의 구조가 명확해졌을 것이다. 또다시 석유이권이다. 이것이 바로 근대의 지구를 지배했던 '어둠의 권력'의 모습이다.

✳ 현대의료에서 '효과 있음'은 열 명 중 하나

현장에서 일하는 한 의사의 충격고백을 소개하고자 한다. 다음은 도쿄공제병원(내과) 다카노 도시미(高野利實) 의사의 조용한 독백이다.

"여러 가지 병을 앓고 있는 100명의 환자가 있을 때 현대의료로 확실한 치료효과를 얻을 수 있는 것은 10명 정도이다. 나머지 90명은 현대의료의 영향을 거의 받지 못하거나 오히려 악영향을 받고 있다." 월간 〈암-더 좋은 날〉 2000년 9월호

31조 엔이나 되는 거액의료비의 90%가 아무런 도움이 되지 않는다는 말이다. 환자를 중대한 부작용으로 힘들게 하고 새로운 의원병(醫原病 : 의사의 과잉 치료나 의료사고, 또는 치료의 합병증으로 생기는 질병과 장애를 통틀어이르는 말)까지 일으키고 있다. 암 치료 등이 그 전형적인 예다.

친분이 있는 한 의사가 내게 "생명이 걱정된다면 병원에 절대 가면 안 된다"라고 진지한 얼굴로 말하였다.

R. 멘델슨의 저서 《의사가 환자를 속일 때》에는 아주 흥미로운 사례가 소개되어 있다.

"병원의 의사들이 장기간 스트라이크를 결행했을 때 그 지역의 사망률이 감소했다."

마치 농담 같은 이야기지만 이것은 실제로 일어난 일이다. 이 사실을 알고 난 뒤 저자는 "의사가 일을 그만두면 세상이 평온해질 것이다"라고 조소했다.

여기에 가장 대표적인 예로 '암 치료'를 들 수 있다. 일본의 모든 암전문의가 일을 그만두면 25만 명 이상의 암환자는 생명이 연장되고 병이 나을 것이다. 이것은 틀림없다.

〈건강정보의 보급 - 준나〉의 데라다 다케시(寺田多計至) 씨는 다음과 같이 의료비의 지출을 낮출 수 있는 방법을 한 가지 제안했다.

"암을 비롯한 생활습관병의 치료, 예를 들어 몸의 면역력을 높이는 식사

요법(예 : 조금 부족하다 싶을 정도로 먹는 소식)과 같이 생활습관을 고치고 예
방하는 데 의료비를 사용하라. 그렇게 하면 자연히 의료비의 지출이 낮아
질 것이다."

데라다 씨는 다음과 같이 고발하며 말을 끝맺었다.

"현재 건강보험제도는 암을 비롯한 생활습관병의 치료 측면에서는 악법
이다. 환자의 면역력을 떨어뜨리고 치료를 어렵게 하며 후유증, 합병증, 재
발, 전이, 사망사고를 일으킨다. 그뿐만 아니라 의료비도 막대해진다. 지금
까지 너무나 많은 환자와 그 가족들을 고통스럽게 했다. 현재의 건강보험
제도의 죄는 너무나 크다."

•• 암산업의 거대이권

후생노동성, 제약회사, 병원 등으로 구성된 '암 마피아'에 속지 말라

✽ 미국에서 대체요법 의사들의 '의문사' 속출

"미국에서는 과거에 통상적인 암 치료(항암제, 방사선, 수술) 이외의 치료
를 행하면 즉시 체포되었습니다."

1970~1980년대에 실제로 일어난 무서운 일이다. NPO법인, 암컨트롤협
회의 모리야마 후미히토(森山文仁) 씨의 증언은 계속되었다.

"그뿐만 아니라 병원은 폐쇄되었죠. 당시 일본의 후생노동성도 비슷하기는 했지만 미국의 FDA(식품의약품국)는 더 심각했습니다. 의사회의 파워는 대단했죠. 그들은 정치가를 등에 업고 있었으니까요. 의사 몇 명이 '부자연스러운 죽음'을 맞았다는 이야기도 있습니다. 그들은 의사회에 있어서는 '방해물'이니까요. 무서운 일이었습니다. 상원의 〈맥거번 보고〉에 등장한 학자가 '의문사'를 당하기도 했습니다. 경찰도 묵인했죠."

〈맥거번 보고〉는 "미국인을 고통스럽게 하는 질병의 대부분은 잘못된 식사내용에 있다"고 결론지은 약 5,000페이지에 달하는 획기적인 연구 리포트다.

이것은 바로 의학 및 영양학의 진리다. 여기서 정직하게 증언한 의사들이 어둠에서 '사라졌다'고 하면 이것은 정말 무서운 일이 아닐 수 없다. 그러나 충분히 있을 수 있는 이야기다. '항암제, 방사선, 수술'이 암의 3대 요법은 '그들'에게 있어서는 눈앞이 아찔해지는 이권이기 때문이다.

❋ NK세포야말로 자연치유력의 진수

아마도 살해를 저지른 그 의사들은 자신이 필사적으로 행한 항암제 투여나 방사선 그리고 수술이 암과 싸우는 환자의 면역력과 자연치유력을 말살시킨 것조차 알아차리지 못했을 것이다.

당시에는 이러한 엉터리 의사가 거의 대부분이었다. 그들은 맹독 항암제나 강력한 방사선이 암환자의 생명력의 원점인 조혈기능을 철저하게 파괴한다는 것을 어디까지 알고 있을까?

항암제와 방사선으로 적혈구의 양이 격감되어 악성빈혈로 생명을 잃거나, 혈소판의 격감으로 장기 내 출혈이 일어나 다장기부전(多臟器不全)으로 숨이 끊어지기도 한다. 백혈구(림프구)의 소멸로 곰팡이투성이로 죽어갈 수도 있다.

림프구 속에서도 NK세포는 암세포를 공격하는 믿음직한 아군의 병사들이다. NK세포는 자신보다 큰 암세포로 돌진해서 세포막을 찢고 내부에 독소를 주입한다. 그러면 암세포는 사멸하고 분해되어 체외로 배출된다. 이 과정을 현미경으로 지켜보면 참으로 감동적이다.

자연치유력은 대자연(신)이 인간에게 부여해준 삶을 지속하는 힘이다. 그리고 암세포에 대한 자연치유력의 진수는 바로 NK세포다. 따라서 암 치료의 핵심은 NK세포의 증식 및 활성화뿐이다.

❋ '의사면허 박탈'이라는 협박을 받은 막스 거슨 박사

그러나 암세포 이권의 총본산인 암의 3대 요법은 모두 환자에게 지옥과 같은 고통을 안겨줄 뿐이다. 항암제나 방사선은 이 NK세포를 노리고 집중 폭격해서 철저하게 섬멸한다. 이것을 광기라 하지 않으면 뭐라고 할 수 있을까?

아군 병사인 NK세포들이 소멸하면 기뻐하는 것은 암세포들이다. 더 활개를 칠 수 있고 더 자유롭게 증식할 수 있기 때문이다. 이렇게 암환자는 암의 3대 요법의 맹독 부작용까지 더해져 NK세포가 소멸하고, 이로 인해 암이 맹렬하게 증식해서 몸이 피폐해지고 쇠약해져서 죽어간다. 아니 살해당하는 것이다.

누가 들어도 할 말을 잃게 되는 참상이라 아니할 수 없다. 제대로 된 신경을 가진 의사라면 그 잔인함을 알아차려야 하는 것이 당연하다.

양심적인 의사의 효시를 들자면 '암 식사요법의 아버지'로 불리는 막스 거슨 박사일 것이다. 그는 암은 전신병(全身病)이며 흐트러진 식생활이 최대 원인임을 간파하고, 자연식에 의한 요법으로 수많은 말기암 환자들까지 구했다. 물론 지금은 그의 이러한 업적이 널리 알려져 있다.

그러나 1946년 이 식사요법의 성과를 상원공청회에서 발표했을 때 의학계는 칭찬은커녕 적의를 드러냈다. 그리고 전미 의사회는 박사의 의사면허 박탈까지 계획했다. 이렇게 그는 오랫동안 폐단을 행해온 이권체제의 칼에 등과 배가 찔렸다.

❋ '살인요법'에서 벗어나기 시작한 미국 의학계

암 마피아들은 정말로 암을 고치는 치료법이 나타나면 곤란해진다. 그리고 이들의 이권구조는 지금도 전혀 변함이 없다. 그럼에도 불구하고 엄청난 수의 말기암을 완치시킨 거슨요법은 이제 암 대체요법의 왕도로서 세계 각지에서 널리 사랑받고 있다. 미국에서도 '살인요법'인 3대 요법을 포기하고 암전문의들은 일시에 대체요법으로 갈아탔다.

그 결과 미국에서의 암 사망자수는 급속도로 감소하기 시작했다. NK세포를 섬멸하는 항암제나 방사선을 사용하지 않기 때문에 이것은 당연한 결과다. 이러한 현상은 암컨트롤협회 대표인 모리야마 아키쓰구 씨의 저서

《미국에서는 어떻게 '암'이 감소했나》에 자세히 나와 있다.

여기에는 1990년을 경계로 미국 국민의 암 이환율(병에 걸릴 확률)과 사망률 저하, 1998년 미국 암협회(ACS)와 질환억제예방센터(CDC) 합동연구팀의 충격적인 발표, 영양대사의 본질에서 본 대체요법 다시 생각하기, '식생활의 개선'과 '미네랄의 재인식'에 정부와 국민이 일체가 되어 적극적으로 실시한 미국의 놀라운 상황 등이 소개되어 있다.

미국의 의사들은 대체요법에 대한 '매카시즘' 또는 '마녀사냥'을 방불케 하는 탄압에서 180도 손바닥을 뒤집어 대체요법으로 몰리고 있다. 이것은 막스 거슨 박사가 실증(實證)한 뒤 50년 이상이나 지나서야 겨우 이루어진 반성과 자각이었다.

✱ 약사법 위반으로 시민단체를 '마녀사냥'

이와 반대로 일본의 암 치료현장은 구태의연하기 그지없다. 국가(후생노동성) 주도의 암 마피아들이 의료현장의 거의 100%를 제압하고 있다. 따라서 암으로 병원에 간다면 이 '살인요법'은 피할 수 없을 것이다. 이것은 아우슈비츠의 가스실로 보내지는 것과 다를 바 없다.

그리고 이권 시스템은 자신들에게 등 돌린 대체요법을 신나게 '마녀사냥' 하고 있다. 이 마녀사냥에서 일관된 점은 건강식품의 적발이다.

"반전단체 대표들 체포 - 약사법 위반 용의 '암에 효과 있다'고 설명"

이것은 〈도쿄신문〉 2004년 10월 23일자 헤드라인 기사 제목이다. "암에 효과가 있다"고 하면서 건강식품을 판 것만으로도 일본의 경찰 권력은 이들을 체포하여 구속하였다. 구속 이유는 '무허가 의약품 판매' 이다.

다음은 이 사건에 대한 〈도쿄신문〉의 기사를 요약한 내용이다.

"국내에서 제조·판매가 인정되지 않은 의약품을 '만능약'으로 판매했던 사건으로, 경시청 생활환경과 등은 23일 약사법 위반 용의(무허가)로 시민단체 '아랍·이슬람문화협회' 대표 자미라 다카하시 용의자 외 두 사람을 체포했다. 후생노동성의 허가 없이 전년도 5월부터 12월 사이 '네오마티스'라고 불리는 유기 요오드제를 판매한 혐의다. '암이나 백혈병, 에이즈 등 만병에 효과가 있다'고 설명했다고 한다."

이들은 열화우라늄탄(열화우라늄을 이용한 첨단 방사능 무기)에 의한 피해예방이나 후유증 치료를 위해 이라크의 병원에 네오마티스 약 2만 3,000정을 기부해왔다고 한다. 그런데 이러한 민간의 이라크 지원 단체 멤버가 갑자기 경찰에 체포된 것이다.

✱ 국가 권력(암 마피아)의 폭거

요오드제는 방사능의 피해방지 효과가 있는 것으로 잘 알려져 있다. 원폭사고 등에 대비해 주민들에게 이것을 사전에 미리 나눠주는 나라도 있다. 이것을 제조한 회사의 사장은 "이라크에서 고통 받고 있는 사람들이 많이 있다는 이야기를 듣고 이것을 가지고 가서 그들에게 도움을 주고 싶었다"고 했다. 순수한 동기다. 그리고 이들은 이라크 반전과 열화우라늄탄 등으로 고통 받는 이라크 국민을 지원하는 시민단체일 뿐이다.

그런데 국가 권력(암 마피아)은 관계자들을 체포해 신병 구속이라는 폭거

(暴擧)를 취했다. 체포된 사장은 문제가 된 '네오마티스'에 대해서도 "허가를 받았던 당시에 제조하고 남은 것이 있었다. 이것을 캡슐에 넣어 다카하시 씨에게 전달했다. 대금은 아주 적은 금액을 받았을 뿐이다"라고 증언했다. 또한 "다카하시 씨에게 '이것으로 암이 치료되는 것은 아니다'라고 전했다"고 한다.

다시 말하자면 한때 의약품으로 정식 제조·판매 허가를 받았던 '네오마티스'가 공장의 휴업신고로 실질적인 허가부재 상태가 된 것에 지나지 않는다. 체포된 다카하시 씨는 "보도관계자한테서 공장의 휴업신고가 나와 있다는 것을 들을 때까지는 몰랐다"며 놀랐다고 한다.

그는 이라크의 어린이 백혈병 환자를 구하기 위해 요오드제 수용액을 지원해주는 등 여러 가지 활동을 끝내고 일본으로 돌아오자마자 체포된 것이다.

✼ 목표는 이라크 반전운동과 대체요법 탄압

그들의 활동을 지원하는 것은 '아랍·이슬람문화협회'와 NGO단체 '이라크 지원 네트워크'이다. 이번 사건은 이라크 지원 반전그룹이 공장의 휴업신고에 의한 실효를 알아차리지 못하고 '유기 요오드제'를 전달한 데에 있다.

그러나 일단 의약품으로 제조·허가를 받은 경우 다시 신청을 하면 아무 문제없이 재인가를 받을 수 있다. 재인가를 받도록 행정 지도를 하면 끝나는 문제였는데 그것을 '무허가' 판매라는 혐의로 갑자기 강경체포를 하다니……. 머리카락이 쭈뼛 서는 이야기다.

그것도 이것을 전달받은 다카하시 씨뿐만 아니라 지원자인 제조회사의 사장들까지 모조리 체포했다. 즉 약사법 위반으로 날조해서 노골적으로 이라크 반전운동을 탄압한 것이다. 하지만 이것은 암 대체요법에 대한 탄압이기도 하다. 국가 권력(암 마피아)이 이렇게까지 하다니 왠지 무서워진다.

✱ 항암작용이 증명됐어도 체포!

건강식품 종류는 대부분 암에 효과가 있다. 면역력을 높이는 작용이 있고 그 결과 NK세포가 활성화되기 때문이다. '약(藥)'이라는 한자를 잘 살펴보자. '풀(草)'로 '즐거워진다(樂)'는 의미다. 따라서 특히 식물성 건강식품에는 굉장한 약효가 있다.

이것은 우리가 흔히 먹는 식품으로도 입증된다. 의학실험이나 역학(疫學 : 어떤 지역이나 집단 안에서 일어나는 질병의 원인이나 변동 상태를 연구하는 학문) 조사를 통한 증명도 이미 끝난 상태다.

녹차를 예로 들어보자. 발암성분이 강한 물질을 투여한 쥐의 발암률은 90% 이상이다. 그런데 녹차를 투여한 그룹의 발암률은 37~40%로 극적으로 낮아졌다(러트거스대학 아란 코니 박사).

일본에서 전국 평균의 6~7배의 녹차를 마시는 시즈오카(静岡) 현 나카가와네(中川根)의 위암 사망률은 전국 평균의 20.8%이다(시즈오카현립의대, 오구니 이타로 박사). 그리고 쥐 실험에서 대장암 발생률은 물만 투여한 그룹이 77%인데 비해 녹차를 투여한 그룹은 38%로 반감했다(교토대학 의대, 야마네 박사).

이외에도 경탄할 만한 항암작용을 실증한 연구는 매우 많다. 이렇게 항암작용이 증명됐음에도 불구하고 '녹차가 암을 예방한다'고 판매하면, 업자는 의약품이 아닌데도 '약효'를 주장했다고 해서 약사법 위반(의약품의 무허가판매)으로 체포되는 것이다. 히틀러 정권도 울고 갈 폭정이 아닌가!

✼ 암을 악성화시키는 항암제를 인가하는 이유

그렇다면 항암제의 경우는 어떠한가.

우선 맹독물질을 암환자에게 투여하는 것 자체가 독살행위다(살인죄로 의사를 체포시키자). 맹독물질로 인해 인체는 급격하게 지치고 쇠약해진다. 때에 따라 암도 쇠약해지는 경우가 있다. 이것은 맹독을 투여하기 때문에 당연하다고 할 수 있다.

항암제의 '유효성' 허가가 얼마나 엉터리인지를 안다면 아마 졸도할 것이다. 얼마 안 되는 종양 축소효과도 반항암제 유전자(ADG)의 활동으로 반년이나 일년이 지나면, 암세포가 항암제에 내성을 갖게 되어 더 흉악해지고 급속하게 재발·증식을 시작한다. 즉 항암제 투여는 암세포를 악성화시키는 것이다.

항암제는 암에 효과가 있기는커녕 암을 흉포화시키는 작용밖에 없다. 그런데 암을 고치는 건강식품은 탄압하고, 암을 악화시키는 항암제는 의약품으로 허가를 받는다. 이것은 도대체 무엇 때문일까?

암 마피아에게는 암환자를 고치려는 생각이 애당초 없기 때문이다. 되도록 증상을 오래 끌고 부작용이 많으면 많을수록 '치료비 명목으로 막대한 이익이 굴러들어오기' 때문이다.

✻ 암에 효과 있는 녹차를 판매하면 체포?

그렇다면 항암제를 녹차와 비교해 보자.

녹차는 위암 사망률을 80%나 감소시킨다(오구니 이타로 박사 논문). 맹독이며 발암물질인 항암제와 녹차 중에 진정한 항암작용이 있는 것은 어느쪽일까. 이것은 갓난아기라도 알 것이다. 그런데도 녹차보다 훨씬 효과가떨어지는 악마의 항암제가 의약품 허가를 받고 녹차와 같은 건강식품은 허가를 받지 못한다.

아니 오히려 '암에 효과가 있다'면서 녹차를 판매하면 경찰은 찻집 주인까지 체포할 것이다. 아가리쿠스 같은 버섯도 마찬가지다. 이들 건강식품군는 한방 의료나 민간 전승에 의한 체험과학을 통해 그 효과가 아주 옛날부터 확인되어 왔다. 따라서 대체요법에서 서플리먼트(건강보조제)로 적극이용되고 있는 것이다.

덧붙여 미국에서는 1994년 "의학적 임상보고가 있으면 약효가 있는 건강식품으로 판매해도 좋다"고 인정하고 서플리먼트 보급의 길을 열었다.

✻ 아가리쿠스에 발암 촉진작용이 있다는 혐의로 중지요청

그런데 아가리쿠스에 대한 놀라운 기사가 눈에 띄었다.

"아가리쿠스 제품 판매정지. 후생노동성 요청. 발암을 촉진하는 작용" 〈도쿄신문〉 2006년 2월 14일

아가리쿠스를 원료로 제조한 '기린 세포벽 파괴 아가리쿠스 과립'이라는 건강식품에 발암을 촉진하는 작용이 있다는 것이 동물실험으로 확인되었으므로, 후생노동성이 발매원인 기린 웰푸드사에 판매정지와 회수를 요청했다는 것이다.

그렇다면 항암제는 왜 그냥 두는지 후생노동성에 묻고 싶다. 나와의 취재에서 후생노동성 간부는 "항암제에 강한 발암성이 있다는 것은 누구나 알고 있는 사실이다"라고 대답했다.

항암제는 강력한 발암제다. 이것은 미국 국립암연구소(NCI)의 보고에서도 단정된 사실로 "항암제 투여는 새로운 암을 발생시킨다"고 경고하였다.

동물실험뿐만이 아니라 암환자에게 실제로 투여함으로써 새로운 암을 발생시키고 있다는 경종이 국제적으로 울리고 있고 이것이 바로 항암제의 정체다. 항암제는 강력한 '증암제'에 지나지 않는 것이다.

❋ 그렇다면 강력한 '발암물질'인 항암제를 금지시키자

후생노동성은 '암을 촉진하는 혐의'로 아가리쿠스 판매회사에 판매정지, 회수를 요청했다. 그렇다면 항암제 회사들에게도 '모든 항암제의 판매정지, 회수'를 요청해야만 한다.

또 한 가지 작은 뉴스를 소개한다.

"아가리쿠스 제품 중 두 제품에는 발암 촉진작용이 인정되지 않아. 후생

노동성"

도쿄신문 3월 22일의 2단 기사다. "후생노동성은 아가리쿠스를 함유한 산토리사의 건강식품인 〈선생로과립(仙生露顆粒) 골드〉 등 두 가지 제품에 대해서는 발암성 촉진물질로 인정되지 않았다고 발표했다(요약)."

이것은 2003년 후생노동성이 국립의약품식품 위생연구소에 의뢰한 동물실험으로 입증된 것이다. 한편 같은 시기에 의뢰한 기린 웰푸드사의 아가리쿠스 제품은 후생노동성이 2006년 2월 "발암 촉진작용이 인정되었다"고 발표했다.

우선 같은 아가리쿠스 제품임에도 결과가 두 가지로 나누어졌다는 사실이 이해가 되지 않는다. 다른 한 제품의 '발암 촉진 혐의'도 의심스러워졌다. 나는 "발암 촉진작용이 확인되었다"는 제품에는 아가리쿠스 외에 다른 '첨가제'가 함유되어 있을 것으로 추측하고 있다.

다이어트 차에도 이와 같은 예가 일부 지적되었다. 따라서 다른 아가리쿠스 제품 역시 결백하다고 본다(후생노동성의 정보 조작에 속아서는 안 된다).

✻ 암흑의 파시즘 국가와 다를 바 없다

아가리쿠스는 버섯의 일종으로 '암 예방 효과'가 있는 건강식품으로 널리 알려져 있다. 원래 버섯 종류는 약효가 있어 옛날부터 한방에서는 여러 가지 질환에 사용되어 왔다.

예를 들어 우리에게 친숙한 표고버섯의 추출성분인 렌티난은 의학적 실험으로 '항종양 효과'가 있음이 입증되었다. 항종양 효과라 함은 '암 수축,

연명(延命) 효과, NK세포 활성' 등을 말한다.

또한 마이타케(잎새버섯)의 추출성분인 MD-프랙션은 폐암, 간암, 유방암에서 뛰어난 축소효과가 있다고 밝혀져 미국 국방부까지 주목하고 있을 정도다. 이렇듯 암환자에게는 항암제보다 버섯을 넣은 된장국을 먹이는 편이 훨씬 효과적이다.

후생노동성과 경찰에 의한 아가리쿠스 적발은 암 마피아들(국가 규모)의 손에 의한 대체의학 탄압이다. 하지만 매년 약 25만 명을 '학살'하고 있는 항암제 등에 대해서는 비난이 한마디도 없다. 오로지 암환자를 구하는 건강식품에 의한 대체의학을 철저하고 잔혹하게 배척할 따름이다. 현대사회도 한 꺼풀 벗기면 나치가 지배한 암흑의 파시즘 사회와 다를 바 없다. 이런 나라에 우리가 살고 있는 것이다.

✷ 환자들이여, '3대 요법'의 사기에 먼저 분노하라

전국의 암환자와 가족 약 1,000명으로 이루어진 NPO '일본암환자단체협의회'라는 그룹은 "건강식품에 암 치료 효과가 있다는 허위사실을 유포했다"는 이유로 어느 대학교수를 경시청에 사기죄로 고발한다고 발표했다(도쿄신문 2004년 6월 19일).

그 교수는 상어연골이나 버섯으로 만든 건강식품과 의약품으로 면역력을 높이는 치료법을 제창하고, 저서나 홈페이지에 암이 사라지는 '특효'와 크기가 절반 이상으로 줄어드는 '유효'가 약 30~40%대라고 소개했다고 한다.

이에 대해 일본암환자단체협의회는 "수술로 암을 적출해서 없앤 환자를 특효에 포함시키는 등 자의적인 판정이 있었다. 의학적으로 인정될 수 없는 계산법이다"고 비판했다. 그리고 "허위 데이터를 환자들에게 믿게 해서 매달 평균 20만 엔이나 되는 건강식품을 구입하게 한 것은 사기죄에 해당한다"고 덧붙였다.

일부 실수가 있었다는 것은 틀림없는 사실로 보인다. 하지만 상어연골이나 버섯류가 암에 효과가 있다는 것은 수많은 보고로 증명되고 있다. 이 환자 그룹도 분노의 화살을 돌린다면 건강식품보다는 먼저 우리를 계속 속여온 항암제, 방사선, 수술이라는 '3대 요법'에 돌려야 하지 않을까.

✽ 후생노동성의 식사요법 탄압

건강식품의 판매 등을 규제하는 법률에는 약사법 이외에 식품의 사기·과대광고를 금하는 '개정·건강증진법'이 2003년 5월부터 시행되고 있다.

여기서 아가리쿠스 같은 건강식품이나 서플리먼트 등을 소개하는 책에 대해서는 "표현의 자유를 존중하며 과학적 근거가 부족한 건강식품이라도 책이나 인터넷에서 소개하는 것만으로는 규제할 수 없다"고 되어 있다. 이 것은 당연한 말이다. 그런데 같은 해 8월 공시 가이드라인에서는 "판매회사의 연락처를 남긴 것은 광고로 간주하고 규제한다"는 속내를 드러냈다.

후생노동성 가로되 "연락처를 실어 선전하면 상품의 구입이 용이해지고 그것을 믿은 환자가 '적절한' 치료 기회를 놓쳐 건강피해가 확산될 위험이 있다"고 한다. 정말 우습기 짝이 없다. 후생노동성이야말로 지금도 여전히 환자의 80%를 학살하고 있는 3대 요법을 '적절한 치료'로 허위 · 과대광고하며 국민의 눈을 속이고, 국민이 '적절한 치료'를 받을 권리를 박탈해 온 장본인 아닌가.

어처구니없는 일이지만 후생노동성은 "건강증진법에 저촉된다"는 이유로 인쇄물이나 홈페이지에서 "병에 효과가 있다"고 광고한 출판사나 건강식품 판매회사 70개 이상을 블랙리스트로 작성해 지도하고 있다고 한다.

이것은 식사요법에 대한 무서운 마녀사냥이다. 악마의 항암제로 매년 약 25만 명이나 학살하고 있으면서 식사 개선의 대체요법을 권하는 약소업자는 철저하게 탄압한다. 거대 암 마피아의 진면목인 것이다.

또한 2005년 8월 경시청은 원적외선으로 암을 고치는 치료를 하던 지압사들을 사기 용의로 체포했다. "몸을 차게 하면 암세포는 늘어나고 몸을 따뜻하게 하면 암세포는 줄어든다"는 것은 이미 의학의 상식이다.

그런데도 체포를 강행한 경시청 조사2과는 "원적외선 치료로 암이 낫는다는 것은 과학적으로 있을 수 없는 일이다. 오히려 혈류가 좋아져서 암이 전이되기 쉬워진다"는 지리멸렬한 코멘트를 남겼다. 이 체포극은 대체요법을 시행하는 의사들에 대한 암 마피아들의 위협이라고 할 수 있다.

✲ 유효하고 안전한 데이터를 찾을 수 없다?

또한 후생노동성은 2004년 7월부터 242종의 건강식품에 대한 유효성과 연구 상황을 홈페이지에서 소개하고 국민의 의문 · 상담에 응하고 있다(국립건강 · 영양연구소 홈페이지).

그런데 그 내용 중에 아가리쿠스에 대해 예를 들어보면 "우리 몸에 미치는 유효성과 안전성에 대해서는 신뢰할 수 있는 데이터가 발견되지 않는다"는 부분이 있다. 터져 나오는 웃음을 금할 길 없다. 철저하게 무시하고 묵살해 놓고 말은 참 잘한다는 생각이 든다. 이 '아가리쿠스'를 '항암제'로 바꿔서 읽어보자. 이번에는 납득이 되어 고개가 끄덕여질 것이다.

"약사법은 후생노동성에서는 승인하지 않은 의약품의 명칭이나 효능, 효과, 제조방법에 대한 광고를 금하고 있다. 건강식품도 효능, 효과를 내세워 선전하면 미승인 의약품으로 간주한다. 승인을 받은 의약품이라도 허위·과장된 기사를 광고하거나 유포할 수 없다. 이를 위반하는 자는 2년 이상의 징역 또는 2,000만 엔 이상의 벌금형이다. 후생노동성의 지도, 권고, 명령에 따르지 않을 시에는 최대 6개월 이상의 징역 또는 1,000만 엔 이상의 벌금형에 처한다." 〈도쿄신문〉 2005년 11월 7일

✱ 약사법은 악사법이다

"약사법만큼 나쁜 법률은 없다!"

이 말을 한 것은 후생노동성 전 고위관료였던 마쓰하라 요시토모(松原義奉) 씨다. 후생사무관까지 역임한 경력을 가지고 있는 전 후생노동성 간부가 '예방의학·대체요법' 추진 심포지엄(2006년 9월 2일, 도쿄) 단상에서 씁쓸한 고백을 했다. 약사법은 '전후 최악의 악사법(惡事法)'이라고 단언한 것이다.

"소똥이라도 효능, 효과가 있다고 말한다면 '의약품'입니다. 생약도 마

찬가지고 김밥이라도 그렇게 말할 수 있습니다. '효능을 표방하면 약'인 것입니다. 어쨌든 만들었으니 어쩔 수 없겠죠. 법을 개정해서 손발을 바꿔도 마찬가지입니다. 중심을 바꾸지 않으면 안 되니까요. 그래서 지금 이렇게 약의 부작용이 만연하는 겁니다."

이어서 그는 다음과 같이 말하며 장내 폭소를 유발하였다.

"모든 것이 미국보다 20년 늦습니다. 이것은 전부 관리자 아니, 악인(惡人) 탓입니다. 후생성(厚生省)이라는 글자를 자세히 한번 보세요. 뻔뻔하게 (厚) 살고(生) 반성(省)하지 않는다. 악인 집단 아닙니까."

✻ 일본인의 약에 대한 신앙, 의사에 대한 신앙

마쓰하라 씨는 키노포름 약해(藥害) 사건의 담당자로 환자 구제에 분주했다고 한다. 그 후 후생노동성은 갑작스럽게 '의약품 부작용 구제기금'이라는 것을 마련했다.

그는 "지금 생각해도 한기가 듭니다. 1970년 제가 초대 사업과장이었을 때였죠. 약해 피해자를 구하기 위해 365일 홋카이도에서 규슈까지 정신없이 날아다녔습니다. 사력을 다했죠"라고 회고했다.

그 후 그는 '의약품의 세계에 메스를 대어야 한다'는 생각을 가지고 유통 조사관으로서 바쁜 나날을 보냈다.

"약의 유통은 에도시대부터 엉망이었습니다. 약구층배(藥九層倍 : 약의 가격이 원가보다 극히 높은 것을 뜻함) 정도가 아닙니다. 현재는 900배나 폭리를 취하고 있습니다. (중략) 병원에 가서 약을 받을 때도 여간 망설여지지 않습니다. 부작용이 무서우니까요. 의약품의 효과, 효능보다 부작용이 더 큽니다. 독성이 너무 강해요."

전 후생노동성 사무관의 내부고백인 만큼 신뢰감과 비장감이 느껴진다.

"항암제가 효과 있을 리 없습니다. 그리고 의사는 어쩌면 효과가 있을지도 모른다는 생각으로 사용하고 있을 뿐입니다. 그러니 환자도 약효에 대해선 뭐라고 더 이상 묻지 못하겠죠."

그의 말에 의하면 1948년부터 일본인에게 암의 싹이 돋았다고 한다.

"1949, 1950년 그리고 1951년부터 암이 급격하게 늘어나기 시작했습니다. 일본인은 미국에서 온 병(암)에 걸린 겁니다!"

그는 일본인의 '약에 대한 신앙'과 '의사에 대한 신앙'을 개탄했다.

"1948년 페니실린으로 인한 사망사고가 일어났습니다. 그런데도 여전히 의약품을 믿었죠. 그리고 1961년에는 사리드마이드 사건(수면제로 허가된 사리드마이드를 먹은 임산부가 기형아를 출산한 사건)이 일어났습니다. 그런데도 후생노동성(당시)은 멈추지 않았습니다."

현대의 '항암제 신앙'도 마찬가지다.

☀ 바른 소리를 하면 쫓겨난다

"힘 앞에는 굴복하라. 강한 것에는 따르라. 권력에는 거스르지 말라. 이러한 삶의 방식으로 살고 있는 것은 전 세계에서 일본뿐입니다."

마쓰하라 씨는 이렇게 단언하고 한숨을 쉬었다. 그리고 "정말 지긋지긋합니다"라는 말을 독백처럼 덧붙였다. 이렇게 뜨거운 정의감이 넘치는 사람에게는 공직(公職) 생활이 힘들었을 것 같다.

"공직은 악직(惡職)입니다. 바른 소리를 하면 쫓겨나니까요. 거짓말을 하고 속이는 짓을 계속하지 않으면 살아갈 수 없습니다."

현재의 후생노동성 공무원들도 이렇게 한숨을 쉬며 살아가고 있을 것이다. 이래서는 항암제와 같은 암 치료로 인한 '학살'이 사라질 리가 없다.

일본의 암환자는
3대 요법으로
살해당하고 있다

2장

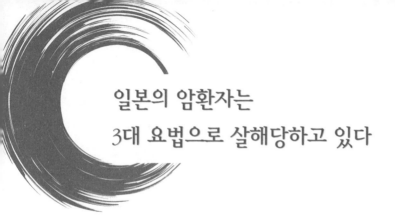

일본의 암환자는
3대 요법으로 살해당하고 있다

••• 믿기 어려운 하얀 거탑에서의 학살
암환자의 80%는 암 치료로 살해당하고 있다

✽ 매년 약 25만 명이 암 치료로 인해 목숨을 잃고 있다

2005년 일본에서는 32만 5,800명이 암으로 사망했다. 그런데 일부 암전
문의들이 "실은 암환자의 약 80%는 암으로 죽는 것이 아니다. 항암제나 방
사선 치료, 수술로 '살해' 당하고 있다"라고 목소리를 죽여 말한다. 매년 약
25만 명이나 되는 사람들이 암 치료라는 명목하에 하얀 거탑에서 '학살' 되
고 있다는 것이다. 나는 《항암제로 살해당하다 1−항암제 상식편》을 2005
년에 출간했다. 그 취재과정에서 양심적인 의사 몇 명이 이 무서운 사실을
인정한 것이다.

암의 3대 요법이란 ①항암제, ②방사선 치료, ③수술이다. 그런데 이 치료법이 환자를 구하는 것이 아니라 학살에 사용되고 있다는 말이다. 제2차 세계대전 중의 아우슈비츠 학살, 731부대의 광기에 필적하는 참극이 지금도 태연히 그리고 조용히 저 하얀 병동 속에서 진행되고 있는 것이다. 그것도 의사와 간호사들의 '선의'와 '열의'에 의해서 말이다.

✻ '항암제로 암을 고칠 수 없다'고 인정하다

놀라운 것은 감독관청인 후생노동성이 그 사실을 거의 인정했다는 점이다.

"항암제로 암을 고칠 수 없다는 것은 누구나 아는 사실입니다."

후생노동성의 전문 기술관료의 말에 내 귀를 의심했다. 나는 그에게 다시 한 번 물었다.

"항암제는 맹렬한 발암물질이죠?"

"그렇습니다."

나는 더 확실하게 질문했다.

"항암제를 투여하면 우리 몸의 다른 곳에 새로운 암이 발생한다는 게 사실인가요?"

그러자 전문 기술관료는 담담히 대답했다.

"그것도 사실입니다."

다음은 그와의 질의응답을 요약한 것이다.

필자 : 항암제를 투여하면 암세포는 내성을 가지게 되죠? 농약을 살포하

면 곤충이 내성을 가지는 것처럼 말입니다.

후생성 : '암세포가 내성을 가진다'는 것도 사실입니다.

필자 : 1985년 미국 국립암연구소(NCI)의 테비타 소장이 이 반항암제 유전자(ADG)의 존재에 대해 말하며 "항암제에 의한 화학요법은 무력하다"고 의회에서 증언했죠.

후생성 : 맞습니다. 그래서 항암제의 종류를 바꿔가고 있습니다.

필자 : 하지만 항암제 그 자체가 '독' 아닙니까? 의약품 첨부문서에도 '세포독'이라고 명시되어 있죠. 그 독으로 면역세포를 죽이고 암에 대한 저항력과 면역력도 죽이는 것 아닙니까?

후생성 : 그렇습니다.

필자 : 항암제를 투여한 뒤 '4주간' 안에 종양이 조금이라도 작아지면 유효 판정을 내리는 것도 이상합니다. 그것도 10명 중 한 사람에게만 효과가 나타나고 나머지 9명은 별다른 변화가 없는데 말이죠. 더군다나 반항암제 유전자(ADG)의 작용으로 인해 반년 또는 일년 후에 암세포는 다시 재발해서 커집니다.

후생성 : 네, 현재 암 치료에는 문제가 많기 때문에 재고하고 있는 중입니다.

독자들은 후생노동성이 항암제의 무력함을 깨끗이 인정하고 있는 것에 경악했을 것이다. 의사들 사이에서도 '학살' 행위 그 자체인 '암 치료'를 도저히 견디지 못하고 내부고발과 반란의 움직임이 일어나고 있다.

❋ 항암제, 방사선, 수술에 의지하지 말라

"항암제, 방사선 치료, 수술은 받아서는 안 된다! 암 진료는 오히려 위험하다!"는 주장을 담은, 보통의 암전문의가 보면 경악할 만한 책이 출간되었다. 바로 《암은 스스로 고칠 수 있다》라는 책으로, 띠지에 "암으로 죽는 사람, 암이 낫는 사람의 차이를 의학부 교수가 해설"이라고 쓰여 있다.

이 책의 저자는 《약을 끊어야 병이 낫는다》와 같은 용기 있는 저서로 의학계에 충격을 계속 안겨주고 있는 아보 도오루 교수다. 그는 "앞으로는 암을 줄일 수 있다. 암이 일어나는 메커니즘만 이해하면 누구라도 스스로 암을 고칠 수 있다!"라고 설명한다.

실로 마음 든든한 선언이 아닌가. 그는 이렇게 말한다.

"스스로 고칠 수 있다는 것은 지금까지 행해 왔던 항암제나 방사선 치료, 수술 등에 의지하지 않고 우리 몸에 갖추어진 자연치유력을 높여 암을 자연퇴치시킨다는 의미다."

❋ 3대 요법이 암 치료를 방해한다

아보 도오루 교수는 암의 3대 요법이 암 치료를 방해한다고까지 단언한다. 이런 말을 하면 의학계뿐만 아니라 전국의 암전문의, 병원, 제약회사, 그리고 후생노동성 관료에서 이권을 둘러싼 정치 세력까지 모두 적으로 돌리게 된다.

항암제, 방사선, 수술은 암 치료의 '3대 이권'이기도 하다. 국민의료비는 연간 약 31조 엔이다. 이 중에서 암 치료에 할당되는 막대한 의료비는 상상하는 것만으로도 현기증이 난다. 거의 두 사람 중 한 사람이 암으로 죽는 시대를 눈앞에 둔 지금, 나는 의료비의 절반인 약 15조 엔은 암 이권에 쓰이고 있다고 추측한다.

예를 들어 폐암환자 한 사람에게 드는 의료비는 평균 650만 엔이라고 한다. 암 치료현장은 막대한 돈이 빨려 들어가는 바닥 없는 늪이자 블랙홀이다.

아보 교수는 《암은 스스로 고칠 수 있다》에서 다음과 같이 단언한다.

"의학의 진보에 따라 '암의 3대 요법'이라 불리는 치료법은 마치 그 목적을 달성하고 있는 듯한 인상을 우리에게 준다. 그러나 안타깝게도 이 치료법은 림프구를 파괴하고 우리 몸을 소모시켜 암 치료를 방해하는 최대의 원인이 되고 있다."

이것을 입증한 것이 '후쿠다(福田)-아보(安保) 이론'이다.

✳ 백혈구는 여러 종류의 장비를 갖춘 '체내 방위군'

이것은 암 치료에 대한 상식을 근본부터 바꾼 이론이다. 한마디로 말해서 "백혈구는 자율신경에 지배된다"는 이론으로, 이 발견은 스트레스가 암을 발생시키는 메커니즘을 증명하는 단서가 되었다.

아보 교수와 후쿠다 미노루(福田稔) 의사는 두 사람이 공동으로 저술한 《미래 면역학》에 이러한 사실을 명확하게 밝힘으로써 의학계에 큰 충격을 주었는데, 그들의 이론을 '후쿠다-아보 이론'이라고 부른다.

백혈구는 혈액을 구성하는 한 성분이다. 핵이 있는 혈구세포로 림프구, 과립구, 단구로 나누어지며 이 성분들은 면역작용을 담당한다. 면역이란 체내의 이물질을 제거하여 생명활동을 정상적으로 유지하는 기능이다. 이 중에서 과립구는 체내에 침입한 바이러스 등의 병원균이나 독소를 공격하는 역할을 맡고 있다. 결론부터 말하면 백혈구 전체가 '체내 방위군'이라 할 수 있다.

과립구는 다시 호중구(好中球), 호산구(好酸球), 호염기구(好鹽基球) 등의 공격능력으로 나눌 수 있다. 이는 각기 다른 장비를 갖춘 '방위병'이라고 생각하면 될 것이다.

체내에 산소를 운반하는 역할을 하는 적혈구는 혈관 안에서만 이동하지만, 이들 백혈구군은 혈관 밖에서도 자유자재로 돌아다니며 외부의 적이 침입하지 않는지, 이물질이 발생하지 않는지 눈을 부릅뜨고 몸 전체를 지켜보고 있다. 과립구는 주로 큰 세균이나 오래 돼서 죽은 세포의 사체 등 크기가 큰 이물질을 처리한다.

예를 들어 과립구 중 호중구는 체내에 침입한 대장균 등을 발견하면 그것을 붙잡아 세포 내에 가둔 다음 먹어서 용해시켜버린다. 이 때문에 호중구를 '탐식세포'라고 부르기도 한다.

✽ 백혈구의 무기는 '활성산소의 불꽃'

이 생체방위군이 '적'을 공격하는 무기는 바로 활성산소다. 활성산소는 화염방사기에 비유할 수 있을 만큼 산소 가운데서도 매우 강력한 산화력을 가지고 있다. 그리고 이 강력한 불길로 바이러스나 병원균, 병원세포 등을 태워 죽인다.

백혈구 중에서도 특히 기동력과 공격력이 있는 방위군이 과립구 부대다. "앗, 적이 침입했다!"고 경계경보가 발령되면 급격하게 그 수를 늘리는데, 불과 2~3시간 만에 전체의 2배까지 늘어날 정도로 그 증식능력이 엄청나다. 예를 들어 크게 다쳐 그 상처 부위를 통해 세균이 침입했다고 하자. 이 경우 과립구는 폭발적으로 증식해 백혈구 전체의 90%를 차지하기도 한다.

과립구는 체내로 침입한 병원균을 공격할 때 활성산소의 화염방사기를 마구 쏘아댄다. 이 과립구의 수명은 2~3일로 짧고 자신이 방출한 활성산소로 인해 소멸된다.

마치 제2차 세계대전 당시 일본의 자살부대로 알려진 '가미카제(神風) 특공대'와 같은 부대라 할 수 있다.

✳ 적과 아군이 모두 불길에 휩싸인 '염증'

이렇게 무시무시한 화염방사기의 불길 속에 적과 아군이 다 같이 휩싸여 아비규환 속에서 소멸되어 간다. 이것이 바로 문자 그대로 '염증(炎症)'이라고 불리는 증상이다.

폐렴, 충수염 등 '염(炎)'이라는 글자가 붙는 병에 걸렸을 때는 과립구가 정상치를 훨씬 뛰어넘는 수치까지 증가한다. 상처 부위가 붓거나 열이 나거나 욱신거리는 것도 과립구의 화염방사기(활성산소)가 일제히 공격을 가하고 있기 때문이다.

아보 교수는 저서 《암은 스스로 고칠 수 있다》에서 이렇게 말한다.

"과립구가 분출하는 이 활성산소가 만병을 부르는 원흉(元兇)이다. 왜냐하면 활성산소는 강한 산화력이 있어 조직을 차례로 파괴하기 때문이다. 과립구의 비율이 정상이라면 우리 체내에는 활성산소의 독성을 제거하는 구조가 갖추어져 있으므로 위험한 상태로는 발전하지 않는다. 그러나 과립구가 너무 늘어나면 활성산소의 양도 증가해 자력으로 독성을 제거하기가 어려워진다. 그 결과 광범위한 조직파괴가 일어나 궤양이나 염증이 일어나게 된다. 암도 이 활성산소가 원인으로 발생하는 병이다."

✳ 웃음과 휴식의 부교감신경

자율신경은 내장의 기능 전체를 조정한다. 이때 교감신경은 아드레날린을 분비해 과립구를 활성화시킨다. 한편 부교감신경은 베타 엔도르핀을 분비해 림프구를 활발하게 한다(아드레날린 등을 신경호르몬이라고 부르는데 이는 신경자극을 화학물질로 바꿔 정보를 전달하기 때문이다). 이것이 자율신경이 백혈구를 지배하는 구조다. 이것을 간단히 정리하면 다음과 같다.

▶ (분노) 교감신경이 우위 → 아드레날린 → 과립구가 늘어나 활성화(→ 염증, 발암)

▶ (웃음) 부교감신경이 우위 → 베타 엔도르핀 → 림프구가 늘어나 활성화 (→해독, 건강)

그런데 암세포를 공격하는 것은 림프구 부대다. 이 부대는 4개의 정예군, ①킬러T세포, ②NK세포, ③T세포(흉선외분화), ④낡은 B세포로 구성되어 있다. 이런 생소한 이름들을 일일이 다 기억할 필요는 없다. 림프구가 암세포를 총공격한다는 것만 기억해두면 된다.

앞에서도 말했듯이 림프구가 활성화하려면 부교감신경이 우위에 있어야만 한다. 이것은 어떤 상태를 말하는 것일까?

"긴장을 풀고 웃음이 나며 마음이 편한 상태다. 이때는 혈관이 확장되어 혈액순환도 좋아진다. 체내에 발암물질이 들어오거나 암이 생기려고 할 때 풍부한 혈류로 나쁜 물질을 흘려보내면 혈액의 흐름을 타고 순환하는 림프구가 암세포를 계속 몰아낸다."《암은 스스로 고칠 수 있다》 아보 도오루 저

아보 교수의 해설로 용기가 생긴다. 즉 부교감신경은 '웃음의 신경'인 것이다.

"부교감신경이 우위가 되면 세포의 분비와 배설기능이 높아지므로 NK세포도 퍼포린(Perforin : NK세포 등이 방출하는 표적세포를 죽이는 공격물질)으로 암을 공격할 수 있다. 부교감신경이 우위인 이러한 상태에서는 림프구가 대체로 2,000개/㎣ 이상은 유지된다. 이 정도의 숫자라면 혹시 암에 걸리더라도 충분히 맞서 싸울 수 있을 것이다."《암은 스스로 고칠 수 있다》 아보 도오루 저

여기서 말하는 퍼포린은 림프구가 표적세포를 붙잡았을 때 방출되는 치사성의 공형성(孔形成 : 구멍을 만든다는 의미) 단백질이다. 표적세포 속에 들어가 세포막에 구멍을 내고 물이나 염분을 유입시켜 죽인다.

✻ 기분 나쁜 자극으로 분노의 호르몬이 방출된다

자율신경은 스트레스 등의 영향을 받기 쉽다. 화가 난다는 일본어 표현 중에 흔히 쓰이는 말이 '배가 일어서다' 라는 표현이다. 기분 나쁜 일, 불쾌한 일이 있으면 "배가 갑자기 욱하고 일어선다(울컥 화가 치민다는 의미)"고 말한다. 그런데 이럴 때 엑스선(X선) 촬영을 해보면 대장이 실제로 '서 있다' 고 하니 놀라운 일이 아닐 수 없다.

'창자가 뒤틀린다' 는 굉장한 분노를 표현하는 말이지만, 이럴 때 실제로 엑스선 촬영을 해보면 정말로 대장이 꼬이면서 경련을 일으키고 있다고 한다. '불쾌한 정보' 의 자극이 교감신경을 긴장시켜 아드레날린을 분비하게 함으로써 대장에 경련을 일으킨 것이다.

부교감신경이 '웃음의 신경' 이라고 하면 교감신경은 '분노의 신경' 이라고 할 수 있다.

✻ 과립구가 화염방사기를 마구 쏘아댄다

'분노의 호르몬' 이 방출될 때는 당연히 과립구도 일제히 증식하고 활발해진다. 즉, 교감신경의 긴장에 의한 아드레날린 분비는 공습경보 발령에 해당한다. 방위군의 과립구는 일제히 출동해서 부대를 증강시키고 임전태세를 갖춘다. 적이 나타나면 장비인 화염방사기에 불을 붙이고 한꺼번에 쏘아대기 시작한다.

이것이 위의 점막이라면 순식간에 화염방사기의 불길(활성산소)에 휩싸여

염증이 퍼진다. 당사자는 위가 따끔거리며 아프다고 느낀다. 이것이 스트레스에 의한 위궤양이다. '위에 구멍이 생길 정도'라는 것은 스트레스가 그만큼 심하다는 것을 표현하는 말이다. 장에서 이런 일이 벌어진다면 신경성 설사 증세가 나타난다.

이렇게 교감신경의 긴장은 예사롭게 보아 넘길 수 있는 문제가 아니다. 아보 교수는 "교감신경의 긴장은 여러 장애를 연쇄 반응적으로 일으킨다. 이것이 '암에 걸리는 체질'이 되는 시발점이다"라고 말한다.

✻ 암에 걸리기 쉬운 체질이란

암에 걸리기 쉬운 체질의 특징은 다음의 4가지로 정리할 수 있다.

① **과립구의 증가** : 활성산소를 대량 발생시켜 조직을 파괴한다. 이것이 암을 비롯한 염증성 질병 등 여러 가지 병을 낳는다.

② **혈류장애** : 교감신경이 분비하는 아드레날린은 혈관수축작용이 있다. '안색이 창백해진다'는 공포와 놀라움을 표현하는 말이다. 이는 아드레날린으로 인한 혈관수축 상태다. 교감신경의 긴장은 전신에 혈행 장애를 일으킨다. 혈행은 산소와 영양을 온몸으로 보내고 노폐물을 회수한다. 이 순환이 원활하지 못하면 세포에 필요한 산소나 영양이 제대로 공급되지 못하고 노폐물은 정체하게 된다. 이렇게 발암물질이나 유해물질이 축적되어 갈수록 암이 쉽게 발생하며, 통증유발물질이나 피로물질이 축적되어 통증이나 결림 등의 증상이 나타난다.

③ **림프구의 감소** : 교감신경과 부교감신경이 시소처럼 움직이듯이 림프구와 과립구도 같은 형태로 작용한다. 교감신경이 긴장하면 부교감신경이 억제되어 그 지배하에 있는 림프구의 기능도 저하된다. 즉 암을 물리치는 공격부대인 림프구는 전의와 전력을 상실하고 마는 것이다. 이때 과립구의 활성산소로 인한 염증으로 상처를 입은 세포를 재생시킬 때, 세포가 쉽게 암으로 발전하게 된다.

④ **배설과 분비기능의 저하** : 교감신경의 긴장에 따른 혈관수축 등으로 장기와 기관의 배설과 분비기능이 저하된다. 배변이나 배뇨 또한 방해를 받을 뿐 아니라 각종 호르몬의 분비에도 이상이 나타난다. 결국 변비, 부종, 어지럼증 외에도 초조함, 불안 등이 교감신경을 더욱 긴장시키는 악순환이 일어난다.

이상의 ①~④가 아보 교수가 말하는 '스트레스가 암을 불러일으키는 상태'이다. 따라서 '분노의 신경'이란 교감신경이 암 체질을 만드는 작용원리를 의미한다.

✽ 암의 원인은 대부분 '생활방식'에 있다

후쿠다-아보 이론을 한마디로 요약하면 "암은 교감신경의 긴장으로 발생한다"는 것이다.

우리 주변에는 여러 가지 발암물질로 넘쳐난다. 담배 연기 속에 함유된 벤츠피렌, 농약 등 수많은 화학물질을 비롯해 전자파, 자외선 등 일일이 열거하기조차 힘들 정도다. 이 물질들은 세포분열을 조절하는 DNA(유전자)를 손상시켜 세포를 이상 증식시키는 암세포로 변모시킨다. 그리고 이러한 수많은 환경오염물질이 암을 급증시키는 원인으로 작용하는 것 또한 사실이다. 이런 물질들을 가리켜 '암의 외부요인'이라고 한다.

아보 교수는 이렇게 말한다.

"나는 이러한 외인성(外因性) 요인은 암 전체의 30% 정도로 본다. 발암을 촉진하는 것은 주로 내인성 요인, 즉 과로나 마음의 병, 약물의 과다 복용 등 그 사람의 생활방식 자체에 기인한다고 생각한다." 《암은 스스로 고칠 수 있다》 아보 도오루 저

이것이 아보 교수가 말하는 '3과(過)' 즉 과로, 신경과민, 약물 과다 복용이다. 이런 행동들이 과립구 증가 → 활성산소의 대량발생 → 조직파괴 → 림프구 감소 → 면역력의 저하 등으로 이어져 암 체질을 만든다는 사실이 후쿠다-아보 이론에서 입증되었다.

❋ 림프구의 비율로 암 체질을 한눈에 알 수 있다

암 체질인지, 건강 체질인지를 한눈에 판단할 수 있는 기준이 있다. 과립구와 림프구의 비율이 바로 그것이다.

다음 그래프는 건강한 사람과 위암환자의 림프구와 과립구를 비교한 것이다. 초기 암에서도 과립구의 증가를 확인할 수 있으며 진행성 암에서는 과립구의 증가가 더욱 두드러진다. 이런 현상은 상대적으로 암을 공격하는 림프구의 힘이 쇠약해지고 있음을 의미한다.

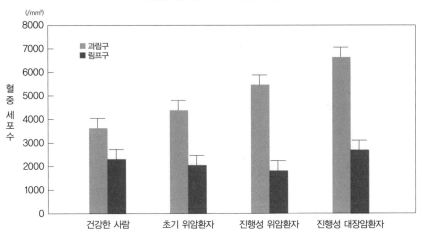

암환자는 림프구의 비율이 낮다

(/mm³)

과립구
림프구

건강한 사람   초기 위암환자   진행성 위암환자   진행성 대장암환자

자료 : 《암은 스스로 고칠 수 있다》 아보 도오루 저

"이것은 위암에 걸릴 확률이 높은 사람은 이미 교감신경이 긴장상태인 체질, 즉 암을 일으키는 체질로 바뀌어 있음을 보여준다"《암은 스스로 고칠 수 있다》 아보 도오루 저

아보 교수는 인터뷰를 했을 때 "암은 고치기 쉬운 병"이라는 마음 든든한 이야기를 해주었다. 암을 고치는 비결을 묻자 "기분이 좋아지는 일을 하고 스스로 고쳐나가는 것"이라고 한다. 특히 '웃는 것은 굉장한 힘'이라며 '웃음의 효과'를 거듭 강조했다.

눈이 번쩍 뜨이는 이야기가 아닐 수 없다. 비결을 알았으니 이제부터 암에 걸리지 않는 길, 암이 낫는 길을 향해 걸어가도록 하자.

항암제의 숨겨진 진실

맹독으로 인해 몸속의 장기가 절규하며 비명을 지른다

✱ 암환자의 80%가 치료로 인해 죽은 사실이 밝혀지다

"이것은 그 의사한테서 직접 들은 이야기입니다."

전 중의원 의원 야마다 도시마사(山田敏雅, 57세) 씨는 충격적인 사실을 털어놓았다. 그는 한때 민주당 소속으로 입후보해 당선된 경력이 있다. 국회에서는 능력과 언변이 뛰어난 정의파였다.

야마다 씨의 이야기에 등장한 그 의사는 오카야마대학 부속병원에서 근무하고 있었는데, 입원하고 있던 암환자가 너무 많이 사망하는 것에 의문을 품고 일년 동안 사망한 암환자의 진료기록을 철저하게 조사했다. 그리고 그 결과 무시무시한 사실을 알게 되었다. 그것은 암환자의 '사인(死因)'이 암이 아닌 경우가 대부분이라는 사실이었다.

"간기능장애나 감염증 등 항암제의 부작용임이 명백한 사인으로 줄줄이 죽어나갔던 겁니다"라고 야마다 씨는 말했다. 그 의사는 사인이 암이 아닌 환자수를 집계하고 아연실색했다. 그 병원에서 일년 동안 사망한 암환자의 80%가 암 이외의 사인으로 사망한 것이다.

다시 말하면 맹독성인 항암제로 '독살'되거나 유해 방사선에 의해 '피폭사(被暴死)'하거나 수술 후유증 등으로 '살해'되었던 것이다.

✽ 학장이 눈앞에서 '보고논문'을 찢어버리다

그 의사는 이 무서운 현실을 '보고논문'으로 정리해서 학장에게 제출하러 갔다.

"그런데 학장이 어떻게 한 줄 아십니까? 그 의사의 면전에서 논문을 찢어버렸습니다."

잘못 들은 것이 아닌지 내 귀를 의심했다. 그때의 광경이 영화의 한 장면처럼 눈앞에 떠올랐다.

"자네, 이런 사실을 환자들이 알면 어떤 일이 벌어질지 알고나 있나!"

고함을 치며 짝짝 찢은 논문을 바닥에 내동댕이치는 학장. 그리고 벌벌 떨면서 새파랗게 질린 얼굴로 그 모습을 그저 멍하니 바라보는 의사.

야마다 씨는 말했다.

"내가 그 의사에게 직접 듣고 확인한 이야기입니다. 믿어주십시오."

그 의사의 억울함과 절망이 나한테까지 전해져 왔다. 눈앞에서 논문을 짝짝 찢고 있는 학장의 모습이 마치 악마처럼 보였을 것이다. 당시 국회의원이었던 야마다 씨에게 고백한 것도 틀림없이 양심의 가책을 견디다 못한 '내부고발'이었으리라.

"국회는 아무런 힘이 없습니다. 자민당도 글러먹었지만 민주당도 다를 바 없죠"라며 야마다 씨는 씁쓸한 표정으로 말했다. 야마다 씨는 국정(國政)을 포기하고 지금은 암 대체요법의 보급에 인생을 걸고 있다.

✱ 박사논문을 심사도 하지 않고 찢어버린 광기

관계자는 이렇게 증언한다.

"그 의사는 박사논문으로 그 보고서를 학장에게 제출했습니다. 학장은 그것을 심사도 하지 않고 갈기갈기 찢어서 폐기한 거죠. 논문을 복사해두지 않았냐고요? 안타깝게도 복사본은 없습니다. 그 논문은 이제 완전히 소멸된 겁니다."

'환상의 논문'을 작성한 그 의사는 그 후 어떻게 되었을까?

"현재 그 의사는 모 사설 종합병원의 이사장을 하고 있습니다. 그는 '암 치료는 대체요법밖에 없다'는 것을 알고 있죠. 하지만 '나는 그것을 절대 할 수 없다'고 고백하더군요. 후생노동성이 정한 보건의료(3대 통상요법)를 시행하지 않으면 병원은 순식간에 도산될 것이기 때문입니다. 이사장으로서 자신의 병원에 근무하는 수많은 의사와 간호사들을 생각해야 되니까요. 후생노동성이 정한 대로 하지 않으면 살아남을 수 없습니다. 작은 개인병원이라면 가능할지도 모르겠지만 규모가 큰 종합병원에서는 무리입니다. 이것이 암 의료의 피할 수 없는 현실이죠. 뿌리부터 바꾸지 않으면 방법이 없습니다."

내부고발자도 분한 마음은 어찌할 수 없는 것 같았다.

박사논문을 심사도 하지 않고 '진실을 썼다'는 이유로 폐기했다. 이것이 일본의 최고 의학부의 현주소다. 여러분은 이런 대학병원을 기쁜 마음으로 드나들고 있는 것이다.

✳ 의학박사도 항암제를 거부하라고 한다

"말기 대장암, 간암 0%의 5년 생존율에서 다시 살아나다!"

이것은 호시노 요시히코(星野仁彦) 박사가 쓴 《항암제를 거부하라》라는 책의 신문광고 문구이다. 후쿠시마대학의 교수이기도 한 호시노 박사는 거슨의 식사요법을 이용해 자신의 암을 완치한 의사로 유명하다.

이 호시노 박사가 드디어 '항암제 거부'를 선언한 것이다. 내게는 동지, 아니 구원군을 얻은 기분이 들었다. 그 신문광고에는 다음과 같은 내용이 실려 있었다.

"암에 걸린 의사가 강한 부작용이 염려되는 항암제를 거부하고 전혀 다른 치료법을 선택했다." 〈요미우리신문〉 2005년 9월 28일

의학박사이기도 한 현역의사가 항암제를 정면으로 부정했다는 것은 엄청난 의미를 가지고 있다. 나는 즉시 이 책을 구입했다. 책은 저자의 독백으로 시작되었다.

"5년 생존율이 0%라는 것은 병원에서 어떠한 치료를 받아도 5년 후에는 살아 있지 않다는 것을 의미한다."

호시노 박사가 '5년 생존율 0%'을 선고받은 것은 15년 전 대장암이 간으로 전이한 것을 발견했을 때이다.

"5년 안에 내가 죽는다니, 이것은 정말 쉽게 받아들일 수 없는 현실이었다."

그리고 살기 위해 그가 결단한 것은 바로 '항암제를 거부'하는 일이었다.

"담당의사는 당연하다는 듯이 항암제 치료를 권했다. 하지만 항암제가 급성 백혈병이나 악성 림프종, 소아암과 같은 일부의 암에서만 효과를 기

대할 수 있다는 것은 이미 의학계에서는 상식이다."

호시노 박사의 이러한 고백에 일반 암환자들은 충격을 받았을 것이다.

✱ 항암제의 세포와 생명을 죽이는 '독작용'

호시노 박사는 계속해서 다음과 같이 말한다.

"항암제는 암을 치유하는 것이 아니라 강한 부작용이라는 희생을 치루고 '일시적으로 암을 축소하는 것' 뿐이다. 암 치료에 항암제가 일반적으로 사용되는 것은 이것 외에는 유효한 치료법이 없다고 생각하기 때문이다."

"특히 대장암, 간암, 위암, 폐암 등의 고형암에는 항암제의 효과를 거의 기대할 수 없다."

"일반적인 방법으로 치료를 해도 5년 생존율 0%라는 숫자는 뒤집을 수 없을 것으로 생각된다."

"면역력이 떨어지고 백혈구가 감소하며 기침이나 설사 증상이 나타난다. 이러한 강한 부작용에 고통스러워하면서 효과가 의심되는 항암제 치료를 해봤자 결과는 기대할 수 없다."

이와 같은 이유로 호시노 박사는 항암제를 거부했다. 당연한 결정이라고 생각한다. 그러나 대부분의 암환자들에게는 이런 당연한 결정이 허락되지 않는다. 그리고 앞에서 언급한 오카야마대학 부속병원과 같이 암환자의 80%가 암이 아니라 항암제 등으로 '독살'된다. 이것은 전국 어느 병원에서도 마찬가지일 것이다.

나는 항암제에 대해서 부작용이라고 부르는 것에 반대한다. 이것은 명백히 '독작용'이라고 불러야 마땅하다.

게이오대학 의학부의 곤도 마코토(近藤誠) 의사는 이렇게 증언한다.

"다른 의약품은 부작용이 있다고 해도 최소한 생명을 구하기 위해 투여합니다. 그러나 항암제는 전혀 다릅니다. 세포를 죽이기 위해 투여하는 거죠. 즉 '세포독'입니다."

맞는 말이다. 각종 항암제의 의약품 첨부문서를 자세히 살펴보면 첫머리에 확실하고 정직하게 '세포독'이라는 설명이 나와 있다. '독약'이라고 스스로 밝히고 있는 약이라니 희한하다기보다 무서울 따름이다.

✽ 항암제는 잔혹하고 고통스러운 패전 처리

호시노 박사는 《항암제를 거부하라》에서 이렇게 설명한다.

"담당의사가 권하는 치료법을 거부하고 자신이 믿는 치료법을 선택하는 것은 어려운 일일지도 모른다. 그러나 가장 중요한 것은 '자신의 생명은 자신이 지키는 것'이다. 그냥 의사가 시키는 대로 납득도 되지 않는 치료를 받는 것은 결코 도움이 되지 않는다."

호시노 박사는 '항암제는 패전(敗戰) 처리'라고 단호히 말한다.

"항암제나 방사선, 수술 등의 통상요법은 진행 중인 암이나 말기암 단계에서는 패전 처리라고 할 수 있다. 전쟁을 마무리하는 방법으로서는 유효하겠지만 패전 처리는 어디까지나 패전 처리다. 어차피 종착지는 전쟁에서의 패배일 뿐이다."

그는 항암제의 7가지 문제점에 대해 다음과 같이 지적하였다.

① **고형ㆍ전이ㆍ재발암에 무효(無效)** : 자궁암, 식도암, 췌장암, 방광암 등 대부분의 고형암에는 효과가 없다. 전이암, 재발암에도 효과가 없는 것은 마찬가지다.

② **'4주간' 판정의 속임수** : 단 4주일 동안 일시적으로 암이 축소된 것만으로 '효과가 있다' 고 판정하는 기준에도 문제가 있다. 이렇게 짧은 기간으로 판정하는 이유는 2~3개월 이상의 경과를 보면 일단 줄어든 암세포가 다시 증식하는 리바운드(rebound) 현상이 일어나 판정에 불리하기 때문이라고 호시노 박사는 설명한다.

③ **반항암제 유전자(ADG)** : 항암제는 처음에 투여 받았을 때는 암이 축소한 것처럼 보이지만 횟수가 반복되면 효과가 그다지 나타나지 않는다. 암세포가 자신의 유전자를 변화시켜 항암제가 듣지 않는 세포로 변하기 때문이다. 이것이 미국 국립암연구소(NCI)에서 확인된 반항암제 유전자(ADG) 현상이다. 이 반항암제 유전자(ADG)의 작용으로 항암제의 유효기간이 정해져 있기 때문에 유효판정기간을 '4주간' 으로 한정한 것이라고 호시노 박사는 말한다.

④ **강한 독작용으로 QOL 저하** : 항암제의 강한 부작용(독작용)은 QOL (quality of life : 생명의 질)을 낮춘다. 탈모, 백혈구와 혈소판의 감소, 빈혈, 부정맥, 간기능장애, 구토, 식욕부진, 권태감, 심근장애, 신장기능장애 등과 함께 불안, 초조감, 무기력 등의 우울상태나 치매상태를 일으키며 살고자 하는 긍정적이고 적극적인 자세나 병과 싸우려는 의지를 잃게 한다(몸에 '독' 을 주입했으니 당연한 일이다).

⑤ **면역력의 저하** : 항암제는 림프구(NK세포, 대식세포 등)의 활성도를 떨어뜨린다. 이 때문에 세균감염증에 대한 저항력이 약해진다. 호시노 박사

는 "대학병원이나 암센터 등에 입원해 있는 암환자의 직접 사인은 암 자체보다 MRSA(병원감염균) 등으로 인한 폐렴이 압도적으로 많다는 것은 유명한 이야기"라고 말한다. 이것으로 머리말의 일화에 등장한 대학병원에서 암 이외의 원인으로 죽은 암환자가 80%라는 수수께끼가 풀린다.

⑥ 항암제는 강력한 발암물질 : 더욱 경악할 만한 사실이 있다. 1988년 미국 국립암연구소(NCI)는 수천 페이지에 달하는 〈암의 병인학(病因學)〉이라는 보고서에서 "항암제는 암에 무력할 뿐만 아니라 강한 발암성이 있기 때문에 다른 장기에 새로운 2차 암을 발생시키는 증암제이다"라고 발표했다. 이것은 일본의 암학회에도 엄청난 충격을 주었지만, 암학회와 후생노동성은 국민에게 혼란과 충격을 주지 않기 위해 함구령을 내렸다.

⑦ 항암제 사용에 미숙한 의사들 : 대부분의 의사들은 실은 항암제의 사용에 미숙하다. 즉, 항암제의 전문의가 적다. 잘 알지도 못하면서 환자에게 '독'을 주입하고 있다니! 사람들이 죽어나가는 것도 당연한 일이다.

✱ 항암제 고발서에 성원을 보내다

항암제의 7가지 문제점에서도 알 수 있듯이 불이익(부작용)에 비해 이익(효과)이 적은 항암제가 어째서 이렇게까지 널리 그리고 일반적으로 사용되고 있는 것일까?

호시노 박사는 이에 대해 내가 쓴 책의 내용을 인용해서 설명하고 있다.

《항암제로 살해당하다 1—항암제 상식편》의 저자인 후나세 슌스케 씨의 독설적인 표현을 빌리면 대학의학부 교수라는 위치, 과거 경험(잘못된 편견도 포함한)에 대한 집착, 의사들 사이의 상호 비판 결여, 경제적 이익(수익), 제약회사나 기계회사와의 유착, 연구업적 지상주의, 환자들의 인격과 인권을 경시하고 무시하는 태도 등을 그 원인으로 들 수 있다."

갑자기 내가 쓴 책 이야기가 나와서 놀랐다. 이것은 호시노 박사가 내게 보내는 성원이라고 생각한다. 그리고 '독설적인 표현' 부분에서는 조금 웃음이 나왔다.

그리고 그는 판단기준으로 곤도 마코토 의사의 말을 이렇게 인용했다.

"의료에서든 어디에서든 판단을 다른 사람에게 맡기는 순간 자신의 입장은 철저히 약해진다."

이어서 호시노 박사는 말한다.

"암 치료 분야는 위험으로 가득 차 있다. 치료법 자체가 위험하기도 하지만 실험체 취급을 받을 수도 있기 때문이다."

의사의 발언인 만큼 더 무섭게 다가오는 말이다. 여기서 표현한 '실험체'는 제2차 세계대전 때 일본군이 저질렀던 731부대의 생체실험과 크게 다르지 않을 것이다.

✽ '5년 생존율 0%'에서 15년!

담당의사는 호시노 박사에게 '5년 생존율이 0%'라고 선고했다. 그로부터 15년이 지났지만 호시노 박사는 건강하게 일을 계속하고 있다. 병원을 찾아오는 암환자에게도 자신의 체험을 살려 적극적으로 지도하고 있다고 한다. 5년 이내에 그가 죽을 것이라는 선고는 어떻게 된 것일까.

항암제, 방사선, 수술과 같은 통상요법이라면 호시노 박사와 같은 증상을 가진 사람은 틀림없이 5년 이내에 사망했을 것이다(살해당했다). 하지만 이 통계에 사용된 수많은 예는 암으로 죽은 것이 아니라 실은 암 치료로 '살해' 당했던 비극의 사례들이다.

그러나 그는 항암제와 방사선을 거부한 덕분에 면역력(생명력)을 잃지 않았고 지금까지 건강하게 생활할 수 있었다. 물론 체질을 근본부터 바꾸는 거슨 영양요법의 효과도 컸다. 그는 자신을 찾아오는 환자들에게 스스로 자신의 주치의가 되라는 충고를 한다. 여기에는 정신적인 케어(care)도 아주 중요하다.

호시노 박사는 부인의 헌신적인 보살핌으로 암을 고칠 수 있었다. 부인 역시 지금은 거슨 자연식에 기반을 둔 채식주의자가 되었다. 호시노 박사의 《항암제를 거부하라》는 부인에 대한 감사와 사랑이 담긴 감동적인 이야기이기도 하다.

❋ 암 식사요법도 '건강보험'에 넣자

암 치료의 첫걸음은 암에 걸리게 된 암 체질의 개선이다. 이를 위해서는 식사요법이 절대적으로 필요하다.

"다들 약이나 의사에 의지하지 않으면 살 수 없다고 착각하고 있다."

이것은 NPO법인 '암환자학연구소'의 가와다케 후미오 씨의 지적이다.

건강정보의 보급을 목표로 하는 시민단체 '준나'의 데라다 다케시 씨는 "암은 식사요법으로 고칠 수 있다"고 말한다. 그리고 소중한 사람들이 살해당하지 않도록 암 식사요법의 계몽을 호소하면서 "후생노동성의 암대책 추진본부에 혼합진료 명목이라도 좋으니, 암 식사요법도 선택할 수 있도록 건강보험금을 부탁한다는 편지를 보내자"고 당부했다.

✷ 시민의 목소리로 암 치료를 변화시키자

데라다 씨는 한 예를 들면서 가슴 아파했다.

"일본 스모계의 거물 후타고 야마(二子山) 씨가 구강저암(혀 밑바닥에 생긴 암)으로 55세의 나이에 세상을 떠났습니다. 암 식사요법을 실시했다면 건강을 회복했을지도 모릅니다. 아까운 사람을 잃었어요. 후타고 야마 씨는 암이 아니라 병원의 암 치료로 살해당한 겁니다."

그리고 자신의 가족과 가까운 사람에게 일어난 비극도 이야기해 주었다.

"여동생과 지인 두 사람도 병원의 암 치료로 살해당했습니다. 대학친구 중에는 세 사람이 이미 세상을 떠났고 또 한 사람은 누나를 잃었지요."

참으로 안타까운 현실이 아닐 수 없다. 그리고 보니 내가 쓴 《항암제로 살해당하다 1-항암제 상식편》을 읽고 "장모님도 병원에 입원해 항암제로 어이없이 세상을 떠났습니다. 진실을 밝히는 이러한 책을 나는 기다리고 있었습니다"라는 슬픔과 분노의 편지를 보낸 독자가 있었다.

데라다 씨는 제초제인 파라콰트(Paraquat)가 식물 내부에 활성산소를 대량 발생시켜 식물을 말려 죽이는 것처럼, 암 치료도 활성산소를 환자 자체에 발생시키고 있다고 지적했다.

"장시간의 수술, 독약이며 극약인 항암제, 그리고 방사선 치료로 이루어진 현대의 암 치료는 하나 같이 암환자의 체내에 강력한 활성산소를 발생시켜 생명력을 고갈시키고 있습니다. 암환자에게 지옥과 같은 고통을 주고 있는 거죠. 의료·사망 사고, 후유증, 합병증, 재발, 전이, 의료 불신 등 환자가 겪어야 하는 고통은 일일이 다 열거할 수도 없습니다."

그는 다음과 같이 호소했다.

"병원의 의사들은 약 60년 동안이나 잘못된 암 치료를 계속해 왔습니다. 그런데 이제 와서 '지금까지의 암 치료는 잘못됐다'고 말할 리가 없죠. 잘못된 암 치료를 바꿀 수 있는 것은 시민들이 힘을 합쳐 목소리를 높이는 것 말고는 없습니다. 이대로 방치해두면 희생자들은 끝도 없이 나오게 됩니다."

앞으로도 고발과 분노의 목소리는 더 많이 분출될 것이다. 암 치료라는 이름으로 벌어진 대량학살의 죄는 더 이상 묻혀있을 수만은 없을 것이다.

••• 항암제 신화의 완전 붕괴

매스컴에서도 항암제의 무효성을 말하다

✽ '항암제로는 낫지 않는다'고 보도되다

"항암제는 효과가 있는가?"

드디어 대중언론 잡지까지 이와 같은 타이틀을 표지에 내걸게 되었다.

이것을 실은 잡지는 〈아레아(AERA)〉(2005년 8월 8일)이다.

이 잡지는 이렇게 묻는다.

"환자들이 가장 궁금하게 여기는 항암제. 수술, 방사선과 함께 암 치료의 3대 기둥 중 하나인 항암제는 실제로 어느 정도 효과가 있는 것일까?"

지금까지 거대 제약회사를 빅 스폰서로 두고 있는 대중언론 매체가 항암제의 '효과'를 운운하는 것은 일종의 암묵적인 룰로 배제되어 왔다. 그런데 이 대중언론에 큰 변화가 보이기 시작했다.

대중언론 잡지 〈아레아〉는 본문 중에 "항암제로는 낫지 않는다"고 단언하고 있다. 이 정도면 큰 변화가 아닐 수 없다. 우선 〈아레아〉가 일례로 들고 있는 항암제는 2005년 3월에 승인된 오키사리 플라틴이라는 것이다.

✳ 고작 한달의 '생명 연장'은 오차의 범위

오키사리 플라틴의 효과는 재발 또는 진행성 대장암의 생존기간이 평균 한달 이상 길어진다는 점인데, 참으로 기운 빠지는 효과가 아닐 수 없다. 강력한 발암물질이자 독극물인 다른 항암제나 방사선 치료, 수술로 환자의 몸을 너덜너덜하게 만들어놓고 마지막 마무리가 겨우 한달뿐인 '연명효과(延命效果)'라니.

고작 한달! 하지만 이 임상 데이터 작성에도 지금까지 상식이었던 '조작'이 없었다고는 단언할 수 없다. 앞에서 언급한 불과 0.7%의 췌장암 '5년 생존율'이 20%로 날조되는 엉터리 조작의 예를 상기하기 바란다.

고작 한달도 안 되는 생명 연장 효과지만 어쨌든 이것도 역시 오차의 범위에 지나지 않는다. 이것을 '획기적'이라는 단어로 표현을 하다니 실소를 금할 수 없다. 그뿐만 아니라 대장암 치료제 중에 단연 4번 타자라는 인상을 주었기 때문에 환자들도 조기 승인에 대한 희망이 강했다고 한다.

병원에 따라서는 대기자 명단까지 생기는 사태도 일어났다. 끝도 없이 계속 속기만 하는 암환자들의 비극이라고 밖에 표현할 길이 없다.

✽ 0.1g이 7만 엔! 떼돈을 벌어들이는 항암제

이 환상의 항암제(오키사리 플라틴)의 가격이 불과 0.1g에 7만 엔이라는 이야기를 듣고 내 귀를 의심했다. 과연 이 정도 가격이라면 제약회사는 순식간에 막대한 이익을 올릴 수 있을 것이다.

하지만 제약회사의 의심쩍은 데이터에서 얻은 생명 연장 효과조차도 고작 한달에 불과하다. 나는 이것이 환자의 플라시보 효과에 의해 일어난 일이라는 것을 확신한다. 플라시보란 '가짜 약'이라는 의미다.

예를 들어 보통의 밀가루라도 의사가 단호하게 "이것은 열을 내리게 하는 기적의 신약이다!"라고 말하고 환자에게 투약하면 신기하게도 그때까지 펄펄 끓었던 고열이 뚝 떨어지는 경우가 있다. 즉 '암시 효과'로 환자 자체에 극적인 변화가 일어난 것이다. 의사가 "이 신약은 굉장한 효과가 있다"고 단언하고 처방하면 플라시보 효과는 즉시 나타난다. 앞에서 예로 든 라이트 씨의 기적과 비극을 생각해 보자.

전자생체학의 세계적인 권위자로 노벨상 후보에 두 번이나 오른 뉴욕주립대학의 로버트 베커(Rovert O.Bercker) 박사는 "의약품의 효과 중 3분의

1은 플라시보 효과에 의한 것이다"라고 했다. 하지만 이것을 감안하더라도 오키사리 플라틴은 '오차의 범위'가 고작 한달의 생명 연장 효과이므로, 반대로 생각하면 '독성 효과' 쪽이 엄청나다는 말이다.

그것도 그럴 것이 발매 4개월이 지나자 이 약을 투여한 환자 중 46명이 사망했다. 한 전문의는 "발매 초기에 이 정도의 사망자가 나왔다는 것은 항암제의 본질을 잘못 파악하고 사용해서는 안 될 사람에게까지 투여했을 가능성이 높다"고 우려의 목소리를 높였다.

❋ 항암제의 효과는 치유가 아니다

〈아레아〉는 다음과 같은 중대한 사실을 밝히고 있다.

"실은 항암제가 '효과 있다'고 할 때는 소아암이나 혈액암 등 일부를 제외하고는 '치유한다'는 의미가 아니다."

드디어 대중언론에서도 항암제의 진실을 이야기하기 시작했다.

"암의 종류에 따라서 다르기는 하지만 종양을 일정 비율 이상 축소하는 효과가 있으면 항암제로 승인받기 쉽고, 종양이 작아지면 일반적으로 '효과가 있다'고 한다." 〈아레아〉 2005년 8월 8일

그러나 의사가 "이 항암제는 효과가 있다"고 자신 있게 말하면 환자나 가족도 그 말을 믿고 기뻐한다. 암이 낫는다고 착각하기 때문이다. 참으로 우스꽝스럽고도 씁쓸한 일이 아닐 수 없다. 나는 《항암제로 살해당하다 1-항암제 상식편》에서 이러한 희비극의 예를 다루었지만, 언론이 항암제의 정체를 인정한 것은 〈아레아〉에서 처음 보았다.

그리고 〈아레아〉는 다음과 같이 말한다.

"보통 암이 작아지면 나았다고 생각한다. 하지만 내성을 가진 암세포로 살아남아 있기 때문에 항암제는 더 이상 효과가 없고 암은 다시 증식을 시작한다."

"수술이나 방사선 치료로 대처할 수 없는 상태에서 항암제 요법을 시작하는 경우에는 '치유'가 아니라 '생명 연장'이나 '상태 완화' 밖에 기대할 수 없다."

이처럼 반항암제 유전자(ADG)로 암세포가 내성을 가지게 되므로 얼마 안 있어 암이 급증식(急增殖)하는 비극을 언론도 인정한 것이다.

그러나 여기에서도 여전히 밝히지 않은 것이 있다. 1985년 미국 국립암연구소(NCI) 소장이 반항암제 유전자(ADG)의 존재를 언급하면서 "항암제에 의한 화학요법은 효과 없다"고 의회에서 증언한 사실을 숨긴 것이다.

또한 1988년 미국 국립암연구소(NCI)가 발표한 보고서 〈암의 병인학〉에서 "항암제는 강력한 발암물질이므로 투여하면 다른 장기에 암을 발생시킨다"는 사실 역시 숨기고 있다. 항암제의 정체는 '증암제'이다. 이 사실을 약 20년 전에 세계 최대의 암연구기관이 공식적으로 인정한 것이다.

언론이 이러한 충격적인 사실들을 일부러 은폐하고 묵살하는 것은 비겁한 행위다. 더 이상 쓰면 안 될 것 같아 이 정도에서 그친다.

✳ 임상실험의 속임수

지푸라기라도 잡고 싶은 환자들은 어떤 항암제로 생명이 연장된다고 하면 즉시 치료를 받으려고 할 것이다. 하지만 〈아레아〉는 "생명 연장 효과가 인정된 항암제는 많지 않다"는 사실을 제대로 밝혔다. 항암제 자체가 맹독물이니 당연한 말이다.

"종양이 조금이라도 줄어드는지 아닌지, 즉 효과가 있는지 없는지는 실제로 투여해보지 않으면 알 수 없다. 부작용은 거의 모든 항암제에서 다 나타나기 때문에 운이 나쁜 환자는 치료로 인해 생명을 잃기도 한다."

〈아레아〉는 이렇게 지적하였는데, 여기서 '운이 나쁜 환자'가 전체의 80%라는 사실도 한 번 짚고 넘어가야 할 것이다.

또한 "효과가 있는 경우도 치료기간 중의 QOL은 내려간다"는 언급도 했다. 항암제의 독성에 의한 맹렬한 구역질, 구토, 발열, 탈모, 설사 등의 고통스러운 상황에서는 QOL도 뚝 떨어진다. 서서히 진행되기는 하지만 '독살'임에는 변함이 없다.

이러한 사실 외에도 이 잡지는 임상실험이 조작되고 있다는 사실도 밝히고 있다.

"일반에게 거의 알려져 있지는 않지만, 약의 효과를 측정하는 임상실험은 젊고 내장이 비교적 건강한, 즉 '환자 중에서는 올림픽 선수'라고 할 수 있는 사람을 모아 실시하는 것이 보통이다."

이것도 명백히 데이터 조작이라 할 수 있다. 암환자에만 국한된 것이 아니라 대부분의 환자들은 쇠약하고 지쳐 있는 상태다. 따라서 체력이 뛰어난 환자만을 대상으로 실시한 임상실험 데이터는 일반 환자에게도 통용되기 힘들다.

나는 신약의 실험을 위해 엄선된 건강한 특수대원이 있다는 이야기를 자주 듣는다. 젊고 단련된 그들이라면 신약의 '안전치(安全値)'도 아주 높아질 것이다.

✲ 항암제는 '암을 응원하는 약'이다

〈아레아〉는 항암제가 환자의 면역세포를 공격한다는 치명적인 결함에 대해서도 다루었다.

"항암제는 암세포의 '증식이 활발하다' 는 특성에 착안해서 증식이 활발한 세포를 무차별적으로 공격하도록 되어 있다. 그런데 증식이 활발한 세포는 암세포만이 아니다. 머리카락, 골수(백혈구), 소화관 점막 등도 증식이 활발하기 때문에 항암제로부터 공격을 받는다. 따라서 머리카락이 빠지고 면역력이 떨어지는 것이다. 구토, 설사도 마찬가지다."

하지만 여기서도 조금 더 짚고 넘어가야 할 것이 있다.

"백혈구(NK세포)는 암세포를 공격하는 중요한 면역세포로, 이것을 공격하고 격감시키는 것은 암세포를 기쁘게 할 뿐이다. 즉 항암제의 본질은 '암세포를 응원하는 약' 이라고 할 수 있다."

이 정도까지는 진실을 밝혀주어야 했다. 그런데 이 앞에서 이야기를 멈췄으니 애매모호하기만 하다.

따라서 〈아레아〉의 결론 역시 도중에 팽개친 느낌이다.

"얼마 전 스기무라 다카시(杉村隆) 국립암센터 명예총장은 '항암제의 주작용은 백혈구 감소나 설사 등이며 부작용이 종양의 축소' 라고 언급한 적이 있다. 일반적으로 암세포는 정상세포보다 끈질기다. 암세포를 전멸시킬 정도의 약을 투여하면 그 전에 환자가 죽게 된다. 따라서 항암제로는 암을 치료할 수 없다."

여기까지 내용을 종합해 보면 결국 항암제 치료는 유해무익(有害無益)이라는 결론밖에 나오지 않는다. 그런데 마지막에 가서 이번에는 "고치지 못하면 의미가 없나"라고 되묻는다. 환자 입장에서도 "약에 의한 내성이 나타나기 전에 더 좋은 약이 등장할지도 모른다"는 소박한 희망을 갖는다.

이와 같이 항암제 '신앙'은 다람쥐 쳇바퀴 돌듯 진전이 없다. 이것은 원래 우스꽝스럽고도 순진한 약물요법 신앙에서 비롯됐다. "약이 병을 고친다"는 이 믿음은 좀처럼 사라지지 않는 착각이며 미신 같은 것이다.

그들은 병을 고치는 것은 천성적으로 갖추어진 자연치유력이라는 진리를 영원히 깨닫지 못한다. 이 진리를 깨우치면 자연치유력을 높이는 것이야말로 진정한 치료라는 것을 깨닫게 된다. 그리고 진정한 치료란 '음식', '몸', '마음', '환경'의 뒤틀림을 바로잡는 것이라는 다음 진리에 도달한다.

그러나 대학교의 의학교육에서는 자연치유력의 존재조차 가르치지 않는다. 우둔한 교수들이 우둔한 의학생을 키워 우둔한 의사를 대량 생산하는 것이다. 현기증 나는 그로테스크한 현실이다.

✲ 일률적인 '치사량' 투여

암 치료현장에서는 다음과 같은 무자비한 인체실험이 수없이 많이 시행되고 있다.

"환자가 죽지 않을 항암제의 최대량을 산출해서 그 분량을 3주에 한 번 정도, 4~6회 계속 투여한다. (중략) 항암제의 경우는 '부작용이 나타나도 어

쩔 수 없다'고 생각하므로 치사량이 높아진다." 〈아레아〉 2005년 8월 8일

농담이라고 생각될 만큼 실험 강도가 높다. 이렇게 무서운 실험을 어떻게 인간이 할 수 있단 말인가! 이것을 보니 항암제의 독성실험 대상은 '올림픽 선수 정도의 체력을 가진 사람'으로 정하는 게 아닌가 싶다.

어떤 항암제는 같은 양을 투여해도 환자에 따른 혈중농도차가 3배나 되기도 한다고 한다. 술에 강한 사람, 약한 사람이 있듯이 정해진(죽지 않을 정도) '최대량'이 모든 환자에게 똑같이 적용된다고는 할 수 없다. 당연한 말이다. '치사량'은 환자에 따라 다를 수밖에 없는데도 일률적인 '치사량'을 정해서 환자에게 무차별적으로 투여한다.

이렇게 되면 몸이 쇠약한 환자가 '독살'되는 것도 당연하다. 암환자의 80%가 암이 아니라 암 치료로 '살해되고 있다'는 참상이 충분히 이해될 것이다.

"항암제의 혈중농도를 감안해서 투여하는 것이 좋겠지만 이것은 시간과 비용이 상당히 들고, 여러 가지 약을 같이 사용하는 것이 일반적이므로 농도에 의한 상호관계의 변화가 명확하지 않은 경우가 많아 그다지 실용적이지 않다고 한다." 〈아레아〉 2005년 8월 8일

다시 말해 시간도 돈도 아깝고 약을 병용했을 때의 메커니즘도 모른다는 말이다. 그런데도 무차별적으로 치사량을 투여해서 무차별적으로 살해한다.

〈아레아〉의 내용을 간단히 정리하면 다음과 같다.

"항암제가 종양의 축소효과로 평가받고 있다. 그러나 종양 축소가 반드시 생명의 연장을 보장하는 것은 아니다. 종양 축소로 인해 반드시 QOL이 향상한다고는 할 수 없다. 게다가 투여량에 개인차를 반영하지 않고 있다. 이러한 사실을 이해해 둔다면 손해는 보지 않을 것이다."

한편 1990년 미국 정부의 OTA 리포트는 이 내용에 항암제 '무효론', '유해론'을 상세한 임상 데이터에 근거해서 발표했다. 하지만 〈아레아〉는 이 사실을 다루지 않았다. 왜일까? 어중간하게 이야기를 하다만 느낌이 드는 것은 부정할 수 없다. 하지만 언론 중에서 처음으로 암 치료에 대한 터부를 깨고 나온 자세는 높이 살 만하다.

✳ 항암제의 '독'으로 죽어가고 있다

항암제를 고발한 내 책이 나오고 얼마 되지 않았을 때의 일이다. NHK의 아침 프로그램에서 내과학회의 핵심인물이 이렇게 말했다고 한다.

"여러분도 다들 아시겠지만 실은 항암제 자체가 강한 독성을 가지고 있습니다. 환자 중에는 암으로 죽기 전에 그 '독'으로 사망한 경우도 상당수 됩니다."

아마도 생방송이었기 때문에 이 말을 편집해서 자를 수도 없었을 것이다. 순간적으로 일어난 일이라고는 해도, 내과학회의 최고 위치에 있는 사람이 암환자는 암이 아니라 항암제의 '독' 때문에 죽고 있다고 공언한 것은 상당한 의미가 있다.

암전문의들은 항암제의 고통과 절망을 서서히 밝히기 시작했다.

〈월간 현대〉(2005년 8월 20일)에서 하나의 연재가 끝났다. 저자는 '슈퍼 외과의사'로 잘 알려진 히라이와 마사키(平岩正樹) 의사로 타이틀은 〈읽는 항암제〉이다. 그는 그때까지 항암제 치료의 슈퍼스타와 같은 존재였다. 다종다양한 항암제를 능숙하게 다루어서 '슈퍼'라는 이름이 붙여졌을 것이다. 그러나 6년간이나 계속된 연재의 마지막 회인 '항암제의 마술사'는 고통스러운 절망감으로 가득 차 있었다.

"언젠가 병으로 죽는 것은 자연의 섭리다. 따라서 병과 싸우는 의료는 신과의 싸움이다. 언제 그 싸움에서 패할지 모른다. 오로지 일격을 가하는 것만을 생각하게 된다."

여기서 '병'을 '암'으로 바꾸면 그의 고통스러운 고백의 의미가 전해질 것이다. 그는 항암제로 신에게 반격을 가해왔다고 말하고 싶었을 것이다.

그러나 인간이 언젠가 병으로 죽는다는 대전제는 틀렸다고 생각한다. 인간이 최후에 생을 마감하는 가장 자연스러운 모습, 그것은 바로 자연사, 즉 노쇠가 아닐까. 결코 병이 아니다. 이것이 '자연의 섭리'다. 병으로 죽는 것은 자연사가 아니다. 암으로 죽는 것은 '신의 의지'가 아닌 것이다.

그러나 히라이와 의사의 쓸쓸한 고백은 계속된다.

"신과의 싸움은 언제나 어려워서 사람들의 의견은 이해하기 쉬운 방향으로 흘러간다. 저 치료법이 나쁘다, 저 의사가 나쁘다 등 이렇게 적이 신에서 인간으로 바뀌면 논쟁은 갑자기 열기를 띠게 된다."

또한 그는 JR 서일본 사고(2005년 효고 현의 JR 다카라즈카선 아마가사키-쓰카구치 구간에서 발생한 열차 탈선사고, 107명이 희생됨)에 대해서도 언급하면서 "안전이 완벽하게 보장되지 않는다면 위험은 어디까지 허용될 것인가? 그리고 비용은 어디까지 타당한가?"라고 자문했다.

이것도 역시 '사고'를 '암 치료'로 바꿔 읽으면 암전문의로서의 고민이 느껴진다.

✽ 한치 앞은 암흑, 병원도 미지의 정글

히라이와 의사의 독백은 계속된다.

"한치 앞은 암흑이다. 병원도 미지의 정글이다. 열심히 지혜를 짜내어 한 걸음, 한 걸음 앞으로 걸어나갈 수밖에 없다. 인간의 생명은 짧고 의료자원은 무한하게 쓸 수 없다. 일본의 의료비도 높게 책정되어 있지 않다. 적은 돈을 어떻게 분배해야 할 것인가?"

그는 이어서 이렇게 개탄했다.

"의사는 제도에 얽매어 손발이 묶여 있다. 의사는 자의적인 제약 속에서 틈새를 비집고 나와 지혜를 짜낼 수밖에 없다."

이것은 일본의 암전문의라면 누구나 안고 있는 고뇌일 것이다. 히라이와 의사의 생각은 진지했다. 그는 이렇게 마무리를 지었다.

"오늘의 의료는 어제보다 더 나아져야 하고 미지의 세계의 풀리지 않는 수수께끼도 끝이 없다. 당분간은 땅에 구멍이라도 파고 남몰래 '임금님 귀는 당나귀 귀!' 라고 소리라도 쳐보자."

이 항암제 치료 '슈퍼스타' 의 고통스러운 고백에 나도 깊은 한숨을 쉬게 된다. 그는 항암제를 고발한 내 책을 읽었던 것일까. 어두운 절망과 무력감의 늪에 계속 서있는 것은 일본 암 치료의 숨겨진 뒷모습일지도 모르겠다.

✽ 초특급 의료과실 – 그들이 두려워하는 무더기 재판

그러나 언론 기사나 암전문의의 독백을 정직하다는 것만으로는 받아들일 수 없다. 《항암제로 살해당하다 1-항암제 상식편》 집필을 위해 2005년 10월 초순 후생노동성의 전문 기술관료를 직접 찾아가 취재한 뒤 20일도 채 지나지 않아, 갑자기 정부와 암학회가 '항암제의 효능 평가에 대한 새로운 지침'을 발표했다. 그때까지의 '종양 축소'에서 '생명 연장 효과'로 180도 방향전환이라고도 할 수 있는 변화를 시도한 것이다.

그 내용을 자세히 살펴보면 단순한 보여주기 식의 불완전한 것이었지만, 그래도 거대 암산업의 총본산인 '국가'와 '암학계'가 당황해서 방향전환의 키를 돌리기 시작했다는 것을 분명히 느낄 수 있었다.

하지만 이것이 수많은 사람을 '학살'하고 있는 암 치료의 범죄성을 반성한 결과라고는 생각되지 않는다. 그들이 마음 깊숙이 두려워하고 있는 것은 희생자나 유족들로부터 재판을 무더기로 받는 일일 것이다. 그리고 현재 의료과실 소송은 급격히 증가하고 있다.

그러나 대부분의 일본인은 암 치료가 초특급 '의료과실' 또는 '의료범죄'라는 사실을 알아차리지 못하고 있다.

✽ 의사, 제약회사, 관료, 국가도 범죄자다

"암이니 어쩔 수 없지……."

암환자의 유족 대부분은 환자가 암으로 죽었다고 생각한다. 하지만 실은 '암 치료'라는 이름의 항암제에 의한 '독살', 방사선 장애에 의한 '학살', 그리고 수술이라는 이름의 '참살'이었던 것이다.

매년 고통 끝에 살육되어 가는 25만 명 가까운 희생자의 유족들이 일제히 재판을 일으키는 상황을 상상해 보자. 그 책임 추궁은 '살해한' 의사만으로는 끝나지 않는다. 병원 측만 책임을 지는 것도 아니다.

원래부터 암을 고치는 효과가 없는 단순한 맹독물질을 항암제라고 이름 붙여 '의약품'으로 허가해 제조판매허가를 내린 국가에도 당연히 책임을 물어야 한다.

약사법 제14조에 "효능에 비해서 위험성이 두드러지는 물질은 의약품으로 허가하지 않는다"라고 명시되어 있다. 현재의 항암제는 이 약사법 제14조를 정면에서 위반하고 있다. 즉, 시판되고 있는 항암제를 허가한 국가의 책임은 완벽한 위법행정행위인 것이다.

물론 제약회사 역시 항암제의 임상실험 데이터를 엉망으로 조작하고 날조한 범죄행위에 대해 책임을 피할 수 없다. 이것은 형법 제246조에 의한 사기죄에 해당된다. 또한 임상실험 데이터의 날조나 폐기 등은 사문서 위조 및 동행사죄(사문서를 위조하여 범죄에 사용하였다는 뜻)에 해당하는 어엿한 범죄행위이다.

✽ 암이니 어차피 죽는다?

다음은 어느 외과의사의 고백이다.

"치험(治驗 : 치료효과를 알아보는 것)의 방법으로 신약을 인체에 투여해 보는 것이 있다. 이 경우 부작용으로 죽을 가능성도 있다. '어째서 지금까지 사용한 약이 아니라 새로운 약을 사용하는 겁니까?' 라는 당연한 질문을 할 수 있는 상황이라면 다행이지만, '가망이 없습니다! 하지만 신약이라면…'

이런 말을 의사에게 듣는다면 '부탁합니다' 하고 매달릴 수밖에 없다. 이런 수법으로 자신도 모르게 인체실험을 하게 되는 불쌍한 환자도 있을 것이다. 암환자를 담당하는 의사의 경우도 '암이라서 어차피 죽을 텐데. 그렇다면 밑져야 본전이니 뭐든지 해봐도 괜찮지' 와 같은 이러한 심리상태가 될 가능성이 있다."

이것은 〈월간 현대〉에 나부치 아키히로(南淵明宏) 의사가 게재한 〈이단의 메스〉라는 기사의 일부다.

✽ 인체실험의 '민영화'까지 가능

나부치 의사는 엄청난 현실을 무겁지 않게 이야기해 나간다.

"치험의 경우 '이거 인체실험입니까?' 하고 환자가 물을 때는 '네, 그렇습니다. 인체실험입니다. 그래서 우리 과가 병원의 731호실에 있는 겁니다. 조례 시간에는 다 같이 정원의 풀이라는 노래를 부르죠(731부대가 하는 짓과 다를 바 없다는 의미)' 라고 당당하게 이야기해야 한다고 생각한다. '인체실험과는 다릅니다' 라고 환자한테 이야기해 봤자 아무런 의미도 없다. 큰 오해를 불러올 뿐이다. 사실을 숨기고 다른 말을 한다는 것은 뭔가 꺼림칙한 사정이 있기 때문이다."

후생노동성은 이 신약 치험(인체실험)을 외부 위탁도 가능하다는 조항으로 2006년 4월에 발령했다. 무서운 일이 아닐 수 없다. 이것이야말로 인체실험의 '민영화' 가 아닌가. 물론 비판과 반발도 컸다.

다음은 의사법에 밝은 가토 요시오(加藤良夫) 변호사(미나미야마대학 교수)

의 말이다.

"치험의 본질은 인체실험이다. 외부 위탁으로 편리함만 찾거나 책임감이 결여될 위험도 있고 부작용 발생에 대한 대처 방법도 준비되어 있지 않다. 이 배경에는 치험을 활성화하고 싶다는 제약회사의 의향이 있다고 생각된다." 〈도쿄신문〉 2006년 2월 20일

"암환자는 인간 모르모트다. 어차피 그냥 둬도 죽을 텐데. 뭘."

이러한 제약회사의 속마음이 들려오는 듯하다.

✼ 731부대와 다를 바 없는 생체실험 학살

소름이 끼치는 것은 말기암 환자에게 시험약으로 "어느 정도의 양이면 죽을 것인가"를 맞추는 '제1상 독성시험'이 있다는 것이다. 항암제의 치험 현장에 대해 알고 있는 곤도 마코토 의사의 저서 《신·항암제의 부작용을 알 수 있는 책》은 일러스트까지 곁들여 고발하고 있는데 그 느낌을 말하자면 한마디로 무시무시하다.

그 책을 보면 "최근에 입원한 환자를 주대상으로 할 것. 특히 실험대상으로 적당한 것은 재발한 제4그룹"이라는 내용과 함께 일러스트에는 기분 나쁜 웃음을 짓는 의사가 "어디 보자. 설사는 매일, 혈변은 한 번이라……"하고 중얼거리고 있다.

더 엄청난 것은 '해설'이다.

"죽는 환자가 나올 때까지 단계적으로 양을 늘려서 '위험한 양'이 어디쯤인지 가늠해본다. 치료 목적은 없다. 독성을 관찰하는 기간 = 앞으로 한

제1상 독성시험 현장

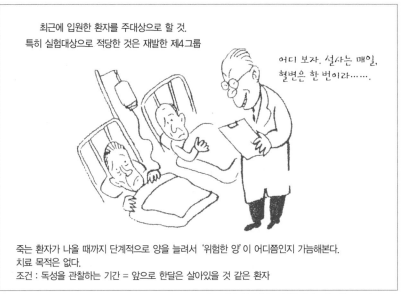

최근에 입원한 환자를 주대상으로 할 것.
특히 실험대상으로 적당한 것은 재발한 제4그룹

어디 보자. 설사는 매일,
혈변은 한 번이라……

죽는 환자가 나올 때까지 단계적으로 양을 늘려서 '위험한 양'이 어디쯤인지 가늠해본다.
치료 목적은 없다.
조건 : 독성을 관찰하는 기간 = 앞으로 한달은 살아있을 것 같은 환자

자료 : 《신·항암제의 부작용을 알 수 있는 책》 곤도 마코토 저

달은 살아있을 것 같은 환자"

이것은 명백한 고의적 살인죄다(형법 제199조).

＊'또 죽어버렸네' – 죄의식은 제로

나는 이 부분을 읽고 너무 충격을 받아 현기증이 나서 제대로 일어나 있
을 수가 없었다. 이것은 바로 전쟁 중에 중국인을 몇천 명이나 생체실험했
던 731부대의 만행이 아닌가! 그들이 저지른 짓은 '악마의 포식'이라는 이
름으로 고발되어 일본 전체가 그 잔혹함에 치를 떨었다.

그런데 같은 생체실험이 항암제의 치험 현장에서 비밀스럽게 그러나 당연하다는 듯이 이루어지고 있다는 사실은 아무도 눈치 채지 못하고 있다. 더욱이 학살을 행하고 있는 의사들조차 "아아, 또 죽어버렸네. 약의 양이 너무 많았나? 그럼 이번에는 절반으로 줄여볼까?" 정도로밖에 인식하지 못하고 있다.

생체실험으로 무고한 사람들을 고통의 구렁텅이로 빠뜨려 학살하고 있다는 의식을 그들은 가지고 있지 않는 것이다(731부대 대원들에게 죄의식조차 없었던 것처럼).

✽ 잘못된 것을 인정하고 새로운 지평을 향해 나가자

이제 지옥과 같은 암 치료의 어두운 면이 폭로되었다. 엄청난 희생자들의 주검이 이룬 산은 절망적으로 높고 저 멀리 끝이 보이지 않는 곳까지 이어져 있다. 이 비극적인 참상은 더 이상 흐지부지 덮어버리거나 은폐할 수 없다.

암전문의도, 제약회사도, 후생노동성 관료도, 그리고 언론매체도 이 무시무시한 지옥을 직시해서 깨끗이 죄를 인정하고 법의 심판 아래 벌을 받아야 한다. 그리고 종합요법이나 대체요법과 같은 새로운 지평을 향해 한 걸음 나가도록 한다. 이미 많은 선각자들이 그 땅을 괭이로 일구고 있다. 저 멀리서 묵묵히 이마에 땀을 흘리는 그들의 모습이 보이지 않는가.

항암제보다 더 무서운 방사선 치료

지옥과 같은 고통 속에서 죽어간다

❋ 여위고 머리카락이 빠진다

"방사선 치료실은 대학병원의 지하에 있었다."

이것은 암에 걸렸던 한 의사가 쓴 투병기에 있는 글이다. 방사선 치료를 받는 시간은 5분밖에 되지 않는다. 고통도 없다(이것이 무서운 부분이다). 그러나 대기실에서 치료 순서를 기다리는 15~20분 동안 말기암에 대한 공포심이 밀려온다.

이 이야기의 주인공은 나이토 야스히로(內藤康弘) 의사(61세, 스미토모기념병원 이사장)로 그의 병명은 대장암이었다.

"나이토 씨의 눈앞에는 링거주사를 맞으면서 휠체어를 타고 들어오거나 들것에 실려 오는 환자들이 잔뜩 있었다. 그들은 하나같이 몸이 여위고 머리카락이 빠져 있었으며 눈에는 생기가 없었다. 자신도 언젠가는 저렇게 비참한 모습이 될 것이라는 생각이 들었다. 그는 방사선 치료를 받을 때마다 절망적인 기분이 들었다. 말기암과 싸우고자 하는 의욕이 바닥으로 곤두박질치는 것 같았다. 매일 지하에 있는 방사선 치료실에 갈 때마다 생명이 단축되는 느낌이 들었다."

기쿠치 겐이치(菊地憲一)의 저서 《암환자로서 장기생존한 의사들》에 소개된 나이토 의사의 생생한 체험의 일부이다. 많은 암환자를 치료하고 보살펴온 의사가 암에 걸렸다. 자신이 환자에게 했던 '암 치료'를 이번에는 자신이 받게 되는 것이다. 그리고 이때 운명의 얄궂음, 갈등, 번민 등을 느끼게 된다.

✳ 구역질, 설사, 엄청난 권태감

나이토 의사의 이야기는 계속 이어진다.

"그리고 방사선 치료를 받는 횟수가 늘어나면서 예상했던 대로의 부작용이 나타났다. 식욕이 서서히 감퇴하고 체중도 하루가 다르게 줄어들었다. 온몸이 나른하고 엄청난 권태감이 몰려왔다. 이 상태가 계속된다면 머지않아 대기실에서 보던 암환자와 마찬가지로 삐쩍 마른 비참한 몰골이 될 것이다."《암환자로서 장기생존한 의사들》기쿠치 겐이치 저

나이토 의사가 선고받은 시한부 생명은 3개월이었다. 시도 때도 없이 찾아오는 무시무시한 설사 때문에 식사 중에도 화장실로 뛰어가야만 했다. 그리고 다시 식탁으로 돌아와 식사를 한다. 하지만 이번에는 구역질이 맹렬하게 일어나 화장실로 달려가서 토해낸다. 그리고 또다시 돌아와 식사를 한다.

"방사선 부작용 때문에 일어나는 설사는 정말 견디기 힘들었다. 하지만 방사선 치료실에서 직면하는 절망적인 광경을 떨쳐버리기 위해 틈만 나면 먹어댔다."《암환자로서 장기생존한 의사들》기쿠치 겐이치 저

방사선 치료를 받는 환자는 절대 안정을 취해야 한다. 방사선의 부작용으로 백혈구 수가 감소해서, 바이러스 등의 병원균에 대한 저항력이 극단적으로 떨어져 쉽게 감염증에 걸리기 때문이다. 따라서 방사선 치료가 끝나면 주사를 맞으면서 계속 누워있어야만 한다.

그러나 나이토 의사는 그것을 거부했다. 잡지를 사러 간다는 등의 핑계를 대고 바로 집으로 돌아와 집에서 잠을 잤다. 병원 침대에 누워있으면 말기 암과 싸우고자 하는 의욕이 꺾여서 정말 병자가 되어 버리기 때문이었다.

❋ 항암제도 방사선도 거부하다

이렇게 그는 20일 동안 지옥의 방사선 치료를 견뎌냈다. 끝나고 나자 담당의사는 이번에는 항암제를 사용할 것을 권했다. 그러나 그는 "싫습니다!"하며 항암제도, 방사선도 거부하는 길을 선택했다.

"약 한달 전 암환자를 치료하던 입장에 있었던 그였다면, 자신의 주치의와 마찬가지로 환자에게 항암제를 사용하고 있었음이 틀림없다. 의사로서 많은 환자들에게 항암제를 투여해 왔지만 극적인 효과를 얻었던 예는 거의 없었다. 의사라면 항암제가 그다지 효과가 없다는 것 정도는 알고 있다. 따라서 환자에게는 사용하지만 자신의 몸에는 투여하지 않으려고 한다. 항암제를 사용하면 오히려 머리카락이 빠지거나 몸이 앙상하게 마르는 등 비참한 모습이 되어갈 뿐이다."《암환자로서 장기생존한 의사들》기쿠치 겐이치 저

그는 살아야겠다는 마음으로 병원을 탈출한 뒤 두 번 다시 돌아가지 않았다. 그리고 중요한 실천사항 3가지를 꾸준히 지켜나갔다. 그것은 '①채소 많이 먹기, ②일찍 자고 일찍 일어나기, ③공포와 불안감 극복하기'이다. 이렇게 그는 절망의 끝에서 희망의 빛을 발견하고 수술 후 13년째 건강하게 살고 있으며, 의료현장에서 도움을 바라는 수많은 환자들을 격려하고 있다.

✽ 항암제보다 방사선이 더 나쁘다

내가 항암제 고발서를 집필할 때 의사 몇 명을 취재했는데 그들은 하나같이 입을 모아 "항암제보다 방사선 치료가 더 나쁘다"고 단언했다. 《면역혁명》의 저자로 일본의 의학계를 뿌리부터 바꾸고자 노력 중인 아보 도오루 교수 역시 "방사선이 가장 나쁘다"고 단호히 말하며 이렇게 덧붙인다.

"방사선은 림프구를 가장 강력하게 줄어들게 한다. 따라서 몸이 심각하게 마른다. 방사선 치료를 받고 있는 사람의 여윈 정도는 항암제보다 훨씬 심각하다."

이때 불현듯 설암(舌癌) 말기였던 선배작가 S씨의 모습이 떠올랐다. 그는 수술 후 목 주변에 방사선 치료를 받았는데 목 주변이 새빨갛게 화상을 입은 상태라 나도 모르게 눈을 돌리고 만 적이 있다. 기관과 식도 속까지 화상을 입어 뭘 먹어도 삼킬 수가 없다고 했다.

지금도 그의 쉰 목소리가 귓가에 맴도는 것 같다. 이것이 바로 방사선 화상의 참상이다. 과연 이것이 치료란 말인가! 뭐라고 말할 수 없는 절망감과 분노가 치밀어 올랐다. 그 후 암세포는 축소하기는커녕 점점 더 기세가 강해져 결국 그의 화상 당한 목 주변의 피부까지 파먹었다. 드디어 종양이 그 기분 나쁜 모습을 드러냈다. 이것을 암전문의는 "암꽃이 폈다"고 말한다. "무슨 소리 하는 거야, 꽃 좋아하네!" 분노를 풀 길이 없던 나는 그저 S씨의 기적을 비는 수밖에 없었다.

또한 내가 취재한 암전문의들은 입을 모아 이렇게 말했다.

"암은 때리면 때릴수록 흉악해진다."

항암제에 대해서는 내성, 즉 반항암제 유전자(ADG)가 작동한다. 방사선에 대해서도 암세포가 저항력을 가지게 되는 것은 당연하며 그 기세 역시 거침없어진다.

이렇게 '숙주'인 환자만이 항생제의 '독'과 방사선의 '해'에 무참히 당해 쇠약해지고 여위어가다가 비참한 죽음을 맞게 된다. 아니, 표현이 잘못됐다. 지옥 같은 고통이라 할 수 있는 '암 치료'라는 이름의 고문 끝에 뼈와 가죽만 남은 채로 학살된다. 선배작가 S씨는 이 표현 그대로 살해당했다.

✲ 항암제와 방사선은 유전자를 파괴한다

항암제는 독에 의한 화학반응으로 유전자를 파괴한다. 그리고 방사선은 마이크로 단위의 소립자나 전자파로 유전자를 파괴한다. 두 가지 다 유전자를 공격한다는 점에서는 다르지 않다. 강력한 '독성' 그 자체이며 따라서 생명은 죽음에 이를 수밖에 없다.

앞에서 언급한 아보 도오루 교수 역시 암을 고치기 위한 첫 번째 조건으로 들고 있는 것은 '암의 3대 요법은 받지 않는 것'이다.

"항암제나 방사선 치료는 교감신경을 긴장하게 하므로 백혈구를 감소시킨다. 암과 싸울 힘을 빼앗아가기 때문에 의사가 권하더라도 거절하도록 하며, 현재 이 치료를 받고 있는 사람은 즉시 중지한다."

게이오대학의 곤도 마코토 교수는 암 치료 비판의 선구자 역할을 한 의사다. 그가 《환자여! 암과 싸우지 마라》는 저서로 공격적인 경고를 한 지 벌써 10여 년이 지났다. 그의 전문은 암의 방사선 치료다. 임상 현장에서의 지적은 아주 중요하다.

방사선 치료의 부작용으로 사망하는 환자들이 많은 원인 중 한 가지는 방사선 치료 전문의와 정밀관리를 담당하는 방사선 물리사가 결정적으로 부족하다는 점이다.

"이 때문에 방사선량을 잘못 계산해 적지 않은 수의 환자에게 방사선을 과잉 조사(照射)하는 의료사고가 발생하고 있다. (중략) 방사선에 대한 지식이 없는 의사가 치료를 담당하고 있는 병원도 있다."《암 치료 총결산》곤도 마코토 저

아보 교수는 이것을 '언어도단' 이라고 표현했다. 아무 지식도 없는 일반인에게 기관총을 난사시키는 격이다. 병원에서는 이렇게 무시무시한 현실이 아무렇지도 않게 일어나고 있는 것이다.

✱ 코발트에서 엑스선으로 변화

지금까지 방사선 치료에는 코발트가 사용되어 왔다. 즉 방사성동위원소인 코발트를 채워 넣은 '코발트 조사장치' 를 사용한 치료법이다.

그러나 이것은 조사량(照射量)이 매년 줄어든다는 결점이 있다. 이 결점 때문에 최근에는 '선형가속기(리니악, linac) 장치가 널리 사용되고 있다. 선형가속기는 전기를 통과시키면 전자파의 일종인 엑스선(X선)을 방사한다. 즉 진단용 엑스선 장치의 강력버전이다. 바깥쪽에서 광선을 쏘므로 '외조사(外照射)' 라고 부른다.

방사선 치료는 원칙적으로는 매일 조사하는 것으로 한다. 방사선량은 1회 조사량을 2그레이(Gy, 방사선량의 단위)로 하고 25~30회 조사한다. 그러면 하루에 받는 총방사선량은 50~60그레이가 된다. 환자가 누운 상태에

서 조사할 부위에 표시를 하고 그곳에 방사선을 쏜다.

곤도 의사도 방사선으로 인해 '회복 불가능한 장애'가 발생하는 것을 인정하고 있다. 그것도 '어느 날 갑자기'라고 한다. 방사선 치료가 끝나고 몇 개월 또는 몇 년이나 지난 뒤부터 장애가 발생하다니 아찔한 일이다. 특히 폐장애는 조사한 범위가 넓으면 죽는 경우도 있다.

이러한 '중대한 부작용'의 발생 빈도는 조사한 총방사선량에 의해 좌우된다. 방사선을 조사하는 범위가 넓고 방사선량이 많을수록 비참한 결과를 초래하는 것은 당연하다.

✽ 항암제와 방사선으로 치매상태가 될 수도 있다

그런데 방사선을 조사한 부위에 항암제를 투여하면 항암제의 독성이 더 쉽게 생성된다고 한다. 예를 들어 심장에 방사선을 조사한 경우 치료 직후나 아니면 몇 년이 지난 후라도 아드리아마이신(항암제)을 사용하면 소량이라도 심독성(心毒性)이 발생하거나, 뇌에 방사선을 조사한 뒤 항암제를 사용하면 심각한 뇌장애가 발생하는 등 위험성이 높아진다. 즉 방사선 조사 후에는 항암제를 한 번 사용한 것만으로 뇌조직이 붕괴되어 치매상태가 될 가능성이 있다.

이러한 사실을 모르고 화학요법을 실시하는 외과의사나 내과의사가 상당수 있다고 한다. 너무나 위험한 일이라 등골이 오싹할 따름이다.

또한 곤도 의사는 방사선 치료에는 발암 가능성이 있다는 것도 인정했다. 그리고 방사선은 항암제와 마찬가지로 일종의 발암물질이라고 설명했다. 방사선 치료 후 10~20년이 지나고 나서 발암하는 경우도 있다.

방사선은 분열속도가 빠른 세포를 표적으로 해서 유전자를 파괴한다. 따라서 항암제와 마찬가지로 혈구세포(적혈구, 혈소판, 백혈구)를 파괴해서 소멸시킨다. 물론 암과 싸우는 림프구(NK세포 등)도 방사선 조사로 인해 파괴된다.

이 때문에 의료현장에서는 부작용을 피해보고자 다음과 같은 방법을 사용하면서 필사적으로 노력하고 있다.

• **원체조사(原體照射)** : 이것은 '다각조사(多角照射)'라고도 불린다. 되도록 주변세포를 피해가기 위해 개발된 것이다. 방사선 조사 전에 CT검사 등으로 종양의 형태를 확인한 뒤 각도와 방사구경 등을 변화시켜 조사한다. 7~9방향에서 병소(病巢 : 병원균이 모여 있는 조직)에 방사선을 쏜다(기종명 : 리니악).

• **강도변조조사(强度變調照射)** : 방사선의 발사구를 카메라의 조리개 장치처럼 열리고 닫히게 해서 암 병소에 방사선을 조절해서 조사하도록 고안한 것이다. 이것은 작은 부위라도 그 부분만을 겨냥해서 공격할 수 있다(기종명 : 토모테라피).

이렇게 필사적인 노력을 하고는 있지만 방사선은 몸을 관통하는 레이저 광선 같은 것이다. 어떤 방법을 사용해도 관통 경로에 있는 모든 정상세포는 방사선에 의해 유전자 파괴가 일어나며, 이것이 새로운 암이나 림프구 감소를 야기한다는 점은 달라지지 않는다.

✿ 일반인이 기관총을 난사하는 것과 같다

현재 방사선 치료를 받고 있는 일본인은 약 13만 명으로 암환자의 20~30%라고 한다. 8년 후에는 암환자 두 사람 중 한 사람이 방사선 치료를 받게 될 것이라고 학계는 예측하고 있다. 마치 그것을 기다리고 있다는 느낌이 든다.

그런데 일반적인 방사선 치료장치(리니악)를 능숙하게 다룰 줄 아는 전문의가 없는 병원은 40.9%(90개 시설)나 된다. 40%는 전문의가 없다는 말이다. '있다'고 회답한 130개 시설도 '한 사람'이 46.9%, 그리고 방사선의 조사량을 계측하는 의학물리사가 있는 곳은 불과 15.5%(34개 시설)였다. 참으로 한심한 현실이다.

또한 전국에서 방사선 치료 장치를 가지고 있는 시설은 773개소인데 전문 '인정의(일본방사선 종양학회가 인정한 의사)'는 겨우 400명에 불과하다. 다른 검진으로 바빠서 치료업무에 전념하지 못하는 의사도 적지 않다. 컴퓨터 입력 실수 정도는 단순한 실수며, 조사량의 과잉사고가 계속 일어나는 것도 이러한 인원 부족이 원인이라 할 수 있다.

이것이 일본의 암 방사선 치료의 실태다. 방사선은 그 자체가 환자의 면역력을 죽이고 새로운 암을 발생시킨다. 하지만 현재 암 치료현장은 총의 'ㅊ'자도 모르는 일반인이 기관총을 여기저기 마구 쏘아대고 있는 형국이다. 무참하게 죽어간 암환자가 주검의 산을 이루는 것도 당연하다.

✻ '중입자' 치료 — 대포로 벼룩을 잡는 격

최근에 '입자선(粒子線) 치료'라는 말이 자주 들린다. 엑스선을 조사하는 리니악 장치는 몸에 조사하면 주로 우리 몸의 표면에 흡수가 되므로 심부까지 도달하는 엑스선의 양은 극히 적다.

이에 비해 양자(陽子)나 중입자(重粒子) 등의 방사선은 우리 몸의 어떤 조직에도 일정한 깊이까지 같은 양이 도달한다. 그러나 여기에는 중대한 결점들이 있다. 장치가 너무 크고 비용도 엄청나게 많이 들며 기기를 다루는 데 인원도 많이 필요하다. 그뿐만 아니라 부작용도 심각하고 환부에 대한 집중도도 떨어지며 실험 수준을 정하기도 곤란하다.

중입자는 최강의 세기에서 암세포를 사멸시키는 효과가 엑스선의 몇 배나 된다. 그러나 곤도 의사에 말에 의하면 조사 지점에 정상적인 세포나 장기가 포함되어 있다면 그 사멸효과 역시 몇 배나 된다고 한다. 즉 중대한 부작용으로 인한 장애도 몇 배나 심해진다.

게다가 호흡이나 몸의 움직임으로 암 병변(病變)도 움직이게 된다. 그 움직임을 따라가며 계속 중입자를 쏘아댄다고 생각해 보라. 대포로 벼룩을 잡는 격이다.

✻ 때리면 때릴수록 흉악해진다

결국 방사선 치료 역시 항암제 요법과 마찬가지로 암세포만을 공격하고자 하는 대증요법(對症療法)에 지나지 않는다. 하지만 이것은 물리적으로도 생리적으로도 불가능하다. 암세포만을 죽일 의도였지만 암세포와 싸우는 면역세포(림프구)까지 격감시켜버리기 때문이다.

암세포를 없애야 하는데 아군 병사들을 소멸시키다니! 역시 방사선 치료로 가장 기뻐하는 것은 암세포다.

또한 암세포는 때리면 때릴수록 흉악해진다. 하지만 현대의료에서는 이러한 패러독스를 망각하고 있다. 방사성 치료를 한다는 것은 불난 곳에 기름을 들이붓는 것과 마찬가지다. 필사적으로 '치료'를 할수록 암세포의 기세는 강해지고 환자는 쇠약해져 간다. 뭐라 말할 수 없는 슬프고 우둔한 행동을 암 치료현장에서는 계속 반복하고 있는 것이다.

그리고 득의양양하게 웃고 있는 것은 여기에서 만들어지는 막대한 이익을 꿀꺽 삼키고 있는 거대한 암산업이다. 인간의 죽음이라는 비극으로 살을 찌우고 있는 점에서는 거대 병기산업과 쌍벽을 이루고 있다.

✻ 부작용 정보가 없는 살인요법

방사선이 다른 것보다 더 악질인 것은 '부작용에 대한 정보'가 거의 공개되어 있지 않기 때문이다. '악마의 독약'이라 불리는 항암제조차도 의약품 첨부문서에 정보 공개가 법적으로 의무화되어 있다.

《항암제로 살해당하다 1-항암제 상식편》을 집필하면서 여러 종류의 항암제 '의약품 첨부문서'를 철저히 살펴보았다. 그 중에는 부작용의 발생률은커녕 효능조차 전혀 기재되어 있지 않은, 즉 법률을 철저히 무시한 결함투성이 '의약품 첨부문서'가 너무나 많아 경악을 금치 못했다. 하지만 그

곤도 마코토 의사가 공개한 자료

조사(照射) 부위	장애 내용	5% 발생 방사선량(그레이)
뇌(1/3)	괴사(壞死), 경색(梗塞)	60
척수(10 cm)	척수병, 괴사	50
수정체(전부)	백내장	10
귀밑샘(전부)	입안 건조	32
후두(전부)	연골 괴사	70
폐(1/3)	폐렴	45
폐(전부)	폐렴	17.5
심장(전부)	심낭염(心囊炎)	40
위장(전부)	궤양, 천공(穿孔)	50
소장(1/3)	천공, 누공, 폐색(閉塞)	50
간장(전부)	간부전(肝不全)	30
신장(전부)	임상적 신염	23
방광(전부)	방광 위축	65

자료 : 〈International Journal of Radiation Oncology Biology Physics〉 1991 ; 21 : 109-122

래도 문서가 발행되어 있다는 것만으로도 다행이라고 생각한다.

하지만 방사선 치료는 물리요법의 일종이므로 '의약품 첨부문서'와 같은 문서 형식이 존재하지 않는다. 이것이 방사선에 의한 무자비한 살인요법이 널리 애용된 가장 큰 원흉이라 할 수 있다.

위의 표는 곤도 의사가 공개해준 귀중한 자료다. 방사선 치료로 인해 조직이나 장기에 어떤 장애가 발생하는지를 1회 2그레이 조사했을 때, 5년 이내에 5%의 사람들에게 장애가 나타나는 총방사선량과 범위 및 넓이를 나타낸 것이다. 여기서 말하는 장애란 회복이 불가능한 중대한 부작용을 의미한다.

✳ 소량의 방사선량 차이로 부작용이 10배!

그런데 또 한 가지 문제는 5% 확률로 장애가 발생하는 방사선량과 50% 확률로 장애가 발생하는 방사선량의 차이가 아주 적다는 점이다. 조사량을 아주 조금만 증가시켜도 장애가 단숨에 10배나 늘어나는 경우도 있다. 예를 들어 위장의 경우, 5% 발생 방사선량은 50그레이이지만 50% 발생 방사선량은 65그레이다. 불과 15그레이의 차이(30%의 차이)로 장애발생률이 10배나 높아진다.

다른 장기도 마찬가지다. 물론 여기에 개인차, 연령차, 성별차 등은 있을 것이다. 이 예측불능의 오차로 장애가 10배나 커지거나 줄줄이 죽어가게 된다. 방사선 자체가 세포나 생물을 죽이는 '살인광선'이므로 이러한 참상이 일어나는 것은 당연하다.

또한 방사선 조사 자체가 강렬한 스트레스가 되어 교감신경을 긴장시키는 것도 간과할 수 없다. 아보 교수도 이것을 지적하고 있다.

"세포를 파괴하는 방사선이나 항암제도 교감신경을 긴장상태로 만들어 과립구를 증가시키고 림프구를 감소시킨다. 따라서 암을 고치는 것이 아니라 고치기 힘들게 한다."

일부의 암은 방사선으로 축소되기도 한다. 항암제의 '독'과 마찬가지로 방사선도 강력한 유전자 독성으로 세포를 사멸시키기 때문이다. 하지만 이것은 정상세포도 암세포도 다 같이 사멸시키는 것이다. 이것을 "효과가 있다"고 말하다니 실소를 금치 못하겠다.

요컨대 암도 숙주인 우리 몸도 '독'으로 살해되고 있는 것이다. 아보 교수는 이렇게 말한다.

"방사선 자체가 암의 재발 요인이 되므로 재발했을 때는 싸울 힘, 즉 면역력은 거의 남아 있지 않다."

✻ 3대 요법 중에서 면역력을 가장 많이 떨어뜨린다

"암의 3대 요법 중에서 면역력을 가장 많이 떨어뜨린 것은 바로 방사선 요법이다."

소몬하치오지(素問八王子) 클리닉의 마가라 준이치(眞柄俊一) 원장은 방사선 요법에 대해 이렇게 판정했다. 그는 아보 면역이론을 실제 치료현장에서 실천하고 있는 것으로 유명하다.

다음 그래프는 마가라 원장이 '암의 3대 요법'과 림프구의 수를 비교한 결과를 나타낸 것이다. NK세포로 대표되는 림프구는 암과 싸우는 면역력

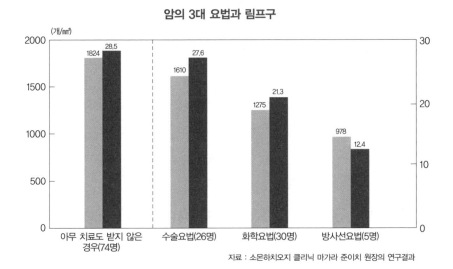

암의 3대 요법과 림프구

자료 : 소몬하치오지 클리닉 마가라 준이치 원장의 연구결과

부대라고 할 수 있다. 림프구의 수, 비율의 높이가 암에 대항하는 면역력을 나타낸다.

그 결과는 아주 일목요연하다. 아무 치료도 받지 않은 환자 그룹은 림프구의 수와 비율이 모두 높다. 그리고 수술요법, 화학요법(항암제), 방사선요법 순으로 암세포와 싸우는 면역력은 낮아진다.

여기서 대체요법의 장점이 확실히 증명된다. 대체요법의 최대 장점은 가장 중요한 면역력을 떨어뜨리는 암의 3대 요법으로 치료하지 않는다는 것이다. 암의 3대 요법으로 치료받지 않는 것이야말로 암에서 다시 살아 돌아올 수 있는 가장 중요한 비결이며 선택이다.

✽ 항암제와 방사선으로 인한 비극

이 연구결과는 소몬하치오지 클리닉에서 치료받고 있던 암환자 213명의 초진 때의 림프구 데이터를 비교한 것이다. 이 중 74명은 '3대 요법'을 받지 않았던 운이 좋은 사람들이고, 나머지 139명은 수술, 항암제, 방사선 중에서 단독 또는 두 가지 이상의 치료를 병용해서 받고 있었다.

앞의 〈암의 3대 요법과 림프구〉 그래프는 이들을 ①수술, ②화학요법, ③방사선 단독 이렇게 세 그룹으로 나누어 비교한 것이다.

마가라 원장은 자신의 경험을 토대로 분석한 결과, 초진 때 '림프구수가 1,300개 이상 그리고 비율이 24% 이상'인 사람은 이후의 치료에서 림프구도 순조롭게 늘어나고 몸 상태도 좋아지는 경우가 많았다고 한다.

반면에 '림프구수가 1,000개 이하 또는 비율이 15% 이하'인 사람은 치료를 해도 림프구가 생각대로 잘 늘어나지 않고 몸 상태도 나아지지 않는 경우가 많았다고 한다.

이 연구결과를 통해서 우리는 항암제나 방사선으로 일부러 면역력(림프구)을 없애는 것이 얼마나 어리석은 짓인지를 명백히 알 수 있다.

✽ 아무것도 하지 않는 환자가 가장 낫기 쉽다

앞의 〈암의 3대 요법과 림프구〉 그래프에 대한 마가라 원장의 설명을 들어보자.

"화학요법으로는 림프구수가 1,275개, 비율은 21.3%이다. 두 가지 모두 기준보다 낮은데 이런 경우는 낫기가 상당히 어렵다. 따라서 화학요법은 원칙적으로 하지 않는 것이 좋다. '원칙적'이라고 한 것은 백혈병이나 악성림프종과 같은 일부의 암은 화학요법으로 낫는 경우도 있기 때문이다. 그러나 암의 90%는 화학요법으로는 낫지 않는다."

"방사선요법을 받은 경우는 림프구수가 978개, 비율은 12.4%이다. 림프구수 1,000개 이하, 비율 15% 이하로 두 조건 모두 기준에 못 미치고 있으므로 결코 받아서는 안 될 치료법이라고 생각한다."

그리고 마가라 원장은 이렇게 호소했다.

"암은 아무 치료도 받지 않는 경우 가장 낫기가 쉽다. 이 사실을 이해하는 사람이 늘어나기를 나는 진심으로 바라고 있다."

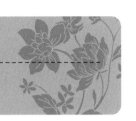

효과 없는 수술

잘라내도 암은 낫지 않는다

❊ 무조건 잘라내는 암 치료

'신의 손'이라고까지 불렸던 야야마 도시히코(矢山利彦) 의사는 메스를 버린 이유에 대해 "잘라내도, 잘라내도 낫지 않으니까요"라고 설명했다. 그는 사가현립병원의 외과원장까지 역임한 우수한 의사였다.

암은 절제해도 다시 재발한다는 무력감 때문에 야야마 의사는 메스도 그리고 항암제와 방사선도 모두 그만두었다. '암의 3대 요법'을 깨끗이 버리고 대체요법을 시작한 지 벌써 9년. 그의 얼굴은 자신감에 가득 차 있었고 편안해 보였다.

수술은 현대 암 치료의 주역이라고 해도 좋다. 어쨌든 암이라고 하면 물을 것도 없이 무조건 자르고 본다. 의사의 매뉴얼인《암 : 종류별 최신 치료법》을 보면 다음과 같이 '자른다', '절제한다'는 말투성이다.

• **식도암** : 절제수술이 첫 번째 선택. 암의 부위나 전이에 따라 절제할 곳이나 림프절의 절제범위, 식도 재생도 달라진다.

• **갑상선암** : 한쪽을 절제하는 엽절제술(葉切除術), 전체를 떼어내는 전적수술(全摘手術) 등이 있다.

• **위암** : 초기는 내시경·위점막 절제술. 중기 이후는 위의 부분절제 또는 전적출(全摘出)을 실시한다.

• **간암** : 주로 외과치료(절제), 간동맥색전술, 에탄올 주입법 이렇게 세 가지 방법이 있다. 최우선은 외과치료, 즉 간암의 병소 또는 간의 일부를 절제하는 것이다.

• **신장암** : 치료의 원칙은 '조기수술'이다. 이 암은 화학요법이나 방사선 치료는 거의 효과가 없다.

• **췌장암** : 중심적인 치료법은 수술에 의한 암 절제이다. 수술할 경우에도 대부분은 근본적인 치료를 목적으로 하는 것은 아니다.

• **방광암** : 방광암일 경우 암의 종류나 병기(病期)에 관계없이 대부분 외과수술이 이루어진다.

끝이 없으므로 이쯤에서 그만두겠다. 어떤 페이지를 봐도 일러스트와 함께 절제방법이 설명되어 있어서 가슴이 아프다. 인간의 장기와 몸이 마치 헝겊조각처럼 뜯겨져 나와 다시 봉합되고 있다.

❋ **수술은 무조건? 항암제는 환자책임?**

"어떤 조기발견 암이라도 5%는 전이되어 있을 가능성이 있다. 암이 어느 정도의 크기를 넘어서면 확실히 제거하고 림프절도 '청소'하는 것이 좋다."

국립암센터 중앙병원의 쓰치야 료스케(土屋了介) 원장의 말이다. 이것이 일본 암학계의 대표적인 생각일 것이다. 그러나 세계의 최신이론은 "림프전이설(轉移說)은 틀렸다. 암은 전신병(全身病)이다"라고 지적하고 있다.

쓰치야 원장은 항암제에 대해서는 이렇게 말한다.

"중요한 것은 항암제 치료를 선택하는 것은 환자 자신이라는 점이다. 약으로 암의 크기를 줄이는 것도 가능하고, 항암제를 사용하지 않는 사람보다는 어느 정도 생명을 연장시킬 수도 있다. 하지만 부작용이 있으므로 생활의 질은 확실히 떨어진다. 의학적으로 어느 쪽이 낫다고 말할 수 있는 문제는 아니다. 자신의 인생이므로 환자가 선택해야 할 문제라고 본다."

쓰치야 원장의 이야기는 김이 빠질 정도로 정직하다고 할 수 있다. 그러나 항암제 치료는 환자 자신의 선택이라니 교묘히 책임감을 벗어나는 표현이다. 사실 덮어놓고 항암제를 투여하고 있는 것이 현실 아닌가.

✻ 0.5mm의 암도 발견하는 최신기기

현재 정부가 밀고 있는 암 박멸(?) 선전문구는 '조기발견과 조기치료'다. 이 때문에 CT 촬영, MRI(magnetic resonance imaging : 자기공명영상법) 등 첨단기술을 사용한 값비싼 의료기구가 '암 검진' 현장에 도입되고 있다.

그런데 이러한 최신기기 중에 헬리컬(helical) CT라는 장치가 있다. 이것은 0.5mm의 암도 발견할 수 있다는 3차원 화상장치다. 헬리컬은 나선이라는 의미다. 이 장치의 기본은 엑스선 촬영이지만, 환자의 주변을 나선 형태로 회전시키면서 환자의 몸속을 3D(3차원 입체영상)로 촬영한다.

최첨단 미래형 의료기기인 만큼 가격은 매우 비싸다. 1회 촬영에 10만엔 단위의 검진료를 지불해야 하는 PET검진도 입이 떡 벌어지건만 이 장치는 수십만 엔이라고 한다.

하지만 이것보다 중요한 것은 "건강한 사람이라도 매일 평균 약 5,000개나 되는 암세포가 만들어지고 있다"는 점이다('암'이라는 표현이 싫다면 '활성증식세포'). "암은 무한히 증식한다"는 약 150년 전의 무시무시한 피르호 이론이 근본부터 틀렸다는 것은 이제 자명한 사실이다.

우리 몸속에서 매일 만들어지고 있는 암세포는 NK세포 등의 면역력에 의해 억제되고 있다. 따라서 체내에 암세포(비록 크기는 아주 작지만)를 가지고 있어도 대부분 건강하게 아무 탈 없이 잘 살고 있는 것이다. 어쨌든 '인간은 모두 암환자'라고 해도 틀린 말은 아니다.

✳ '암 검진'으로 조기발견, 그리고 조기살해?

아보 도오루 교수는 "암세포는 하루 만에 팥알 크기 정도로 성장하는 경우도 있다"고 말한다. 암세포는 면역력의 상태에 따라 크기가 변한다. 예를 들어 엄청난 스트레스, 과로 등으로 면역력이 떨어졌을 때 암은 커진다.

이때 0.5mm의 암도 발견할 수 있는 '헬리컬' 진료라도 받고 암이 발견됐다면, 과연 이것은 행운일까, 불행일까? 나는 아무래도 불행이라는 생각이 든다. 그러나 의사는 자신감 있게 이렇게 말할 것이다.

"다행이군요. 아직 크기가 작은 암입니다. 발견한 김에 수술해서 제거하도록 합시다!"

나의 선배인 작가 S씨는 설암으로 선고 받았는데 그때 의사는 "즉시 입원하십시오. 4일 後에 수술하도록 하죠"라고 했다. 이것이 바로 조기발견, 그리고 조기제거. 그야말로 일사천리다.

그 후 S씨는 다섯 차례나 몸에 칼을 대고 방사선 치료의 화상으로 신음하고, 항암제로 머리카락이 다 빠져나갔으며 뼈와 가죽만 남을 정도로 말라갔다. 그리고 약 1년 후 결국 세상을 떠났다. 기가 찰 노릇이었다.

그의 마지막 말은 "속았다"였다. 그리고 내가 아는 사람 중 암으로 입원한 사람들은 예외 없이 S씨처럼 '즉시 입원, 즉시 수술'이라는 과정을 밟았다.

✳ 위암의 크기가 2배가 되는 데 8년 5개월이 걸린다

그렇게까지 당황해하며 수술할 필요가 있을까? 결코 그렇지 않다. 게이오대학의 곤도 마코토 의사의 저서 《암 치료 '상식'의 거짓》에 다음과 같은 보고가 있다.

"대부분 조기암은 엄청난 속도로 분열·증식한다고 생각하겠지만 실제로는 그렇지도 않다. (중략) 15명의 초기 위암환자에게 아무런 치료도 하지 않고 그대로 방치한 상태에서 암의 성장속도를 계산한 데이터가 있다. 여기서 암세포의 크기가 두 배로 커질 때까지 걸린 기간, 즉 배증기간(倍增期間)은 555일(1년 6개월)에서 3,076일(8년 5개월) 사이에 분포한다."

직경 약 1cm의 암이 2배가 되는 데는 짧아도 1년 반이나 걸린다. 배증기간이 8년이라면 '진행해서 환자가 사망할 때까지 거의 80년'이나 걸린다. 배증기간이 2년이라고 쳐도 암이 환자를 사망시키려면 20년이나 걸리는 것이다. 곤도 의사는 이에 대해 이렇게 정리했다.

"암세포는 처음에는 급속히 분열하지만 조기암이라고 진단되는 크기가 될 쯤에는 분열속도가 느려진다고 생각할 수 있다. 즉, 암은 '무제한'으로 증식한다는 세포학의 원칙에 위배된다."

✳ 자연식과 대체요법으로 자연 소멸한다

이와 같이 방치 상태에서 관찰만 하고 있던 환자들은 그때까지의 편향된 라이프스타일을 그대로 계속 유지하면서 살아왔기 때문에 암도 천천히 증식했다고 볼 수 있다. 그러나 과식이나 육식을 그만두고 곡물과 채소 위주의 식사, 즉 혈액을 정화하는 식생활로 바꿨다면 면역력도 높아져 암도 자연 소멸되었을 것이다.

암 대체요법으로 유명한 마가라 준이치 의사는 '수술을 받지 않은 위암환자 중 생체검사에서 암이 소실된 것으로 확인된 여섯 건'에 대해 임상 보고했다. 이 외에도 전이한 간암이 3개 소실, 직경 4cm의 간암 소실, 자궁경부암의 소실 등도 임상으로 확인되었다.

다시 정리하자면 "암은 처음에는 급격한 속도로 분열하지만 조기암 단계부터는 속도가 떨어진다"는 것은 위암뿐만이 아니라 다른 암에도 적용된다고 할 수 있다.

✳ 잘라내기만 하면 끝이다?

그럼에도 불구하고 mm단위의 암까지 정밀하게 조사하는 'PET'나 '헬리컬'로 검진을 한다면 거의 대부분의 사람들이 암을 조기발견 당하게 된다. 왜냐하면 우리는 누구나 체내에서 매일 3,000∼5,000개의 암세포가 만들어지고 있다. 즉 모든 사람들이 잠재적인 암환자이기 때문이다.

따라서 의사는 근엄하게 '조기입원' 및 '조기수술'을 선고한다. 그 본심은 환자에게 망설일 시간을 주지 않는 것이다. 즉 '잘라버리면 끝. 더 이상 되돌릴 수 없다는 것'이다. 암환자 앞에서 의사가 단호하게 말하는 한마디는 "잘라냅시다!"이다. 일본에서는 "기다려봅시다"라는 식으로 말하는 의사는 한 사람도 없을 것이다.

✳ 아무것도 하지 않고 상태를 지켜보는 대처법

그런데 곤도 의사는 '무치료, 상태관찰'도 대처법 중 하나라고 말한다.

"예를 들어 전립선암의 경우 북유럽에서 환자 695명을 'A : 전립선 전적수술, B : 무치료' 두 그룹으로 나눠서 12년간 경과를 관찰한 결과 A, B 그룹 모두 총사망자수는 같았다. 즉 수술을 하든 하지 않든 두 그룹의 평균수

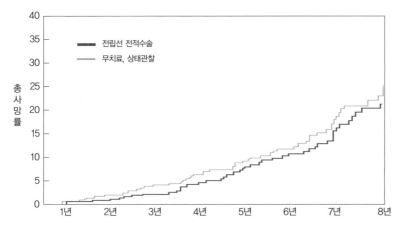

전립선 전적수술과 무치료 환자의 사망률(북유럽의 예)

자료 : 〈New England Journal of Medicine〉 2002: 347: 781-796

명은 같았다. 그렇다면 고통스러운 수술을 하는 것보다 그냥 내버려두는 편이 낫지 않을까? 이뿐만이 아니다. 미국에서는 이전에는 전적수술이 압도적으로 높은 비율을 차지했다. 그러나 PSA(전립선 특이 항원검사) 발견암은 전적수술을 해도 의외로 재발하는 경우가 많다. 현 일본 천황도 2004년 6월에 PSA 수치가 재상승해서 재발로 판정되었다. 또한 전적수술은 성기능 저하 등의 후유증도 문제가 된다." 《암 치료 총결산》 곤도 마코토 저

캐나다에도 이와 같은 보고가 있었다. 폐암(3A기)이 그 대상으로 이 단계는 가벼운 피로감 정도의 증상을 나타내며 수술도 가능하다. 그런데 '무치료'를 선택한 의사가 무려 22%, 반대로 '수술'을 선택한 의사는 고작 6%였다. '수술', '항암제'를 함께 병행한 경우는 3%에 불과했다.

폐암을 치료하는 방법이 '아무것도 하지 않는 경우'가 '수술'을 선택한 경우의 3.7배, '항암제 투여'의 7배나 된다니 경악할 만한 일이다. 같은 경우 일본이라면 100% '수술'을 하고 '독'을 투여할 것이다. 차이가 심해도 너무나 심하다.

✻ '자르고 버리고' – 다 나았다?

해외 의사들은 암 치료현장에서 수술조차 피하게 되었다. 그 이유는 환자의 몸에 칼을 대면 환자의 QOL이 파괴되기 때문이다. 전립선암 전적수술로 성기능을 잃는 경우 등이 이에 해당한다. 그뿐만 아니라 수술로는 결국 암을 제거할 수 없다는 것도 이유 중 하나다.

"장기에 뿌리를 단단히 내린 암은 수술로 절반을 제거해도 결국 남은 암

이나 림프관 또는 림프절을 통해 전이된 암은 항암제로 낫지 않는다."

이것은 〈건강정보신문〉(2005년 7월 18일)에 실린 어느 의사의 고백이다. 원래 '암은 만성적인 퇴화병이자 전신병'이기 때문이다.

생활습관 및 식사 개선 등으로 체질 전체를 바로잡지 않으면 암은 '나았다'고 할 수 없다. 예를 들어 자동차 앞바퀴가 펑크 나서 카센터에 차를 몰고 갔다고 하자. 그런데 수리공이 펑크 난 바퀴를 차체에서 유유히 떼어낸 다음 쓰레기통에 버리고 '다 고쳤다'면서 돈을 청구한다면, 어느 누가 잠자코 있겠는가?

그러나 우리 몸의 경우 환자는 감사해하면서 의사에게 돈을 지불한다. 참으로 기묘한 광경이 아닐 수 없다. 애당초 암이 생긴 위를 전적수술해서 '위암이 나았다'라고 말하는 자체가 블랙유머다. 위도 암도 한꺼번에 잘라내버리는 것뿐 아닌가.

신장이나 자궁, 대장 등의 장기를 몽땅 떼어낸 다음 '다 나았다'고 하는 것도 마찬가지다. 이 말도 안 되는 상황을 어째서 환자들은 알아차리지 못한단 말인가.

✽ 깨어나지 못하고 죽어가는 환자들

의사가 수술을 권할 때 누구나 불안을 느낄 것이다. 수술로 죽는 일은 없을까, 어떤 후유증이 나타날까 등의 불안이다. 그러나 의사는 이러한 것에 대해 애매한 대답만 할 뿐이라고 곤도 의사는 지적한다.

"실은 수술 후 한 번도 눈을 뜨지 못하고 죽어가는 환자도 많으며 후유

증으로 고통스러워하는 사람도 많다.”《암 치료 '상식'의 거짓》곤도 마코토 저

또한 실제로는 암이 아닌데 장기가 절제된 경우도 겉으로 드러나 있지는 않지만 의외로 많다. 대장이나 유방의 경우, 암과 양성의 구별이 어려운 병변이 많고 진단능력이 떨어지는 병리의사도 있다.

그렇기 때문에 일본에서는 유방암 수술로 유방을 절제한 사람 중 10%는 양성인데도 잘못 잘렸을 것으로 추정하고 있다.

✳ 어떤 수술을 해도 생존율은 마찬가지다

한편 유방암 수술에서도 의외의 결론이 나왔다.

2,000명의 유방암 환자를 'A : 단순 유방 절제, B : 종괴(조직이나 장기의 일부에 생긴 경계가 분명한 종기) 적출 수술, C : 종괴 적출+유방 조사(照射)'세 그룹으로 나누어 경과를 지켜보았다. 그랬더니 유방암 재발 비율은 A : 0%(유방이 없으므로), B : 35%, C : 10%이었다.

그러나 세 그룹 사이의 생존율 차이는 없었다. 처음에는 간단한 수술을 하고 재발한 사람에게만 대수술을 하는 방식으로도 역시 최종생존율은 같았다. 즉 어떤 수술을 해도 결과는 마찬가지인 것이다.

그런데 이러한 수술은 기본적으로 '홀스테드(W. S. Halsted) 이론'을 따르고 있다. '암 전이설'이라고도 하는 이 이론은 “암세포가 먼저 림프관으로 들어가 림프절 전이를 일으키고 그 다음 전신으로 퍼져나간다”는 고전적인 사고방식이다. 하지만 이것은 이제 명백히 부정되고 있다.

* '암 전이'는 의사의 협박문구

"암환자가 의사에게 의지하는 이유를 알고 계십니까?"

그 남성은 내 눈을 똑바로 쳐다보며 이렇게 말했다.

"그것은 '전이'라는 말로 협박받기 때문입니다. '이대로라면 다른 곳으로 전이될 겁니다'라는 말을 들으면 환자는 새파랗게 질려서 '선생님, 제발 어떻게 좀 해주십시오'라며 매달리게 되니까요."

66세의 아오야마 요시아키(青山義明) 씨는 52세 때 6시간에 걸친 대수술로 식도암 전적수술을 받았다. 그 후 위암 수술, 대장암 수술, 위암 재발로 무려 네 차례나 걸친 암 투병을 겪어야만 했다.

세 번째 암까지는 "치료를 하지 않으면 '전이'해서 손을 쓸 수 없게 됩니다"라는 의사의 말에 놀라 의사가 권하는 대로 따랐다고 한다. 그러나 네 번째 암 투병 중 대체요법을 알고 나서는 의사의 '3대 요법' 지도를 거부했다. 그리고 그 대신 거슨 영양요법과 노니(noni) 요법으로 위암을 깨끗이 소멸시켰다.

이렇게 암과의 싸움에 완승을 거둔 승리자 아오야마 씨는 "머리카락까지 까매졌습니다"라고 미소를 지으며 자신의 머리를 쓰다듬었다. 노니(noni)란 인도네시아가 원산인 약용식물 열매로 150종 이상의 영양소와 유효성분을 함유하고 있다. 그는 노니 100% 원액을 하루에 한 잔씩 계속 마셨다고 한다.

"냄새도 나고 맛도 없어요."

한 모금 마셔보니 그 말이 납득되었다. "좋은 약은 입에 쓰다"라는 명언이 지구상에서 가장 어울리는 약용식물이 바로 노니라는 생각이 들었다.

하지만 마시고 나자 몸이 따뜻해졌다.

"그렇죠? 노니는 즉효성이 있습니다."

아오야마 씨의 말대로 노니의 효과는 빨랐다.

✳ 암은 전신병이다

아오야마 씨는 의사의 '전이한다'는 협박을 거절하고 대체요법으로 암을 자연 소멸시키는 데 성공했다. 아오야마 씨는 이렇게 말한다.

"건강한 사람도 매일 3,000~5,000개의 암세포가 온몸에서 만들어지고 있지 않습니까. 누구나 몇 만이나 되는 암세포를 몸에 가지고 있습니다. 암이 되는 이유는 면역력의 저하입니다. 면역력이 떨어지면 우리 몸속의 암세포가 여기저기서 커지기 시작하죠."

여기에 대해서는 나도 할 말이 많다.

"맞습니다. 그것은 '전이'가 아닙니다. NK세포와 같은 면역세포의 활성 저하로 암세포의 증식을 우리 몸이 더 이상 견딜 수 없게 되면, 전신 특히 약해진 장기에서 암이 싹트기 시작하는 것뿐이죠. 따라서 한 곳에 있는 암세포가 혈관 등을 통해 다른 장기로 이동한 다음, 그 내부에서 증식을 시작한다는 전이설은 정말 이상하다고 생각합니다. 난센스죠."

내 말에 아오야마 씨도 빙긋이 웃으며 말했다.

"네, 암은 전신병이니까요."

✱ 최신의 학설도 부정하고 있는 '전이설'

세계 최신 암학설에서는 이제 홀스테드 이론 즉 전이설은 완전히 부정되고 있다. 그런데도 일본의 의사들은 아직까지 잘못된 전이설을 내세우고 있는 것이다. 일본 암학계의 최고 권위자인 나카가와 게이치(中川惠一) 도쿄대학 의학부 조교수조차 이렇게 단언했다.

"일단 전이하고 나서는 낫지 않는다." 〈도쿄신문〉 2006년 9월 3일

이 말 자체가 아오야마 씨와 같이 암을 완전히 치유한 많은 사례를 묵살하고 있는 것이며 참으로 무책임한 발언이다. 또한 같은 날짜 신문에는 동료 조교수들의 다음과 같은 해설도 덧붙여져 있었다.

"일부의 암세포는 혈액이나 림프관을 통해 전신의 장기로 이동한 후 거기에서 새롭게 증식을 시작한다. 암이 처음에 발생한 장소에서 멀리 떨어진 장기나 조직으로 퍼져 증식하는 것을 '전이'라고 한다."

암의 '전이설'은 잘못된 이론이다

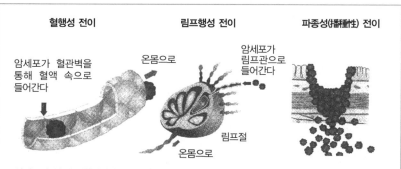

암세포의 일부는 혈액이나 림프관을 통해 전신의 장기로 이동한 후 거기에서 새롭게 증식하기 시작한다. 암이 처음에 발생한 장소에서 멀리 떨어진 장기나 조직으로 퍼져 증식하는 것을 '전이'라고 한다.

자료 : 〈도쿄신문〉 2006년 9월 3일

한물가고 있는 전이설을 아직까지 언급하고 있는 것이다. 그러나 건강한 사람이라도 온몸에 이미 몇 만이나 되는 암세포를 가지고 있다는 사실을 알면, 아이들이라도 이 전이설이 잘못됐다는 것을 이해할 수 있다.

그런데도 일본의 의사들은 여전히 "제 말대로 하지 않으면 '전이'해서 손을 쓸 수가 없습니다"라는 말로 환자들을 부들부들 떨게 해서 자신에게 매달리게 한다. 그리고는 항암제나 방사선 등으로 그들을 '살해'하고 있다. 그 확률은 무려 80%나 된다. 이것은 평범한 협박이 아니다. 그 말로 인해 환자들이 죽임을 당했기 때문이다!

✿ 미국과 유럽에서 확산되는 '전신병리설'

이처럼 오래되고 심지어 잘못되기까지 한 '전이설'을 일본의 많은 암전문의들은 아직까지 굳게 믿고 있다. 의사들이 휘두르는 메스로 목숨을 잃는 환자들이 끊임없이 나오는 것도 당연한 일이다.

하지만 마가라 준이치 원장은 이 '전이설' 대신 현재 미국과 유럽에서 넓게 받아들여지고 있는 이론인 '전신병리설'을 들었다.

"이것은 피츠버그대학의 버나드 피셔(Bernard Fischer) 교수가 제창한 학설이다. 예를 들어 유방암의 경우 응어리가 만져지는 단계는 이미 세포 레벨에서는 온몸으로 전이가 일어나고 있다는 개념이다. 온몸으로 퍼진 암세포가 사멸될지, 아니면 정지한 채로 있을지, 또는 임상적으로 명확한 전이라고 할 수 있을지에 대해서는 암과 숙주 사이의 복잡한 면역학적 힘의 관계에 의해 결정된다."

또한 마가라 원장은 "일본의 암전문의는 파선부(波線部)를 거의 이해하지 못하고 있다"고 개탄했다.

"파선부란 미소전이(微小轉移)가 온몸에서 일어나고 있어도 면역력에 따라서는 재발을 막을 수도 있다는 개념이다."

단, 마가라 원장도 수술을 모조리 부정하고 있는 것은 아니다. '암의 3대 요법' 중에서는 수술이 면역력을 가장 적게 떨어뜨린다. 환자에게 미치는 스트레스가 항암제와 방사선에 비교할 때 일과성(一過性 : 증상이 잠시 나타나고는 곧 없어지는 성질)이기 때문이다. 그러나 어떤 치료에서도 치료의 최대과제가 환자의 면역력 상승이라는 점은 변함이 없다.

✱ 암 수술의 '술사율(術死率)'이란

수술이 무서운 것은 수술 자체로 환자가 사망할 위험이 있기 때문이다.

"위나 폐 등의 내장암을 수술할 경우 환자가 사망할 위험성은 꽤 있다. (중략) 수술 후 바로 심근경색이나 뇌졸중이 발생한다면 수술로 인한 신체적, 정신적 부담 때문이라고 생각하는 것이 옳다. 따라서 의료계에서는 수술 후 30일 이내에 사망할 경우, 전도사고사(轉倒事故死 : 사고로 넘어져서 사망함)에 이르기까지 모두 '술사(術死)' 또는 '직사(直死)'로 보고 있다."《암치료 총결산》곤도 마코토 저

장기별 술사율(術死率)은 다음과 같다.

· 식도암 수술 : 2.2%

· 위암 수술 : 0.5~1.2%(또 다른 조사에서는 1.7%)

· 결장암 수술 : 1.3%

· 췌장암 수술 : 3.1%

· 간암 수술 : 1.5%

다음은 미국의 조사보고다.

· 식도암 수술 : 3.4%

· 췌장암 수술 : 5.8%

· 간암 수술 : 1.7%

· 폐암 수술 : 10.7%

✳ 진짜 '술사율'은 3배 이상?

이상과 같은 장기별 술사율에서 췌장암과 폐암 수술의 예가 특히 두드러진다. 물론 전체적으로 볼 때는 치사율(致死率)이 낮지만 이 낮은 통계를 그대로 믿어도 될까?

이에 대해 곤도 의사는 다음과 같이 설명한다.

"이 조사보고서의 정확성에는 조금 의문이 든다. 조사에 회답할 의무는 없기 때문에 자신 있는 병원에서만 회답을 보냈을 가능성이 있다. 조사보고서에서 식도암의 술사율(일본)은 2.2%이지만, 전국 평균은 5% 정도라고 추측하는 전문가도 있다."

환자의 체력이나 연령에 따라서도 수술에 의한 '치사율'이 크게 달라진다. 국립암센터의 보고자료에서도 50~65세의 위 전적수술 '술사율'은

1.4%였지만, 80세 이상은 9.4%로 엄청나게 높았다. 고령자의 경우는 위암이 수십 년에 걸쳐 서서히 커졌기 때문에 위 전적수술 자체가 제대로 이루어지기 힘들다. '살해' 당한 노인들의 원통함은 끝을 알 수 없으리라.

이 국립암센터의 자료에는 수술 후 90일 이내의 사망률도 나와 있다. 그런데 그 값이 30일 이내보다 무려 3배나 높았다. 즉 수술에 의한 사망률의 진짜 수치는 공식적인 표에 나타난 '술사율'의 3배 이상이라고 보는 편이 좋을 것이다.

✳ 자르지만 않았어도 더 오래 살았을 것이다

그러면 식도암의 '술사율'도 15%(전국 평균이 5%라고 보고)나 된다고 생각할 수 있다. 곤도 의사는 이렇게 말한다.

"그런데 많은 보고서에서 알 수 있듯이 식도암의 경우에는 수술 후 1년 이내에 30~50%의 환자들이 사망하고 있다. 식도암의 수술은 가슴과 배까지 절개하는 대수술이다. 암의 성장속도는 상당히 느리다. 따라서 수술 후 1년 이내에 사망한 사람의 대부분은 수술을 받지 않았다면 그 시점에서는 죽지 않았을 것으로 생각된다."

역시 수술로 '살해' 된 것이다. 아무것도 하지 않으면 살았을 텐데 참으로 원통하고 분한 일이다.

국가와 제약회사,
정치가와 언론을 고발한다

3장

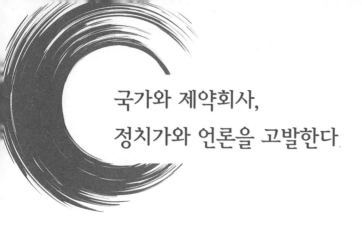

국가와 제약회사, 정치가와 언론을 고발한다

세계의 암산업

환자의 골수까지 빨아먹는 비즈니스

✲ 악마의 항암제 '이레사'를 고발하다

"이레사(Iressa) 판매원, 유족들에게 고발당하다!"

2005년 6월 24일, 드디어 악마의 항암제 '이레사'가 고발당했다. 비정상적인 '중대한 부작용'으로 인한 사망사고가 계속 일어났기 때문이다.

유족들은 이 항암제의 수입판매원인 아스트라제네카사와 전(前) 사장을 고발했다. 용의는 약사법 위반으로, "과대광고, 과대선전으로 인해 사망자가 속출했다"는 고발장을 도쿄(東京) 지검과 오사카(大阪) 지검에 제출했다. 고발한 것은 환자의 유족과 '전국약해피해자 단체연락협의회'다.

이레사(일반명 : 게피티니브)는 영국에서 새로운 항암제로 개발되어 2002년 일본에서도 판매가 승인되었는데, 판매 직후부터 부작용으로 보이는 간질성 폐렴이 속출했다. 사망자는 판명된 것만으로 604명이나 되었다.

그런데도 아스트라제네카사는 이 '중대한 부작용'을 묵살했고, 의학전문지들이 부작용에 대한 경종을 울리는 특집기사를 연일 게재하고 있는데도 불구하고 이것을 무시하고 '꿈의 신약'이라는 문구로 과대선전을 강행했다. 이것은 허위 · 과대광고가 금지되어 있는 승인 전의 의약품 광고에 해당한다. 하지만 아스트라제네카사는 쇄도하는 언론의 취재에 '노코멘트'로 일관했다.

✳ 면역력이 파괴되므로 폐렴으로 죽는 것은 당연하다

항암제는 세포독이며 맹독성이 있는 약이므로 환자가 죽는 것은 당연하다. 항암제의 '중대한 부작용'이란 독(毒) 때문에 몸 전체의 장기가 고통으로 비명을 지르고 있는 상태다.

이레사의 사망원인으로 간질성 폐렴이 많은 것은 항암제 '독'에 의해 환자의 면역력이 극적으로 떨어졌기 때문이다. 즉, 병원균이 약해진 폐에 침입해 폐렴으로 사망한 것이다.

백혈구 중에서도 NK세포는 암세포를 공격하는 가장 중요한 면역세포다. 그런데 이것이 항암제에 의해 죽고 만다. 항암제로 가장 기뻐하는 것이 암세포라는 말은 이 일로 더욱 자명해졌다. 이 정도면 블랙유머를 능가한다고밖에 할 수 없다. 이렇게 이레사는 환자를 계속 살육하고 있는 것이다.

✳ 항암제로 '살해'된다

"암환자가 죽을 경우 대부분 원인은 곰팡이입니다. 항암제, 방사선 등으로 면역력이 약해져 있기 때문에 온몸이 곰팡이투성이가 되어 죽습니다."

야야마 도시히코(矢山利彦) 의사는 가슴 아파했다. 참으로 끔찍한 일이다.

이와 같은 '치료'로 살해당한 선배작가 S씨는 피부 표면까지 곰팡이균으로 뒤덮였다. 암이 피부를 파먹고 그 주변은 곰팡이가 에워쌌다.

"게다가 면역력이 극단적으로 떨어져 있는 부위에 바이러스, 감염균, 기생충 등이 들어가면 그야말로 게임 끝입니다"라고 야야마 의사는 안타까워했다.

대학에서 학생들을 가르치고 있는 곤도 마코토 의사는 이렇게 말했다.

"혈관암 환자는 옛날에는 암세포가 증가해서 죽었지만 지금은 죽을 때 암이 많이 늘어나 있는 사람은 별로 없습니다. 마지막의 마지막까지 항암제를 투여하기 때문이죠. 그런데도 불구하고 환자가 죽는 이유가 무엇이냐고 학생들에게 물어보면, 그제야 항암제의 부작용 때문이라고 생각하게 됩니다."

곤도 의사도 매년 약 25만 명의 암환자가 암이 아니라 항암제 등의 '치료' 때문에 죽는다는 것을 '틀림없다'고 인정했다.

✳ 의사와 제약업계, 그리고 국가가 쌓아올린 비즈니스

곤도 의사는 그 이유를 이렇게 설명했다.

"그것은 의사와 제약업계, 그리고 국가가 쌓아올린 '암산업' 이라는 비즈니스가 존재하기 때문입니다."

'암산업' 이라는 대량살육 비즈니스에 국가까지 엮여 있다니 암담하기 그지없다. "국가는 국민을 보호하지 않는다"는 명제는 이 일로 명백하게 밝혀졌다. 다시 말해 국가란 국민을 속이고 그들의 생명을 탐내며 재산을 빼앗아가는 '장치' 라고 할 수 있다.

전 세계의 국가를 휘말려들게 한 '암산업' 이라는 이름의 의료 마피아들은 암 치료만으로는 성에 차지 않는 듯 암 예방에까지 그 악마적 이권의 세력을 넓히고 있다.

✽ 암에 걸리지 않은 사람에게도 '항암제'를 투여

항암제는 암환자에게만 투여하는 것이라고 생각했다. 그런데 암에 걸리지 않은 사람에게 투여하는 항암제가 존재한다는 사실에 너무나 놀랐다. 그것이 암의 '화학예방' 이라는 발상이다. 쉽게 말해서 암 예방을 위한 항암제다. 암에 걸리지 않은 사람에게 항암제를 투여한다는 이 무서운 농담 같은 발상을 세계 의학계가 진심으로 받아들이고 있다는 것에 나는 아연실색했다.

예를 들어 심장 발작의 예방차원으로 저용량 아스피린을 장기 복용하고 있는 환자에게는 대장암의 전암병변(암이 되기 전의 증상)인 대장선종이 생기기 어렵다는 보고가 있다.

비스테로이드계 소염진통제를 복용하면 위가 상하는 경우가 있는데, 미국에서는 효과는 같고 부작용이 적은 COX-2(사이클로옥시게나제-2 : 염증과 통증을 일으키는 효소) 저해제가 개발되어 널리 사용되고 있다. 그런데 이 COX-2 효소가 위장의 암화(암으로 진행하는 것)를 촉진한다는 사실이 밝혀졌다.

이에 제약회사는 COX-2 저해제를 사용하면 대장암을 예방할 수 있다고 생각하게 된 것이다. 앞에서 언급한 아스피린에도 COX-2 저해작용이 확인되었다. 그래서 COX-2를 억제하는 하는 데 초점을 맞춘 '암 예방약' 개발 경쟁이 미국과 유럽에서 대대적으로 스타트하게 되었다.

✲ 심장마비나 뇌졸중으로 3배 이상 사망했다

〈일경신문(日經新聞)〉(2005년 6월 26일) 연재코너 '알기 쉬운 예방학'에서는 COX-2를 둘러싼 비참한 사건의 전말을 다루었다.

1999년 미국에서는 약 2,000명의 인원이 참가한 실험이 시작되었다. 그들은 이른바 '인간 모르모트'들이다. 만약 그들이 실험승낙서에 사인을 했다면 '자원봉사자'이겠지만 그들의 실험승낙서 사인 여부는 확인할 길이 없다.

일본에서는 대부분의 환자에게 실험 사실을 일절 알리지 않고 '인체실험'을 하는 것이 의학계의 상식이었다. 부디 미국에서는 그렇지 않기만을 바랄 뿐이다.

미국에서 이뤄진 이 실험에서는 피실험자들을 3그룹, 즉 COX-2 저해제 '셀레브렉스'를 A : 고용량 투여, B : 저용량 투여, C : 가짜약(플라시보) 투여로 나누었다. 3년간 이 피실험자(인간 모르모트)들은 매일 2회, A~C에 해당하는 시험약을 투여 받았다. 그리고 이들 3그룹 사이의 대장선종 발생률을 비교 연구해 보았다. 그랬더니 예상외의 결과가 나타났다.

연구 도중에 중대한 부작용이 보고된 것이다. 혈관병, 심근경색, 뇌졸중, 심부전 등에 의한 사망 위험이 C에 비해 B는 2배, A는 3배 이상이라는 놀라운 결과였다. 대장암으로 죽지 않기 위해 약을 먹었는데 심장마비나 뇌졸중으로 3배 이상 죽다니! 이런 농담 같은 이야기가 어디 있다는 말인가.

✷ 근본부터 잘못되어 있다

이 칼럼의 집필자인 국립암센터 예방연구부장 쓰가네 쇼이치(津金昌一) 씨도 "암 예방에 대한 시도는 좀처럼 순조롭게 진행되지 않는다"고 곤혹스러워했다. 그리고 그는 자문했다. "이번에는 부작용이라는 복병에 맞닥뜨리게 되었다. 애당초 화학예방이라는 개념 자체가 틀렸던 것일까"라고. 나는 그렇다고 생각한다.

하지만 그럼에도 불구하고 쓰가네 부장은 포기하지 않았다.

"그렇게 결론을 내기에는 아직 이르다. 화학예방에서는 무작위화 비교시험을 거듭해 영양 상태에 맞는 적당한 용량이 산출되어야만 한다. 여러 가지 약을 함께 복용하는 다제병용(多劑倂用)으로 효과가 높아진다면 약제간의 상호작용에 대한 이해도 필요하다. 또한 예방약의 대사에 영향을 미치는 '유전자 다형(多型)'에 대한 검토도 빠뜨릴 수 없다."

나는 참으로 기가 막혔다. 현대의료의 고질병인 약물요법의 덫에 빠진

의사는 결국 그렇게밖에 생각이 흘러갈 수 없단 말인가. 이것은 "병을 고치는 것은 약물 이외에는 없다"는 철저히 경직된 발상에서 비롯된 것이다. 뿌리부터 잘못되어 있다.

암은 대체요법이기도 한 자연요법, 정체요법, 심리요법, 동종요법 이 4가지 요법으로 훨씬 더 잘 고칠 수 있고 예방도 더 잘 할 수 있다.

국립암센터 쓰가네 부장은 이러한 대체요법의 존재조차 모르는 것이 아닐까. 아니, 알든 모르든 세계의 암산업은 '치료'에서 '예방'에 이르기까지 이권의 타깃을 확대해왔다고 보는 편이 합리적이다.

그 증거로 이 칼럼에서는 "미국 암연구소에는 현재 전 세계에서 끌어모은 모든 후보물질이 창고에 보관되어 있고, 이들을 대상으로 무작위화 비교시험에 대한 도입이 검토되고 있다"고 한다. 세계의 암 이권은 이후 "암에 걸리기 전에 항암제!"라는 홍보를 시작할 속셈인 것 같다. 이것이야말로 광기의 폭주열차가 아닌가!

✱ '예방'을 위해 항암제를 투여한다는 발상은 위험하다

대장암을 예로 들어 보자.

대장암에 걸리는 최대요인은 '육식'이다. 여기에 우유, 달걀 등의 동물성 식품도 포함될 것이다. 곡물과 채소 위주의 식사가 중심인 일본인과 육식이 중심인 일본계 미국인을 비교해 보면, 이른바 '육식파'인 일본계 미국인 쪽의 대장암 사망률이 약 4배 더 높다. 세계 각국의 역학(疫學) 조사에서도 같은 결과가 나와 있다.

원래 인간은 호랑이나 사자 등의 육식동물과 비교하면 소화기관이 4배나 더 길다. 육류는 소화기관에 오랫동안 정체되어 있으면 부패해서 유독성 물질을 생성하는데 그 자극으로 대장암이 발생한다. '부패한다(腐)'는 한자는 소화기에 고기가 들어간 상태를 나타낸다. 옛날 사람들이 현대의 암전문의보다 진리를 더 잘 알고 있었던 것이다.

　대장암 예방의 첫걸음은 육식을 그만두는 것이다(무리라면 되도록 피한다). 그러면 대장암 위험은 4분의 1로 격감한다. 앞에서 언급한 COX-2 어쩌고 하는 약을 먹는 것이 얼마나 바보 같은 짓인지 알 수 있다.

　담배 역시 대장암에는 치명적이다. 와타리 데쓰야(渡哲也 : 배우 겸 가수로 대장암에 걸려 인공항문을 달았다)와 같이 연예인 중에는 대장암으로 쓰러지는 사람이 많다. 그 원흉이 바로 육식, 흡연, 그리고 음주다.

　이와 같은 라이프스타일의 조절을 완전히 무시하고 암에 걸리기 전부터 '예방'을 위해 항암제를 투여한다는 발상은 근본부터 잘못된 것이다. 그런데 여기서 그치지 않는다. 암을 예방하기 위해 '수술'을 권하는 의사도 있다. 이때 흔히 이용되는 것이 악명 높은 유전자 진단이다.

　"유전적으로 자궁암에 걸리기 쉬운 체질이니 암에 걸리기 전에 미리 덜어 내도록 합시다."

　이런 식의 '예방수술'이 전 세계에서 행해지고 있다고 한다.

　"이젠 자궁암에 걸릴 염려가 없습니다."

　당연하지! 그럼 이번엔 뇌종양이 되기 전에 '뇌를 덜어 내자'고 할 셈인가! 전 세계의 의료는 블랙 조크의 세계에서 지옥의 악마들이 사는 영역으로 추락하기 시작했다.

✽ 물, 공기, 음식을 오염시켜 시장을 개척한다

그런데 어째서 이와 같은 광기의 과학이 폭주를 멈추지 않는 것일까? 방향전환이 불가능한 것일까? 그 이유는 폭주열차의 견인차가 '거대 암산업'이라는 강력한 파워를 가진 기관차이기 때문이다.

그들의 목적은 애초부터 암을 고치는 것이 아니었다. 더구나 암 예방이라니! 그들은 암을 '되도록 많이 늘리는 일'에 흠뻑 빠져 있다.

로버트 N. 프록터(Robert N. Proctor)가 쓴 《암을 만드는 사회》라는 명저가 있다. 이 책에서 저자는 "암은 인재(人災)다!"라고 단언한다. 그리고 "암의 원인은 거의 밝혀져 있다. 그런데도 어째서 암은 계속 늘어만 가며, 문제의 근본적인 해결은 미루고만 있는 것인가?"라고 묻는다.

이 책의 역자 히라자와 마사오(平澤正夫)는 다음과 같이 설명한다.

"일본에서는 원인을 밖으로 알리지 않는다. 그리고 발암요인을 늘리는 일에 적극적으로 손을 빌려주고 있기 때문에 근본적인 해결은 방임되고 있으며 암 정책은 찬미까지 받고 있다."

이 책은 세계가 고의적으로 '암을 만드는 사회'가 되고 있다는 것을 고발하고 있다. 그리고 공기, 물, 식품 등에 포함되어 있는 합성화학물질의 증가가 암의 원인이라고 고발하고 있다.

맞는 말이다. 생명의 물이어야 할 수돗물은 염소 처리로 인해 트리할로메탄 등의 발암성이 있는 유기염소화합물에 의해 무섭게 오염되고 있다. 염소 처리된 수돗물을 마시는 사람의 소화기나 비뇨기관의 발암률은 남성이 3.66배, 여성이 2.23배로 엄청나게 높아진다(1970년대 미국 조사).

이러한 위험성이나 현실조차도 국가는 철저히 숨기고 있다. 그 이유는 말하지 않아도 알 것이다. 국가도 암산업 마피아의 일부이기 때문이다. 담배도 마찬가지다. 암 사망의 30%는 담배가 원흉이다. 정부는 매년 30만 명이 '암'으로 죽고 있다고 한다. 담배대책을 철저하게 하면 '암으로 인한 사망자수'는 10만 명이나 줄일 수 있다.

그러나 암 마피아의 일원인 국가가 그런 '바보 같은 짓'을 할 리가 없다. 거대 암산업은 거기에 기생하고 살고 있는 무리들에게는 참으로 짭짤한 시장이기 때문이다. 그들은 죽은 짐승의 고기를 먹는 대머리독수리보다 못한, 악마의 꾐에 빠져 지옥에 떨어진 망자와 같은 무리다.

세계 암산업 비즈니스의 다섯 단계는 다음과 같다.

① 물, 공기, 식품을 오염시켜 암환자를 대량 생산한다.
② 식사요법 등의 '대체요법'을 의료시장에서 추방, 탄압한다.
③ 암에 걸리기 전에 '항암제'를, 예방을 위해 '수술'을 권장한다.
④ 항암제, 방사선, 수술의 '3대 요법' 이권을 확보한다.
⑤ 고치지 않고, 쇠약하게 하고, 악화시키고, 마지막에는 '살해'해서 왕창 벌어들인다.

우리는 이 악마산업과 맞서 싸우지 않으면 안 된다.

어째서 환자를 '학살' 하는 비극이 계속 되고 있는가

✳ 권력은 부패하고 거짓말을 한다

"권력은 부패한다."

이것은 정치학의 제1명제다. 그리고 또 있다. "절대 권력은 반드시 부패한다"는 것이다. 부패한 권력은 그 '부패'를 국민이 알아차리지 못하도록 반드시 감추려고 한다.

따라서 정치학 제2명제는 다음과 같다.

"권력은 거짓말을 한다. 그리고 절대 권력은 반드시 거짓말을 한다."

이것은 동서고금을 막론하고 어떤 체제에서도 통용되는 진리다. '권력'의 업보라고 할 수 있다. 현대사회에서 가장 알기 쉬운 권력은 국가다. 사회주의 체제든, 민주주의 체제든 국가는 반드시 '부패'하고 반드시 '거짓말'을 한다.

태평양전쟁 때의 일본제국이 그 전형일 것이다. 대본영(大本營 : 태평양전쟁 때 일본 천황의 직속으로 군대를 통솔하던 최고 통수부)의 발표가 그 예이다. 전쟁의 성과는 10배, 손해는 5분의 1로 발표한 것만 봐도 더 이상 무슨 말이 필요한가.

암 치료의 문제에서 국가론과 권력론을 언급하는 이유는 암환자의 약 80%를 '학살'해서 막대한 이익을 챙기는 암산업이라는 존재의 배경에 이 '권력의 부패'가 있기 때문이다.

* 일본 추락의 원흉 '검은 펜타곤'

그리고 그 권력의 부패가 바로 '검은 펜타곤'이다. 다음 그림과 같이 오
각형으로 나타난 구조가 일본을 추락시켜온 원흉인 것이다.

정(政) · 관(官) · 업(業) · 정(情) · 학(學) 즉, 정치가 · 관료 · 기업 · 정보산
업(언론 등) · 학계(대학, 학회, 연구기관 등)가 다음 그림과 같은 '검은 네트워
크'로 서로 깊게 유착하고 있다. 각각 약점과 강점으로 서로 의지하고 있다
는 점이 특징이다.

일본을 추락시킨 원흉인 '검은 펜타곤'의 구조

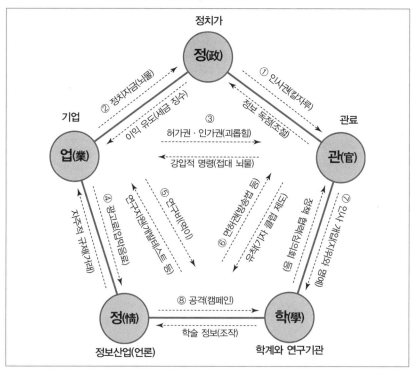

① '정(정치가나 업계의 이익을 대변하는 의원 등)'은 정치자금이라는 이름의 '뇌물'을 바치는 '관(관료)'에 약하며, ② '업(기업)'은 허가권·인가권(이라는 이름의 괴롭힘)을 가지는 '관(관료)'에 약하다.

③ '관(관료)'은 인사권(이라는 이름의 칼자루)을 쥐고 있는 '정(정치가)'에 맞설 수 없다.

④ '정(언론 등)'은 광고료(라는 이름의 입막음료)를 바치는 '업(기업)'에 완전히 지배당하고, ⑤ '학(학계)'은 연구비(라는 이름의 먹이)를 대는 '업(기업)'에 기가 죽는다.

이처럼 서로 약점을 쥐고 의지하는 구조를 가지고 있다. 나는 이미 1997년에 《속·그래서 비누를 사용한다》에서 다음과 같이 검은 지배의 구조에 대해 고발했다.

"이 세계의 중심에 있는 사람들은 사회적으로는 엘리트라 불리는 사람들이다. 이 안에서 그들은 돈과 지위, 그리고 정보를 독점하고 공존을 꾀해 왔다. 한마디로 말하면 '이권'이다. 이들을 체크하는 진정한 주권자인 국민, 서민, 소비자는 저 멀리 튕겨 나가버렸다. 하지만 의료, 금융, 건강정책, 정보 등 사회의 모든 분야에 각각 이 '검은 펜타곤'이 만연하고 있다. 그곳에서는 진실된 정보는 은폐되고 가짜 정보가 마치 사실인 양 여기저기 깔려 있다. 따라서 펜타곤 안에서는 검은 것이 흰 것이 되고 악이 선이 되어 최대의 악행이 최고의 자리를 차지하게 되었다. 이러한 검은 지배가 향하고 있는 종착지는 어떤 사회일까. 바로 마피아가 지배하는, 악마가 포식하는 '어둠의 국가'이다."

✻ 약 15조 엔 규모의 암산업 '펜타곤' 이권

나는 지금까지 암산업이라는 거대이권이 존재한다고 설명해 왔다. 일본에서의 거대이권이란 연간 약 15조 엔으로 추정되는 암 관련 의료비에 몰려드는 암 마피아들이다. 그리고 그 구조는 '검은 펜타곤'에 멋지게 들어맞는다.

① '정'(업계의 이익을 대변하는 의원)
② '관'(후생노동성 관료)
③ '업'(제약회사, 병원 등)
④ '정'(언론)
⑤ '학'(의사회, 암연구학회, 대학의학부 등)

이 오각형 구조에서 의료비를 지불하고 치료를 받는 쪽인 환자(국민)가 완전히 빠져 있다는 점에서 암담함을 느낀다.

그리고 국가까지 이 이권구조의 한 축을 담당하고 있다. 그러니 항암제가 맹렬한 발암물질이라는 사실을 공개적으로 말할 수가 없다. 언론에 있어서 스폰서인 제약회사는 '신(神)'이다. 스폰서와 관계있는 것은 한 줄, 아니 한 자도 쓸 수 없고 말할 수도 없다는 것이 언론의 진심이다.

또한 기업이나 정치계의 손에 연구비와 명예, 지위가 좌우되는 '학계'도 이권의 노예다. 하지만 이 오각형 네트워크는 이권을 지키기만 하는 것이 아니라, 그들이 가진 특권을 빼앗으려는 자들에게는 강력한 탄압과 공격을 가해 왔다.

식사를 바꾸는 것만으로 수많은 말기암 환자를 구한 미국의 막스 거슨 박사는 전미국의사회로부터 의사 면허를 박탈할 것이라는 협박을 받았다. 한때 미국에서는 대체요법으로 암을 치료할 경우 의사들은 체포되고 병원은 폐쇄되었다. 의문사한 의사들도 속출했다고 한다.

일본에서도 시민단체나 건강식품에 대한 경찰 권력의 탄압은 상당히 심하다. 그러나 제약회사와 의사들에 의해 행해지는 매년 25만 명의 '학살'에 대한 책임 추구는 결코 하지 않는다. 오로지 암에 효과가 있는 건강식품 사냥에 혈안이 되어 있다. 이것이 바로 마피아의 특징이 아니고 무엇이란 말인가.

2006년 1월 후생노동성은 '암등록제'를 전국적으로 정비하기 시작했다. 암환자가 받은 치료내용, 경과 등의 정보를 전국 규모로 수집해서 정리하는 것이다. 이 제도의 목적은 '전국 어디에서라도 질 좋은 암 치료를 받기 위해서'라고 한다.

그리고 여기서 그들이 말하는 '질 좋은 의료'란 암의 3대 요법(항암제, 방사선, 수술)이다. 대체요법 같은 것은 손톱만큼도 포함되어 있지 않다. 전략적으로 암환자가 대체요법을 선택하지 못하도록 주변을 '3대 요법'으로 에워싼 것이다.

✳ 대체요법을 실시하는 의사나 병원을 탄압하다

과거의 미국과 마찬가지로 일본에서도 암 마피아들은 '암의 3대 요법'을 실시하지 않고 대체요법으로 암을 치료하는 의사나 병원을 철저하게 적대시한다. 그리고 여러 방면에서 탄압을 가한다. 규슈(九州)의 어느 대체요법 클리닉이 부당한 탄압을 당한 적이 있다. 이것을 예로 들어 살펴보도록 하자.

2005년 7월 17일 〈마이니치신문(每日新聞)〉에 "기(氣)를 측정한다는 미승인 의료기기 판매 – 사가현이 행정지도"라는 헤드라인과 함께 다음과 같은 기사가 실렸다.

"사가현 야마토 마을의 병원장이 병의 원인이나 환부를 알 수 있다는 의료기기를 승인도 받지 않고 부인이 경영하는 회사에서 판매(대여)했다는 사실이 드러났다. 의료기기의 제조·판매에는 후생노동성의 승인이 필요한데 이 기기는 그것을 받지 않았으므로 현(縣)은 약사법 위반의 가능성을 지적하고 있다."

이것이 사건(?)의 개요다. 그리고 행정지도를 받은 것은 야야마 클리닉의 야야마 도시히코(矢山利彦) 원장으로 승인받지 않은 기기의 이름은 '제로서치'라고 했다.

"이것은 야야마 원장이 직접 발명한 것으로 침과 반도체를 연결해 '기'를 측정하는 기기다. 측정자의 기의 감수성을 10만~100만 배로 증폭시켜 기의 흐름을 보는 것으로, 기기의 센서를 환자에게 쬐어 병의 원인이나 부위를 추정하는 데 이용하고 있다." 〈마이니치신문〉 2005년 7월 17일

이 제로서치는 기공(氣功)의 달인이기도 한 야야마 의사가 평소에 진찰할 때 사용하는 것으로, 야야마 의사의 부인이 사장으로 있는 회사 '코스믹 에너지 연구소'에서 실시하는 원장의 강습까지 포함해, 5년간 25만 엔에 의료관계자에게 대여하고 있다.

✻ 현 직원에 의한 날조와 형법 범죄

기사의 내용을 좀더 살펴보자.

"사가현 약무과는 2004년 8월에 야야마 클리닉을 현장조사한 뒤 원장이 기기의 개발자이며 판매회사와도 관계가 깊다고 판단했다. 사가현의 약무과는 '이 기기에는 의사가 병의 진단에 사용하기 위해 필요한 승인이 없다. 따라서 개발자인 원장을 지도했다'고 밝혔다."

여기까지 읽으면 누구라도 "미승인 의료기기를 사용, 판매한 야야마 원장은 약사법을 위반했다"고 생각할 것이다.

그런데 이 사가현 약무과의 행정지도는 완전히 조작되었던 것이다. 현 직원들의 행위야말로 약사법에 위반되는 '위법행정행위'이며 동시에 형법 위반이다(제233조 : 영업방해죄, 신용훼손죄, 제230조 : 명예훼손죄, 제231조 : 모욕죄, 제193조 : 공무원 직권남용죄). 이들의 행동지도가 조작되었다고 하는 이유를 지금부터 들어보겠다.

① '약사법 위반'은 트집 : 현 직원이 지적하고 언론이 공표한 '약사법 위반 혐의'는 법적으로는 완전히 사실무근이다. 물론 약사법에서는 의료기기의 제조·판매에 후생노동성의 승인이 필요하다.

그러나 '불특정 다수를 대상으로 제조·판매'를 하는 경우에는 후생노동성의 승인이 필요하지만, 약사법은 승인받지 않은 의료기기라도 '특정 의학연구·임상실험 현장'에 대해서는 판매와 사용을 명백히 인정하고 있다 (이것 없이는 새로운 의료기기의 개발과 연구는 존재할 수 없다).

② 연구그룹 의사회원에게만 판매(대여) : 야야마 클리닉의 제로서치는

'기의 흐름'으로 진찰을 시도하거나 연구하는 의사회원들에게만 연구를 돕는 목적으로 판매(대여)하는 것으로, 개발자인 야야마 의사가 직접 지도하고 그 기능을 향상시키기 위해 계속 연구하고 있다. 즉 제로서치는 의료연구 목적으로 특정회원에게만 판매하는 의료기기다.

따라서 당연히 약사법에는 규제되지 않는다. 특정회원의 의사들에게 제로서치를 판매하는 행위는 합법이기 때문이다. 또한 야야마 클리닉에서 이 기기를 사용하는 것도 당연히 합법적인 행위다.

③ **현 직원의 위법행정행위와 형법 위반** : 만약 후생노동성이 의학연구자들에 의한 의료기기의 시작(試作 : 시험적으로 만들어 보는 것), 연구, 임상실험 등을 '미승인'을 이유로 약사법 위반에 의거하여 일절 금지, 적발한다면 그것은 완벽한 위법행정행위다(모든 임상연구는 불가능하게 된다). 또한 반복해서 허위사실을 언론에 공표하는 것은 중대한 형법 위반이 되는 영업방해 행위이며 명예훼손, 신용훼손행위다.

④ **무서운 의료 탄압의 위법행위** : 현재 일본에서 엄청난 종류의 의료기기가 연구, 시작(試作), 실험되고 있다. 아마 수백 종은 될 것이다. 그런데 후생노동성이 이들을 전부 '미승인'을 이유로 약사법 위반이라고 판단, 적발한다면, 이들은 몽땅 금지, 몰수, 폐기할 수밖에 없다. 이것은 새로운 의료연구와 발전을 완벽하게 부정하는 것이다. 따라서 약사법은 미승인 의료기나 의약품이라도 환자의 동의를 얻어 의사에 재량에 따라 사용하는 것은 인정하고 있다.

⑤ **언론 코멘트가 위법행위임을 입증** : 사가현 약무과의 야야마 클리닉에 대한 '행정지도'를 보도한 〈마이니치신문〉에서 약무과는 현장조사와 행정지도의 근거에 대해 "원장이 기기의 개발자이며 판매회사와도 관계가

깊다고 판단했다"고 보도하고 있다. 또한 "이 기기에는 의사가 병의 진단에 사용하기 위해 필요한 승인이 없다. 따라서 개발자인 원장을 지도했다"고 밝혔다.

이상의 코멘트야말로 약무과 직원의 중대한 위법행정행위를 입증하는 것이다. 이 위법행위는 결코 간과할 수 없다. 새로운 의료기술의 개발·연구에서 '특정한 의사 그룹'이나 '연구를 희망하는 의사'에게 '미승인' 의료기기를 판매하는 것은 약사법상으로도 아무 문제없는 합법행위다.

⑥ **명예·신용 훼손, 모욕, 영업방해 등의 죄** : 약무과 직원은 '약사법 위반 혐의'로 현장조사와 행정지도를 실시했다. 그리고 그 근거로 '원장이 기기의 개발자'이며 '판매회사와 관계가 깊다'는 것을 이유로 보도기관에 공표했다.

참으로 어처구니없는 '적발 이유'가 아닌가. '원장이 기기 개발자'라는 것이 어째서 약사법 위반의 근거가 되는지 이해를 할 수가 없다. 또한 약무과 직원은 원장이 '판매회사와 관계가 깊다'는 것(부인이 판매회사의 사장이라는 이유로)을 이유로 들어 약사법 위반으로 현장조사 및 행정지도를 실시했다.

하지만 약사법은 의사가 개발이나 제조 및 판매에 관여하는 것을 금지하고 있지 않다. 따라서 이 이유도 적발 근거로서는 성립할 수 없다. 그들은 어떤 법적 근거도 없이 '약사법 위반'을 조작해 '행정지도'를 한 것이다. 이것은 매우 악질적인 위법행정행위다.

또한 완벽한 합법행위임에도 '약사법을 위반했다'고 언론에 발표한 것은 야야마 원장과 클리닉의 신용과 명예를 심각하게 훼손하고 야야마 의사의 인격을 모욕한 것이다. 뿐만 아니라 클리닉이 위법행위를 일으켰다는 잘못된 정보를 언론에 알려 영업을 심각하게 방해했다. 이것은 앞에서도 언급한 바와 같이 현 직원들의 형법위반상의 범죄행위다.

야야마 클리닉의 관계자는 분통을 참지 못하며 이렇게 이야기했다.

"이런 기사 때문에 마음이 너무 아픕니다. 얼마 전에 사가현의 의무과와 약무과가 찾아왔습니다. 하지만 그들은 진정한 의료를 이해하지 못합니다. 정말 억울했습니다."

❋ 〈마이니치신문〉이 거짓말했다고 발뺌하다

나는 사가현의 건강복지본부 의무과로 전화를 걸어 앞에서 정리한 ①∼⑥의 사항을 하나하나 추궁했다. 놀랍게도 그들은 "제로서치가 미승인 의료기기이기는 하지만 특정연구회원을 대상으로 판매되었기 때문에 약사법에는 위반되지 않는다"는 나의 주장을 전면적으로 인정했다.

"그렇다면 〈마이니치신문〉에 실린 '필요한 승인이 이 기기에는 없다. 개발자인 원장을 약사법 위반으로 지도했다'는 기사 내용은 명백한 위법행정행위입니다!"

내가 항의하자, 상대는 당황한 목소리로 이렇게 대답했다.

"그것은 〈마이니치신문〉이 멋대로 거짓말을 쓴 겁니다."

약사법 위반의 위법행정행위를 지적받고 명예훼손, 영업방해 등의 형법위반까지 추궁당하자 혼란 상태에 빠진 것이다. 그 기사는 〈마이니치신문〉의 이시다 소쿠(石田宗久)라는 기자의 이름이 실린 서명기사다. 그런데도 그들은 "마이니치신문이 거짓말을 했다"는 어처구니없는 책임전가로 발뺌을 하였다. 그들이 〈마이니치신문〉으로부터 명예훼손으로 고소를 당해도 할 말이 없을 것이다.

✽ 암 대체요법에 대한 집요한 탄압

그런데도 사가현은 암 대체요법을 없애기 위해 집요하게 야야마 클리닉에 대한 탄압을 계속했다.

2005년 8월 1일자 〈마이니치신문〉에는 "사가현의 야야마 의사 – 약효 표시한 음료수 판매, 약사법 위반 혐의도"라는 제목으로 기사가 실렸다. 그 혐의 내용은 다음과 같다.

"의료 관련 상품을 판매할 때 치료에 필요하다는 식의 표현은 환자의 오해를 살 소지가 있으므로 의료법상으로도 현으로부터 행정지도를 받았다."

약사법과 의료법 모두 환자의 동의를 얻었다면 의사가 자신의 재량으로 의료보조식품(서플리먼트)을 환자에게 처방하는 것은 금지된 행위가 아니다. 또한 환자의 동의하에 처방지도 후 병원 내에서 환자에게 의료보조식품을 판매하는 것 역시 전혀 위법이 아니다.

따라서 환자의 동의를 얻은 서플리먼트(핵산 드링크 등)의 판매에는 어떠한 위법성도 없다. 의사의 재량으로 치료보조에 사용하고 있으므로 의약품 승인을 받을 필요도 없다. 야야마 의사가 마치 약사법을 위반한 마냥 현장조사를 하고 행정지도를 한 현 직원의 행위야말로 약사법 및 의료법에 위배되는 위법행정행위다.

그런데도 그 기사에 의하면, 후생노동성에서 도쿄에 이 서플리먼트의 약효를 내세우는 것은 약사법 위반에 해당하다는 정보를 제공했다고 한다. 하지만 의사의 재량으로 환자의 동의를 얻어서 사용하는 서플리먼트라면 약효를 내세워도 약사법 위반에 해당하지 않는다. 이것을 부정하면 '모든 임상연구'가 불가능하다.

✽ 병원에서의 판매금지, 철거를 명하다

그리고 드디어 야야마 클리닉에 현장조사를 했던 현 직원들은 난폭한 행동에 나섰다. 병원 내에서의 서플리먼트 판매를 금지하고 철거를 명했다.

야야마 클리닉의 병원 직원은 이렇게 말했다.

"선생님이 환자들에게만 사용하던 서플리먼트를 클리닉에서 판매하고 있을 뿐이었습니다. 하지만 '전량 철거하라'는 말을 듣고 다음 날 바로 철거했죠. 책이나 비디오테이프도 마찬가지고요. 지금 가장 곤란해 하는 것은 바로 환자들입니다."

그래서 나는 사가현의 약무과에 다시 추궁했다.

"병원 안에서 보조식품(서플리먼트)이나 의료보조기구를 의사의 처방 및 지도하에 환자의 동의를 얻어 치료의 일환으로 판매하는 것은 합법적이지 않습니까?"

그러자 상대는 또다시 당황하며 "맞는 말씀입니다. 하지만 책이나 비디오 판매는 문제가 됩니다"라고 대답했다.

"의료법에 의료를 제공하는 데 있어서 적절한 설명을 하고 의료를 받아들이는 쪽의 이해를 얻도록 노력해야만 한다고 사전설명(올바른 정보를 얻은 상태에서 하는 합의)의 의무화가 명기되어 있습니다. 책도 비디오 판매도 법률로 정한 사전설명 수단이며 의료행위의 일환 아닙니까?"

내가 이렇게 지적하자 "그것은 그렇지만……"하고 허둥대더니 "하지만 의료법에서는 '영리를 목적으로 해서는 안 된다' 는 규정이 있습니다"라는 말을 반복했다.

✱ 암 마피아가 대체요법을 탄압하다

치료에 필요한 서플리먼트나 보조제품을 판매할 때 꼭 필요한 이윤을 포함시키는 것은 당연한 일이다. 이것을 "영리를 목적으로 한다"는 트집을 잡아 탄압하다니 야쿠자보다 질이 더 나쁘다. 완전히 자기들 마음대로다. 판매하는 상품에 대한 철거명령은 완벽한 위법행정행위일 뿐 아니라 엄청난 영업방해행위다.

이들과 같은 말단의 현 직원이 그들의 의지로 야야마 클리닉 '탄압'에 나섰다고는 생각할 수 없다. 야야마 의사는 3대 요법을 전혀 사용하지 않고 암 치료를 실천하고 있는 의사로 전국적으로 유명하다. 아마도 암 마피아가 대체요법을 없애기 위해 사가현에 노골적인 탄압과 방해의 지령을 내렸을 것이다. 이것은 단순한 억측이 아니다.

사가현 약무과·의무과 직원들의 두 번에 걸친 야야마 클리닉에 대한 현장조사와 적발, 그리고 지도는 정확한 법적 근거도 없는 중대한 위법행정행위다. 또한 형법상 영업방해죄, 명예훼손죄, 모욕죄, 신용훼손죄 등에 해당하는 범죄행위이기도 하다.

매년 암환자의 약 80%가 계속 '학살' 되어 간다. 암환자를 구하는 대체요법 의사들을 탄압하고 언론으로 허위발표를 일삼는 암 마피아들의 횡포와 술수는 절대 용서할 수 없다.

••• 허무하고 무서운 '항암제' 개발 경쟁

항암제의 속임수, 암 검진으로부터 도망가라

✲ 거대이권에 눈먼 암 마피아들

제약회사의 중역들은 실적이 떨어지면 이렇게 주문을 외운다.

"하느님, 부처님, 암님……"

항암제는 제약회사에게 있어 돈이 지천으로 널려있는 산이다. 현재 연간 의료비는 약 31조 엔이다. 이렇게나 많은 의료비를 쏟아부어서 일본인의 질병은 격감했는가라고 묻는다면 답은 오히려 정반대다. 오른쪽을 둘러봐도 왼쪽을 둘러봐도 환자 천지다. 이것은 놀라서 자빠질 정도로 많은 의료비가 실은 병을 고치고 있지 않다는 것을 의미한다. 게다가 이렇게 많은 거액의 의료비가 많은 사람들에게 질병을 일으키는 원흉이 되고 있다. 말하자면 의료가 병을 만들고 있는 것이다. 이 무슨 아이러니란 말인가.

내가 존경하는 아보 도오루 교수는 《약을 끊어야 병이 낫는다》라는 책을 냈다. 이 타이틀이야말로 정곡을 찌르는 표현이다. 또한 곤도 마코토 의사는 제약이권이야말로 거대 암산업의 중추라고 알려주었다. 거대 제약회사와 그 배후에 있는 거대 합성화학의 암흑이권이 마치 진공청소기처럼 31조엔 의료비를 마구마구 빨아들이고 있는 것이다.

1%의 환자가 항암제의 맹독성에 대해 눈을 떠도 나머지 99%의 무지몽매한 '사냥감'이 있다. 앞서 설명했듯이 후생노동성부터 경찰 권력, 정치가, 매스컴 모두가 암흑산업에 의해 제압당하고 있다.

예를 들어 경찰은 대체요법에 사용되는 아가리쿠스와 같은 보조식품을 판매하는 업자와 선전책자의 출판사를 약사법 위반으로 적발, 체포하는 일을 반복하고 있다. 물론 이들은 체험기를 날조해서 출판할 정도로 변변치 못한 일당이기는 하지만, 아가리쿠스에는 단순한 맹독약인 항암제 따위는 발끝에도 미치지 못할 만큼의 항암 효능이 있다.

그렇지만 경찰 권력은 이런 작은 업자는 적발할 수 있어도, 매년 적어도 25만 명은 학살하고 있는 항암제 회사는 물구나무를 선다 해도 적발할 수 없다. 당연하다. 경찰 권력(국가)도 항암제 이권에 참여하고 있기 때문이다. 결론을 말하면 경찰도 암산업 마피아와 한패다. 마피아가 뭐하러 한집안 식구를 적발하겠는가.

✲ 항암제를 비판하자 새로운 수법의 메뉴를 내놓다

따라서 항암제를 비판하는 목소리가 높아져도 그들은 젖은 손으로 좁쌀

쥐듯이 쉽게 많은 돈을 벌어들일 수 있는 이권에서 손을 떼지 않는다. 오히려 이렇게 정색을 하며 대응한다.

"그렇습니다. 지금까지의 항암제는 문제가 많았습니다. 하지만 새로운 항암제는 다릅니다."

이렇게 세간에서 일어나는 항암제 비판을 거꾸로 이용하고 있는 것이다. 태도가 돌변했다고 할지, 능수능란하다고 할지 모르겠다. 어쨌든 그들도 이권을 지키려고 필사적이다. 그리고 이를 위해서는 환자에게 계속 꿈을 주어야 한다. 기존 항암제에 절망한 암환자들에게 새로운 희망을 주어야만 하는 것이다.

실제로는 '환상'이고 '망상'에 지나지 않지만 제약회사는 거기에 대해서는 전혀 개의치 않는다. 그들에게는 '고객을 놓치지 않는 것'이 우선이기 때문이다.

따라서 병원측도 고객이 싫증나지 않도록 새로운 메뉴를 늘 준비해두어야 한다. 그렇지 않으면 외부에서 대두되고 있는 대체요법이라는 새로운 물결에 고객을 빼앗기게 되기 때문이다.

✱ '분자표적'의 신항암제 등장

항암제에 대한 국민의 불안과 불신이 높아가고 있다. 이럴 때에는 메뉴를 급히 새로 바꿀 필요가 있다. 쇼윈도의 오래된 상품은 즉시 철거하고 새로운 신상품을 전시한다. 그것이 바로 '신항암제'다.

〈도쿄신문〉(2005년 8월 30일)에 다음과 같은 기사가 실렸다.

"약으로 암 치료를 꿈꾸다 - '분자표적(分子標的)'에 기대. 작용부위 좁히다"

신항암제 개발에 관한 기사다. 기사 내용을 좀더 살펴보자.

"새로운 항암제가 계속 등장하면서 표준적인 치료가 점점 바뀌고 있다. 그 중에서도 약이 작용하는 부위를 좁힌 '분자표적'이라 불리는 약이 개발의 중심에 있다."

공격의 형태가 조금 바뀌었다.

✳ 전형적인 모델은 악마의 항암제 '이레사'

그렇다면 암산업이 개발하고 있는 '분자표적제(分子標的劑)'라 불리는 신항암제는 어떤 물질인가?

최근 암세포를 공격하는 항암제의 맹독성이 공공연히 드러나면서 암환자들 사이에서도 불신감이 커지고 있다. 그래서 내세운 포인트가 분자표적, 즉 전신세포를 고문하는 것이 아니라 항암제의 독성이 작용하는 부위만을 공격한다는 것이다. 이것이 분자표적 항암제이며, 이것의 전형적인 모델이 앞에서도 언급한 '이레사'였다.

이레사는 폐암을 표적으로 한다는 분자표적 항암제였지만 사망자가 속출했다. '희망의 별'의 정체는 악몽, 그리고 악마의 약이었던 것이다. 그러나 암산업은 이에 굴하지 않았다.

다음 분자표적 신항암제의 홍보 문구는 '혈관 신생 억제' 즉, 암세포가 먹는 양식을 수송하는 길을 끊겠다는 전략이다. 말하자면 식량 보급로 공격이다. 암은 스스로 주변에 새로운 혈관을 만들어 성장에 필요한 영양을 취한다. 따라서 혈관이 새로 만들어지지 않으면 암 종양은 항복할 것이라고 생각한 것이다.

✳ 혈관 신생을 억제해서 영양 보급로를 차단한다고?

신항암제가 공격하는 것은 VEGF라 불리는 '혈관내피세포 증식인자' 다. 암은 증식하기 위해 '혈관신생인자(血管新生因子)'를 방출한다. VEGF 수용체에 포착된 혈관신생인자가 혈관내피세포를 자극, 세포 분화와 증식이 진행되어 새로운 혈관이 생기는 것이다.

VEGF 수용체는 세포 표면에 존재하며 새로운 혈관을 만드는 열쇠 역할

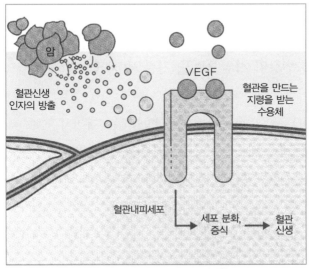

증식하기 위해 혈관신생인자를 방출하는 암

암

혈관신생
인자의 방출

VEGF

혈관을 만드는
지령을 받는
수용체

혈관내피세포 → 세포 분화,
증식 → 혈관
신생

자료: 〈도쿄신문〉 2005년 8월 30일

을 맡고 있다. 혈관이 만들어지지 않으면 암은 영양공급이 끊어져 성장할 수 없다. 이런 이유로 VEGF 수용체를 파괴하면 암세포의 영양공급이 끊어진다고 그들은 생각했다. 다시 말해서 '혈관신생인자'가 이 수용체에 달라붙기 전에 '이쪽에서 먼저 달라붙어버리자'는 발상이다.

논리상으로는 이해하기 쉽다. 그러나 생각처럼 잘 될까? 기존 항암제도 암세포의 DNA(유전자)를 파괴해서 증식을 저지한다는 명목이었다. 그러나 결과는 참담하게 끝났다. 온몸, 그 중에서도 증식속도가 빠른 조혈기능과 면역기능을 완전히 파괴해 환자들은 암으로 죽기 전에 항암제의 독으로 살해당했다.

혈관이 새로 만들어지지 않으면 정상세포도 역시 사멸해버린다. 그렇다면 혈관 형성을 저해하는 신항암제는 새로운 독극물이 아닌가! 암세포에만 영양을 보내지 않는 혈관 신생 저해라니, 이런 형편 좋은 일이 실제로 가능할 턱이 없다.

✽ 생명 연장이 겨우 2개월, 거슨요법으로는 15년

혈관 신생을 억제하는 대표적인 신항암제는 '베바시주맵(Bevacizumab)'으로 상품명은 아바스틴(Avastin)이라 한다. 이미 해외에서는 대장암 치료에 한해 일부 승인되었다. 그리고 미국에서 얼마 전에 승인된 '수텐트(Sutent)'라는 혈관 신생 저해약도 있다. 이 약들은 타이로신 키나제(Tyrosine Kinases) 수용체라는 물질을 타깃으로 하며, 암세포를 공격하는 기능도 있다고 한다. 일본에서는 주가이제약(中外製藥) 등이 이들의 조기 승인을 노리고 있다.

그렇다면 이러한 분자표적 신항암제는 어느 정도 효과가 있을까? 캐나다 국립암연구소의 데이터에 따르면 일반 항암제 젬시타빈(Gemcitabine) 단독으로는 1년 생존율이 17%였으나, 분자표적제 타세바(Tarceva)와 병용했더니 24%로 향상되었다고 한다.

'겨우 7% 향상?' 나도 모르게 마음속으로 이렇게 중얼거렸다. 이는 그야말로 오차의 범위일 뿐이다. 임상실험에 참여한 환자의 체질, 몸 상태에 따라 이 정도의 불규칙한 수치가 생기는 것은 당연하다(사소한 '수치조작'으로도 가능하다).

대표적인 분자표적제인 '아바스틴'은 어떠한가? 대장암의 통상요법에서 투여되는 항암제와 병용할 경우 생존기간이 2개월 늘었다고 한다. 고작 2개월의 수명 연장이라니! 나는 또다시 마음속으로 '겨우?'라고 신음할 수밖에 없었다.

앞서 소개한 호시노 박사는 대장암이 간으로 전이해서 5년 생존율 0%를 선고받았다. 하지만 영양요법인 거슨요법을 실천하자 암은 소멸했고 15년이 지난 지금도 왕성하게 활동 중이다. 생명 연장이 '분자표적제는 2개월, 거슨요법은 15년' 더 이상 이야기할 가치도 없다.

✲ 폐렴, 심장병 등으로 사망하는 부작용 속출

분자표적제의 효과라고 해봤자 평균적으로 고작 몇 개월의 생존기간 연장일 뿐 역시 환자는 죽는다.

"환자단체의 '기대할 정도로 획기적인 효과라고는 할 수 없다'는 불만도…… (중략) '이레사'에 간질성 폐렴, '아바스틴'에는 심장병 등 예상 밖의 부작용이 보고되었다." 〈도쿄신문〉 2005년 8월 30일

혈관 신생을 저해한다는 것도 생체에 있어서는 명백한 독성이다. 이러한 독작용으로 이레사의 경우는 폐렴으로 인한 사망, 아바스틴의 경우는 심장병으로 인한 사망이 속출하고 있다. 그렇다고 의사가 폐렴사(肺炎死)한 환자의 유가족에게 "이레사 덕분에 폐암(으로 죽는 건)은 막을 수 있었습니다"라고 말하지는 못할 것이다.

하지만 이렇게 부작용사가 속출하더라도 고작 2개월의 생명 연장 효과만으로도 암산업의 중추인 후생노동성은 승인을 서두를 것이다. 암 마피아들은 새로운 항암제 '히어로'를 필요로 하기 때문이다.

반면에 그들은 거슨요법에 대해서는 절대 인정하지 않으며 허가도 하지 않는다. 15년이라는 생명 연장 효과와 암 소멸 효과가 증명되었어도 보험점수에조차 가산해주지 않는다. 악질적인 마피아들의 본색이 유감없이 발휘되는 부분이다.

✻ 암 검진은 피하라

"암 검진은 받아서는 안 된다!"

아보 도오루 교수의 논지는 명쾌하다. 왜냐하면 암세포는 '작아졌다, 커졌다' 하기 때문이다. 인간의 몸속에는 누구나 매일 평균 5,000개의 암세포가 생겨난다고 한다. "암세포는 무한 증식한다"는 낡디낡은 '피르호 학

설' 그 자체가 근본적으로 잘못된 것이다.

암 의료의 시작이 잘못되었으니 계속 가봤자 잘못된 길일 뿐이다. 블랙
유머를 넘어 섬뜩하기까지 하다. 누구나 매일 몸속에 암세포가 만들어지지
만 이들이 무한 증식하는 일 없이 사람들은 건강하게 잘살고 있다. 면역력
으로 암세포의 증식을 억제하기 때문이다. 그렇지 않다면 인간은 100만 년
전에 이미 멸종했을 것이다.

이런 유치원생 수준의 이야기를 일류라고 불리는 대학의 훌륭한 선생님
들은 이해하지 못하는 듯하다. 그 두뇌구조는 어떻게 되어 있을까? 이것이
야말로 자신과 입장이 다른 이야기에 대해서는 귀와 눈을 닫아버리는 '바
보의 벽'이 아닌가.

덧붙여 말하자면 암이라는 명칭도 이참에 고칠 필요가 있다. 울림도, 글
자 모양도 나빠서 '암(癌)'이라고 통보받는 순간, 뒤통수를 얻어맞은 느낌
이 들면서 좌절하게 된다.

나는 암세포라는 명칭 대신 '활성증식세포'라는 명칭을 제안하고 싶다.
암이 아니라 '활성증식세포'가 발견되었다고 듣는다면 "나는 아직 건강하
다"는 긍정적인 마인드로 그 사실을 받아들이게 되지 않을까.

✽ 암 검진으로 조기발견, 조기살해

누구나 몸속에 수천, 수백만의 암세포를 가지고 있다. 몸 상태가 좋을 때
는 이 암세포가 면역력으로 억제되어 그 수가 줄어든다. 반대로 몸 상태가
좋지 못한 때는 면역력이 약하기 때문에 암세포의 수는 늘어난다.

그런데 어쩌다 암세포의 수가 늘어났을 때 암 진단을 받는다면 그야말로 비극이다. 그 뒤에는 항암제, 방사선 치료, 수술이라는 암 이권의 3종 세트가 기다리고 있다. 그러다가 눈 깜짝할 사이에 살해당한다. '조기발견'은 '조기살해'인 것이다. 암 검진을 안 받았으면 죽지 않았을 것을…….

최근 암 검진에 사용되는 무시무시한 최신무기가 등장했다. 바로 PET 검진장치다. 정식 명칭은 '양전자방사 단층촬영장치'로, 몇 밀리미터의 미소암(微小癌)까지 발견할 수 있다는 점이 판매 포인트다. 보험처리도 되지 않으며, 검진료도 약 10만 엔으로 환자측의 부담도 만만치 않다.

그런데도 '조기암이 발견된다면야……'라는 마음으로 검진을 받는 사람은 계속 늘고 있다. 이미 앞에서 설명했듯이 암 검진의 정체는 암산업의 시장개척일 뿐이다.

✻ 10억 엔이나 하는 PET 검진장치

PET 검진장치는 1대에 3억 엔이다. 게다가 약제에 포함된 불소18의 반감기가 2시간 반으로 너무 짧아서 장기보존은 불가능하다. 따라서 스스로 불소18을 생성하는 사이클로트론(Cyclotron : 입자가속기)이 필요하다. 이 가격이 약 7억 엔이다. 모두 합치면 10억 엔이나 된다. 실로 엄청난 가격이다. 일본에서는 이미 약 70군데 시설에 약 120대가 보급되어있다고 한다.

보험처리가 되는 경우는 ①폐암, 대장암 등 10종류의 암이 의심되며 ②다른 검사로 확정 진단을 내릴 수 없는 두 가지 조건을 충족시켰을 때뿐이다.

여기에도 새로운 의료 이권이 존재한다. 본전을 뽑으려면 계속해서 검진 희망자를 들여보내는 수밖에 없다. 이에 현장 스태프들은 더할 나위 없는 선의로 환자들을 검진의 길로 인도한다.

검진 코스는 전신을 PET로 조사하는 기본 코스(9만 2,400엔)부터 MRI와 CT스캔을 병용하는 특별코스(26만 엔)까지 7단계가 있다(요코하마·유아이 클리닉의 경우). 그런데 검진에는 돈도 걱정이지만 방사선에 대한 불안도 있다. 또한 검진 전에 '약 2.2밀리시버트(mSv)의 피폭, 5mm 이하의 종양은 검출 곤란' 등의 동의서에 서명할 것을 요구받는다.

검진은 우선 팔꿈치 뒤쪽에 3~4cc의 방사성원소 불소18을 포도당에 결합시킨 약제 FDG를 주입한다. 암은 정상세포보다 왕성한 식욕으로 포도당을 먹기 때문에 섭취한 FDG가 PET 영상에 나타나는 것이다. 그러나 여기에는 약점도 있다. 생리적으로 포도당이 모이기 쉬운 간장, 신장, 방광 등의 암은 판별하기 힘들다.

그러나 교통사고로 죽은 사람을 해부하면 몸속에 암세포가 존재하는 사람이 상당수 있다고 한다. 본인은 몸속에 암이 있어도 건강하게 살아왔다는 이야기다. 위암세포가 2배로 증식하는데 8년 이상 걸리는 예도 있듯이, 암은 서서히 커지거나 작아진다.

따라서 자기 몸속의 목소리에 귀를 기울이도록 한다. 심신의 변화는 몸이 알려준다. 변화가 느껴질 때는 식사, 수면, 일, 물, 마음가짐 등을 돌아보고 근본부터 바로잡는다. 이것이 무엇보다 우선되어야 함을 잊지 말자.

근본부터 잘못된 암 치료

자연치유력을 무시한 '살인산업'이다

✻ 항암제가 '효과 있다'는 악마적 속임수

환자나 가족이 진정 알고 싶은 것은 '투여되는 항암제가 정말 효과가 있는가'이다. 요컨대 '그걸로 암이 낫는지 어떤지' 지푸라기라도 잡는 심정으로 알고 싶어 한다. 그래서 의사에게 물으면, 의사는 "괜찮습니다, '유효율'은 확인되었습니다"라며 자신 있게 대답한다.

그러면 환자와 가족들은 "다행이다. 효과가 있다니 이제 살 수 있어"라며 서로 손을 맞잡고 눈물을 글썽인다. 하지만 여기에는 절망적인 속임수가 존재한다. 취재 과정에서 그 현실을 알게 된 나는 눈이 뒤집히는 줄 알았다.

현재 항암제의 유효성 판정은 투여한 뒤 4주 이내에 암이 아주 조금이라도 축소했다고 보이면 '효과가 있다'고 판정된다. 우선 어째서 4주인가? 나는 이것을 이해할 수 없어 고개를 갸우뚱했다. 그 수수께끼는 뒤에서 설명하겠지만 의외로 금방 풀렸다.

항암제는 명백한 '독'이다. 생체에 '맹독'을 투여하면 그 독성으로 인해 손상을 입는다. 암세포 중에서도 어떤 것은 독성에 깜짝 놀라 꿈틀하고 움츠러드는 반응을 보이기도 한다. 이것을 효과가 있다고 판정하는 것이다.

그러나 암세포의 축소효과는 대략 환자 10명 가운데 1명에게만 나타난다. 유효율이 겨우 10%이다. 90%의 환자는 암이 움찔하지도 않는다. 그런데도 정부(중앙 약사심의회)는 항암제를 의약품으로 승인해왔다. 암이 정말로 낫는지 어떤지조차 모르는 채 말이다. 이것만으로도 심의회 위원이 제약회사의 노예라는 사실은 논할 필요도 없다.

✽ 10명 중 1명이 줄어들 뿐이다

이러한 진실을 안다면 암환자나 가족은 놀라서 쓰러질 수밖에 없다. 의사의 '효과 있다'는 말은 환자나 가족에게는 '나을 것이다'라는 뜻으로 들린다. 그러나 사실 이 말은 투여 후 4주 이내라면 암이 '아주 조금 줄어든다'라는 의미에 지나지 않는다. 그것도 10명 중 1명일 뿐이다.

하지만 항암제의 맹독성은 100% 모든 환자를 덮쳐 지옥의 고통을 안겨준다. 그러나 항암제를 투여할 때 환자나 가족에게 '효과가 있다'는 이 말의 진짜 의미를 세심하게 설명하는 의사는 아마도 없을 것이다. 의사나 제약회사가 말하는 항암제가 '효과가 있다'는 말은 속임수의 극치라고 하겠다.

✽ 봉인된 반항암제 유전자(ADG)의 실체

겨우 10명에 1명이기는 하지만 어쨌든 간신히 크기가 줄어든 암도 4주가 지나면 다시 증식한다. 마지막 희망도 사라지는 것이다. 하지만 이러한 진실, 즉 항암제가 참으로 무력하다는 사실은 암 치료의 어둠 속에 깊숙이 은폐되어 왔다.

1985년 미국 국립암연구소(NCI) 소장이 미 의회 증언석에서 "항암제에

의한 화학요법은 무력하다. 우리는 깊은 절망감에 사로잡혀 있다"고 증언
했다. "항암제로 일부의 암세포가 축소해도 암세포는 다시 그 안에 있는 반
항암제 유전자(ADG)를 변화시켜 항암제를 무력화시킨다. 이는 농약에 대
해 곤충이 내성을 획득하는 것과 마찬가지다"라고 솔직히 털어놓았다.

이처럼 10명 중 1명에게 나타나는 축소효과도 암세포가 반항암제 유전
자(ADG)를 재편성해서 항암제를 무력화시키므로, 항암제를 아무리 투여해
봤자 '밑 빠진 독에 물 붓기' 일 뿐이다.

✻ '4주일' 판정의 수수께끼를 풀다

아니 밑 빠진 독에 물 붓기처럼 효과가 없는 것으로 끝나는 것이 아니라
암이 증식 및 증대를 시작한다. 암이 다시 재발하는 리바운드(rebound) 현
상이 나타나는 것이다.

자연치료와 기공치료로 암을 치료하는 데 커다란 실적을 올려 전국적으
로 주목받고 있는 야야마 의사는 "항암제를 사용하면 흉포한 놈만 살아남
는다"고 말한다.

이것도 농약에 따른 해충 구제와 마찬가지다. 농약에 대한 내성을 획득
한 극도로 생명력이 강한 해충이 반격해오는 것이다. 다시 말해 항암제 투
여는 암세포를 악성화시킬 뿐이다.

"암은 때리면 때릴수록 흉포해진다. 이것은 생명체의 기본 성질이다. 생
명은 반드시 살아남으려고 한다"고 야야마 의사는 설명한다.

여기서 불가사의한 '4주일' 의 수수께끼가 풀린다. 부자연스럽게도 단기

간을 판정범위로 정한 이유는 그들이 반항암제 유전자(ADG)의 존재를 옛날부터 알고 있었기 때문이다. 항암제 투여 후 약 반년 또는 1년 동안의 경과를 관찰하면 한때 조금이나마 줄어든 암이 반발해서 증식한다.

그런데 이러한 사실이 들키면 곤란하므로 그들은 4주일이라는 극히 짧은 기간으로 유효성을 판정하는 트릭을 썼다. 참으로 모골이 송연해지는 술수가 아닌가.

✤ 암의 재발과 사망의 배경에 있는 반항암제 유전자(ADG)

그러고 보니 짐작이 간다. 내 지인(知人)도 몇 사람인가 암으로 쓰러져 세상을 떠났다.

대개는 입원해서 얼마가 지나면 "좋아졌어요!"라며 퇴원인사를 하러 온다. 혈색도 좋아져서 직장에 복귀한다. 주위사람들도 "다행이네요"하며 안도의 한숨을 쉰다. 그런데 반년 정도 지나면 그 사람의 모습이 보이지 않는다. 의아하게 생각하고 있으면 "재발했다고 하네"라는 주위의 속삭임, 그리고 머지않아 부고(訃告)가 들려온다. "그렇게 건강하게 회복했었는데 어째서?"하며 다들 얼굴을 마주볼 뿐이다.

이 수수께끼가 반항암제 유전자(ADG)의 존재로 명쾌하게 풀렸다. 손으로 꼽을 수 있을 정도인 약 10% 전후의 환자에게 효과가 있다고 해도 일시적일 뿐, 결국 반항암제 유전자(ADG)로 그것도 무력해진다.

항암제로 '얻어맞은 암세포'는 힘을 기르고 흉포함을 증가시켜 반격한다. 하지만 암환자는 항암제로 인해 중요한 면역력이 산산이 파괴된다. 이미 승패는 분명하다.

야야마 의사도 "항암제를 투여하지 않은 경우에는 고칠 방법이 있지만, 항암제 투여로 면역력이 떨어져 있으면 면역요법도 거의 효과가 없다"고 탄식한다.

✱ 항암제는 '증암제'라는 의회 증언

미국 국립암연구소(NCI) 테비타 소장의 의회 증언으로 인해 일본 암학계는 충격에 휩싸였다. 당황한 암학계는 "이 사실은 환자에게는 절대로 알리지 않는다"는 함구령을 내렸다고 한다. 정말 할 말이 없다. 이 때문에 반항암제 유전자(ADG)의 존재는 어둠 속에 봉인되어버린 것이다.

충격은 또다시 계속된다. 1988년에 미국 국립암연구소(NCI)는 "항암제에는 강한 발암성이 있어서 다른 장기에 새로운 암을 발생시킨다"고 발표했다. 환자나 가족은 경악을 금치 못했다. 항암제가 강력한 발암물질이었다니! 그것도 세계 최고의 권위라고 불리는 국립암연구소가 "항암제는 발암제이며 증암제다"라고 공식적인 보고서에서 인정한 것이다.

일본의 암학계는 다시 떠들썩해졌다. 그리고 항암제가 '증암제'라는 사실은 절대 비밀이라며 관계자의 입을 또다시 막았다. 그리고 그들의 공범자는 언론이다. 이런 엄청난 뉴스에 대해 모든 언론은 완전히 침묵으로 일관했다. 대형 제약회사로부터 거액의 광고비를 받고 있는 매스컴에게 있어 대기업은 '주인님'이다. 주인님의 뜻을 거스르다니 있을 수 없는 일이다.

✱ 면역과 생명력의 원천인 혈구를 파괴하는 항암제

항암제 치료에는 또 한 가지 감추어진 무시무시한 측면이 존재한다. 항암제의 '독'에 의한 면역세포의 철저한 파괴작용이다. 항암제는 특히 세포분열이 활발한 세포를 표적으로 공격한다. 암세포가 분열이 활발하니 당연하겠다.

그런데 인체에는 세포분열이 활발한 세포가 많다. 모근세포, 정자 등의 생식세포가 그 예이다. 그래서 항암제 투여로 머리카락이 빠진다. 정자가 타격을 받아 불임이나 선천성 기형을 일으킨다.

가장 분열이 활발한 것이 혈구세포인데, 특히 척수에서는 백혈구, 적혈구, 혈소판 등이 조혈된다. 항암제는 그 조혈조직에 맹렬히 달려든다. 적혈구의 생산기능이 피해를 입어 악성빈혈이 된다. 혈소판이 격감하고 '혈관내 응고증후군'이 발생하며, 혈전(血栓 : 생물체의 혈관 속에서 피가 굳어서 된 조그마한 핏덩이) 다발로 인해 다양한 장기장애를 일으킨다.

백혈구 가운데 과립구는 체내에 침입한 곰팡이, 진균 등을 먹어서 몸을 지킨다. 그들은 면역력의 첨병인 것이다. 그런데 항암제 투여로 과립구는 전멸상태다. 그러면 금세 체내에 곰팡이, 진균이 급증한다.

항암제 투여로 암환자가 금방 폐렴, 구내염에 걸리는 것은 이러한 이유 때문이다. 환자는 40℃ 정도의 고열이 나고 폐가 새하얘진다. 의사는 바로 항생물질을 투여한다. 그러면 살균작용으로 이번에는 장내세균총(腸內細菌叢)이 엉망진창으로 흐트러진다.

그런데 주로 암과 싸우는 면역력은 '장내면역'이다. NK세포나 NKT세포 등 암과 싸우는 면역세포는 장과 간장에서 만들어진다. 그 장이 항생물질

독성으로 엉망이 된다.

✽ 같은 편 병사를 섬멸, 기뻐하는 건 암세포

항암제를 암환자에게 투여하면 모처럼 환자에게 마련된 암과 싸울 자연 치유력(면역력) 최전선의 병사들인 백혈구(NK세포 등)를 가장 먼저 섬멸해 버린다. 암과 싸우는 동료 병사를 공격하여 전멸시키면 가장 기뻐하는 것 은 암세포다.

요컨대 같은 편 진영에 폭격을 퍼붓는 것과 마찬가지다. 바보짓을 넘어 서 코미디다. 즉, 항암제 투여의 본질은 암세포 증식에 '지원사격'을 하는 것이다. 게다가 감염균, 바이러스, 곰팡이균, 기생충 등이 침임, 대번식한 다. 이미 죽음은 눈앞으로 다가왔다.

똑같이 어이없는 바보짓이 암 3대 요법의 하나인 방사선 치료에서도 일 어난다. 방사선에는 발암성, 세포독성이 있다는 건 상식이다. 항암제와 마 찬가지로 강렬한 부작용을 가지고 있어 면역력은 괴멸한다.

아보 교수는 "수술도 가능하면 하지 않는 것이 좋다"고 단언한다. '3대 요법' 중 죄는 가장 가볍지만 신경이나 혈관이 잔뜩 잘려나가 엄청난 스트 레스를 받게 되므로 이것이 약점이라고 한다.

놀랍게도 취재했던 대다수의 의사들 역시 한결같이 "암의 3대 요법은 받 지 않는 편이 좋다"고 주장했다.

✻ 치료 가이드라인의 무거운 죄

그 이유를 아보 교수는 다음과 같이 설명한다.

"암의 3대 요법은 물리적으로 암세포를 작게 만들 뿐이고, 골수의 조혈소는 파괴된다. 강렬한 스트레스로 교감신경의 긴장상태가 계속되어 림프구의 생산이 억제된다. 그 결과 환자에게는 암 재생에 저항할 면역력이 사라진다. 암을 직접 공격하는 것은 생명을 직접 공격하는 것이다."〈도쿄신문〉 2005년 1월 9일

참으로 지당한 말씀이며, 의학적으로도 당연한 정론(正論)이다. 바꿔 말하면 현대 암 치료가 시행하고 있는 것은 광기의 만행, 대량학살 이외에 아무것도 아니다.

그렇다면 어째서 이러한 살육이 활개치고 있는 것일까? 아보 교수는 그 원흉은 학회 등에서 작성되는 '치료 가이드라인'이라고 밝혔다. "3대 요법이 활개치고 있는 것은 가이드라인으로 보증서를 부여받았기 때문이다. 가이드라인대로 치료하면 환자가 사망해도 책임문제가 발생하지 않는다"고 하니 뭐라 말할 수 없이 두렵다.

쉽게 말해서 "암환자는 다같이 죽으면 무서울 것이 없다"는 이야기다. 아보 교수는 "의사에게는 '내 몸을 지켜주는 가이드라인'이다. 대학병원이나 암센터 등에서도 의사 자신이 자기 머리로 생각하는 노력을 할 필요가 없어져 가이드라인이 발표될 때마다 치료율은 떨어진다"고 털어놓는다.

이 가이드라인이 어떠한 경위로 작성되고 있는지는 상상하기 쉽다. 제약회사와 의료 보스 간의 '긴밀한 연대'로 만들어졌음에 틀림없다.

이상과 같이 현재 시행되고 있는 항암제에 의한 암 화학요법은 완전히 파탄에 이르렀다. 방사선 치료, 수술도 마찬가지다. 그럼에도 불구하고 아직까지 전국에서 암환자에게 항암제라는 맹독 발암물질을 투여하는 '살인 의식'이 이루어지고 있다.

나는 그 현장의 의사나 간호사들을 비난할 마음은 없다. 그들은 진실을 전혀 '모르는(알려고 하지 않는)' 것이다. 그들 역시 희생자이다.

지금도 병동에서는
암환자가 '인간 모르모트' 가
되어 죽어간다

4장

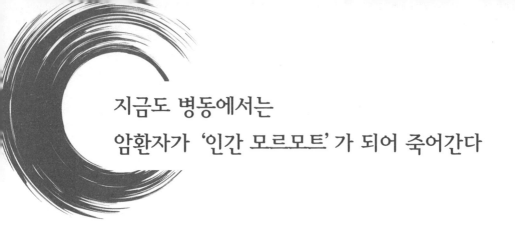

지금도 병동에서는
암환자가 '인간 모르모트'가 되어 죽어간다

❉ 큰 반향을 불러일으킨 항암제 고발서

일본의 암 치료현장은 인간 모르모트의 살육공장이다. 이렇게 말하면 전국의 암전문의는 분개하거나 격노할까? 그렇지는 않을 것이다. 그들은 단지 창백해져 고개를 숙일 뿐이다.

내가 쓴 《항암제로 살해당하다 1-항암제 상식편》에 대해 야야마 의사는 "일본 의사들은 이 책을 무서워서 못 읽을 겁니다. 진실이 쓰여 있으니까요"라고 딱 잘라 말했다.

이 책은 전국에서 엄청난 반향을 불러일으켰다.

"진실을 알게 되었다는 기쁨과 충격을 주는 굉장한 책이었어요. 친구에게 주려고 한 권 더 주문했습니다." 기후(岐阜) 시의 F · Y씨

"충격적이고 감동적입니다! 한국에도 번역해서 꼭 알려야 합니다." 서울, K · Y씨, 의학박사

"설암은 '낫기 쉽다'는 한 구절에 눈물이 났어요." 다치가와(立川) 시, K · T씨

"책제목을 보고 깜짝 놀랐다. '왜?'라고 생각하며 단숨에 읽어 내려가면서 과연 고개가 끄덕여졌다. '항암제'라면 암을 치료하거나 억제하기 위한 약이라고 생각했었는데, 후생노동성의 전문 기술관료가 '항암제에는 발암성이 있어 암환자에게 투여하면 다른 곳에서도 발암할 수 있다'고 인정하면서 이것은 이미 주지의 사실이자 상식이라고 말했다. 정말 큰 충격을 받았다." 〈건강농업신문〉 2005년 4월 15일

✽ 일본은 100%, 캐나다는 3%만 항암제와 수술을 권한다

일본의 암 치료가 다른 나라에서 봐도 무책임한 '살인산업'임은 다음 예를 보면 쉽게 알 수 있다.

캐나다에서는 암환자에게 치료를 실시하는 경우 어떻게 하는가? 의사가 환자의 입장에 서서 자신이 원하는 치료를 선택한다. 그건 당연하다. "내가 당하기 싫은 일은 남에게 하지 마라"는 말은 의학철학의 기본 개념이어야 한다.

캐나다에서 폐암전문의에게 "당신이 암환자라면 어떤 치료법을 선택할 것인가?"라는 흥미진진한 설문조사 결과가 나왔다.

폐암은 3A라고 불리는 레벨로 가벼운 피로감 이외에 증상은 없다. 이 물음에 "치료하지 않는다"고 대답한 의사가 22%나 있었다. '수술'을 희망한 의사는 6%밖에 없었다. 항암제 등의 '화학요법'을 선택한 것은 그보다도 적은 5%, 그리고 '수술'과 '화학요법'의 병용을 희망한 의사는 고작 3%였다고 한다.

일본의 경우 의사용 교과서 《폐암진단 매뉴얼》을 보면 100% 수술을 권하고 있다. 캐나다는 6%, 일본은 100%! 나라에 따라 암 치료가 이다지도 다르다는 사실을 일본의 암환자는 전혀 모른다(알려져 있지 않다). 그건 환자가 '실험동물'에 지나지 않기 때문이다.

항암제에 관해서도 《폐암진단 매뉴얼》은 "수술을 했든, 안했든 치료성적의 향상을 위해서는 화학요법(항암제)이 가장 중요한 역할을 한다"고 분명히 노골적으로 밝히고 있다.

캐나다에서는 항암제와 수술의 병용은 3%인데, 일본에서는 100%의 환자에게 강제적으로 시행되고 있다. 일본의 《폐암진단 매뉴얼》의 속마음은 이러하다.

"수술 100%, 거기에 화학요법 100%는 병원의 '경영' 성적 향상에 중요한 역할을 한다."

✽ 항암제의 생존율에 숨겨진 내막

《환자여! 암과 싸우지 마라》 등의 저서에서 현재의 암 치료를 계속해서 고발해 온 곤도 마코토 의사는 일본에서 항암제가 남용되는 이유를 이렇게 설명하고 있다.

"항암제가 고가(高價)이다 보니, 담보로 '연구비'라는 명목의 대가가 병원 및 의사에게 들어가는 것도 남용의 동기가 된다."《암 치료 '상식'의 거짓》곤도 마코토 저

"요컨대 보스가 지배하고, 치료법도 보스 말에 따른다. 보스가 주장하는 치료법에 이의를 제기하는 일은 그의 인격을 밟아 뭉개는 것으로 밖엔 보이지 않으므로, 부하들은 침묵을 지키면서 언제까지나 그가 옛날에 배운 치료법을 지켜나가게 된다. 과학적인 정보를 근거로 한 숙려나 검토는 없고 공포정치가 있을 뿐이다. 일본은 구미(歐美)에 비해 너무나 뒤쳐져 있으며 각자 따로 논다."《암 치료 '상식'의 거짓》곤도 마코토 저

암환자와 가족이 의사에게 치료법에 관한 설명을 들을 때 그들이 가장 먼저 묻는 말은 "선생님, '생존율'은 얼마나 되나요?"이다. 그러나 생존율 수치를 그대로 믿으면 안 된다.

일례로 췌장암의 생존율은 어느 대학병원에서는 22년간 치료한 췌장암 환자 716명의 5년 생존율을 20%라고 발표했다. 이 수치를 본 환자와 가족은 "그래도 5명 중에 1명은 산다"며 한 가닥 희망을 갖는다.

하지만 이 생존율 수치에는 놀랄 만한 속임수가 들어있다. 곤도 의사에 따르면 실제로 5년 생존한 환자는 5명밖에 없다는 것이다. 5를 716으로 나누면 0.007, 즉 5년 생존율은 겨우 0.7%에 지나지 않는다.

이를 20%라고 늘려 날조하는 기술에는 전율을 금할 수 없다. 다음과 같은 속임수를 쓴 것이다.

① **분모 줄이기** : 췌장암 체부(體部), 미부(尾部)에 생긴 암은 낫기 힘들기

때문에 제외한다. 5년 생존하기 힘든 환자를 뺀다. 그리고 465명으로 압축한다. 암 절제에 성공한 통상 타입의 췌장암환자 202명으로 다시 한 번 한정시킨다. 이렇게 분모가 점점 줄어간다. 말도 안 되는 속임수다.

② **암 사망 통계에서 제외** : 항암제 부작용으로 인한 폐렴으로 죽어도 "암으로 죽은 건 아니다"며 통계에서 제외한다. 마찬가지로 '수술 중 사망', '입원 중 사망', '중복암(重複癌)', '재절제(再切除)' 등도 분모에서 점점 제외된다. 그렇게 분모는 한없이 줄어간다.

③ **상대생존율** : 현실의 생사를 근거로 한 생존율이 '절대생존율'이다. 하지만 30대, 70대의 절대생존율이 둘 다 50%라고 하면 고령자는 암으로 죽지 않아도 사망할 확률이 높다. 그래서 생명표로 수정한 것이 '상대생존율'이다. 고령자는 '할증(割增)', 즉 실제보다 높여서 수정한다. 상대생존율만 보고하는 의학논문은 절대생존율이 낮다는 사실을 숨기려 하는 게 아닌가. 곤도 의사는 "상대생존율이 105%가 되는 경우도 있다"고 말한다.

④ **행방불명 환자** : 같은 병원에 5년이나 다닌 환자는 극히 적다. 유방암 치료로 대표적인 병원에서조차 5년간 환자 데이터는 30%밖에 모으지 못했다. 남은 70% 행방불명 환자의 추적조사는 힘들다. 그래서 행방불명 환자는 '살아있다'고 치는 대담한 해석도 하고 있다. 이렇게 5년 생존율은 또 한번 올라간다.

하나를 보면 열을 안다고 다른 암 치료의 5년 생존율도 마찬가지일 것이다. 이런 집계작업은 누구도 체크할 수 없는 밀실에서 이루어지기에 조작(사기)의 천국이다. 그래서 의사가 말하는 5년 생존율을 믿으면 안 되는 것이다.

✱ 범죄인 위조문서로 인가

독자들은 엄청난 속임수 현상에 숨이 멎을 것만 같을지도 모른다. 이건 속임수라기보다는 사문서, 공문서 위조에 해당하는 형사범죄이다. 수십, 수백, 수천만 명의 목숨을 좌우하는 범죄행위이다.

그런데 항암제의 5년 생존율 위조 용의로 의사가 체포되었다는 이야기는 들어본 적이 없다. 위조에 의한 범죄행위로 조작한 데이터로 일본에서 항암제라고 불리는 '맹독'은 중앙 약사심의회가 인가했다. 그야말로 악마의 향연이 아닌가!

나는 《항암제로 살해당하다 1−항암제 상식편》을 집필하기 위해 주요 항암제의 '의약품 첨부문서'를 자세히 정독해 보고 깜짝 놀랐다. 무시무시한 부작용의 숫자는 50종, 100종을 넘는다. 인체의 모든 장기, 기관이 항암제의 맹렬한 독성에 비명을 지르며 절규하고 있다. 첨부문서에 따라서는 정직하게 '항암제는 세포독'이라고 명기된 것도 있어서 할 말을 잃었다.

"암환자에게 독을 먹이고 있다"고 첨부문서가 인정하고 있으니 암울한 세상이다. 그런 독극물이 항암제로 약품 인가되었다는 사실 자체가 미스터리다. 한여름 밤의 꿈이다.

✱ 약사심의회, 공무원, 제약회사를 고발하라

이쯤에서 약사법 제14조를 떠올려보자.

경찰이여, 약사심의회 회원 모두를 약사법 위반으로 즉각 체포하라! 제약회사와 의사, 후생노동성 공무원은 5년 생존율 같이 소름끼치는 임상데이터 날조를 반복하고 있다. 이는 사문서, 공문서 위조에 해당하는 형법범죄이다.

맹독의 항암제로 환자를 죽이면 '업무상 과실치사죄'에 해당한다. 죽을 거라고 알면서도 의사가 항암제를 투여하면 '미필적 고의 살인죄'다. 아가리쿠스 관련 출판사를 가택조사하기 전에 이런 진짜 범죄자들을 일제 검거, 기소해라. 안 된다면 지금의 일본은 히틀러가 통치하던 파시즘 국가와 다를 바 없다.

✱ 받으면 안 되는 암 검진

무엇보다 이 문구를 잊지 말 것을 충고한다.

"암으로 죽으면 110(일본의 사건 · 사고 신고전화)에 신고를! 사랑하는 사람이 살해당했다!"

우선 암 검진을 받으면 안 된다. 암 이권의 마케팅이기 때문이다. 암 검진은 조기발견, 조기살해일 뿐이다. 그리고 병원, 암센터에는 절대 가면 안 된다. 당신은 인간 모르모트로 이용되어 '살해' 당할 것이다.

적어도 대체요법을 선택하고 있는 클리닉을 선택하자. 대체요법의 최대 장점은 이러한 살인적인 3대 요법을 실시하지 않는다는 점이다.

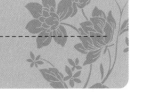

암환자의 비극

항암제로 인한 사망자가 1,000만 명을 넘다

❋ 웃는 얼굴은 왜 사라졌는가

　에몬 유코(繪門裕子) 씨가 향년 48세의 나이에 세상을 떠났다. 나는 10년 전에 그녀와 함께 지인의 결혼식 사회를 맡은 적이 있다. NHK 아나운서에서 프리랜서로 독립할 때 일을 거들기도 했었다. 그녀는 굳세고 한결같은 사람이었다. 그 후에 탤런트로 활동하기도 했고, 결혼과 이혼을 겪으며 달고도 쓴 인생을 필사적으로 살아왔다.

　그런 모습을 멀리서 지켜봐왔는데, 말기암 환자로 매스컴에 다시 등장하였을 때에는 정말 깜짝 놀랐다. 그녀만의 웃는 얼굴은 여전해서 암과 함께 웃는 얼굴로 살고 있었다. 꾸밈없는 그 미소는 정말 근사했다. '도대체 어디를 봐서 암환자야?'라고 생각했을 정도로 밝게 반짝이고 있었다. 그녀가 말기암과 공존한다면 결국 암은 조용히 사라질 거라는 기적을 그녀의 책을 읽은 독자나 지켜보던 사람들은 믿었음에 틀림없다. 나도 그 중 한 사람이었다.

　그렇게 믿고 있었는데 돌연한 부고가 들려왔다. TV에서는 그녀의 생전의 모습을 담은 영상을 내보내고 있었다. 그녀는 전화로 남편에게 "종양마커(종양세포에 의하여 특이하게 생성되어서 암의 진단이나 병세의 경과 관찰에 지표가 되는 물질)가 검출되어서 새로운 항암제를 맞아야 된다고 하네"라고 말하고 있었다.

그녀가 죽기 전에 항암제 치료를 시작했다는 사실을 알게 된 나는 허망함을 느끼며 입술을 깨물었다. 항암제의 독이 틀림없이 그녀의 생명의 등불을 필사적으로 계속 타오르게 하고자 노력했던 면역력(NK세포)을 죽인 것이다.

✽ 종양마커는 의사의 협박문구

"종양마커가 상승해서……"라며 주치의는 항암제 투여의 근거를 주장할 것이다.

하지만 후지사와(藤沢) 시의 호스메 클리닉 원장 미요시 모토하루(三好基晴) 의사는 "종양마커는 믿을 수 없습니다. 그딴 건 의사가 협박하려고 하는 말이에요"라고 단언한다. 그러나 암환자는 종양마커로 일희일비(一喜一悲)한다.

미요시 의사는 이렇게 설명한다.

"의양성, 의음성… 이런 건 얼마든지 있지요. 의사 주관으로 판단하는 그레이 존(회색부분)이 많습니다. 의사는 '암일지도 모르니까 좀더 검사해 보죠'라고 하며 그쪽으로 몰아가죠. 그리고 반대로 종양마커가 오르지 않아도 암인 경우가 있습니다. 결국 무턱대고 하는 거죠. 어림짐작으로 하는 거니깐 환자는 견딜 수가 없고 말입니다. 이렇게 암으로 죽어버린 환자의 약 70~80%는 항암제와 수술로 죽은 경우입니다."

에몬 유코 씨를 항암제 치료로 몰아넣은 종양마커조차 이렇게 엉성한 것이었다. 원래 인간은 개인차, 체질차, 성별차, 연령차 등 천차만별이다.

모든 환자에게 한 가지 기준(종양마커)을 적용시켜 검진하다니 터무니없음의 극치이다.

❋ 시한부 6개월 선고를 받았으나 종양마커를 무시해서 살아남다

에몬 유코 씨와는 반대로 종양마커를 싹 무시해서 건강하게 살고 있는 암환자도 있다. NPO법인 암환자학연구소의 기관지 〈생명의 논길〉(62호)에 소개된 미나토 타다오(港忠夫, 65세) 씨의 인터뷰는 감동적이었다.

미나토 씨는 1996년 S자 결장에 8cm 크기의 암이 발견되었고 복막, 폐, 간장으로 전이되어 수술도 불가능한 상태라며 시한부 6개월 선고를 받았다. 그는 장을 30cm 적출하는 대수술을 받고서 퇴원하였다.

그는 끝도 없는 아픔을 반신욕으로 누그러뜨렸다. 하루 15시간씩 탕에 들어갔다 나왔다 반복한 날도 있었다. 문득 정신차려보니 시한부 6개월은 커녕 1년이라는 시간이 지나 있었다. 그리고 1주일 동안 아프지도 않았다. 열도 없었다.

그래서 그는 "드디어 해냈어!"하며 조속히 병원에 검사를 받으러 갔다. 암이 사라졌을 것이라는 예상을 뒤엎고 암세포는 남아있었다. 종양마커도 결코 좋은 편은 아니었다. 그러나 그는 실망하지 않았다.

"아니, 숫자를 본들 어쩌겠습니까. 그런 수치를 신경 쓰기보단 지금 열도 없고 아프지도 않다는 사실이 더 중요하지 않나요?"

✱ 항암제 거부로 암이 완전 소멸했다

그는 뭐든지 긍정적으로 생각하였다.

"여태껏 그렇게 육체적으로 힘들었는데 지금은 거기에서 완전히 해방되었으니까요. 일상이 정말 편해져서 장밋빛으로 보이더군요. 그것으로 충분합니다. 숫자가 어떻고, 암이 아직 남아있고 뭐, 그런 건 신경 안 씁니다."

그렇게 3년이 지났다. CT, MRI 검사 결과 마침내 암이 완전히 소멸했다. 그가 살아남은 또 한 가지 이유는 바로 항암제 거부였다. "항암제가 안 듣는다는 것을 의사도 이미 알고 있습니다. 서로 생각하는 게 빤히 보입니다. 그래서 '항암제를 쓰지 말아 달라'고 했을 때 의사는 '그러겠습니다'라고 대답하더군요."

의사가 말하는 대로 하는 '착한 환자'일수록 항암제의 독으로 죽어간다. 에몬 유코 씨도 그 한 사람이었을까. 원통하다. 고인의 명복을 빈다.

✱ '항암제는 효과가 없다'고 공언하다

"항암제는 효과가 없다고 합니다."

"의사는 자기한텐 항암제를 안 놓는대요."

강연회에 가보면 이런 이야기를 종종 듣게 된다. 사람들이 깨닫기 시작했다. 지금의 암 치료에는 무시무시한 거짓말이 존재한다. 함정이 있다. 암 환자 5명 중 4명은 암 치료로 살해당한다는 무서운 진실을 감추고 있다.

후생노동성의 전문 기술관료는 "항암제는 암을 고치지 못한다"고 털어놓고 있다. 나는 그 정직한 고백에 놀랐다. 그러나 이제는 공개석상에서도 당당하게 후생노동성의 간부가 "항암제는 암에 효과가 없다"고 공언하고 있다.

다음은 후생노동성 보험국 의료과장 무기타니 마리(麥谷眞里) 씨의 놀라운 속내 발언이다.

"저 개인적인 생각으로는 항암제는 보험으로 처리할 필요가 없다고 생각합니다. 왜냐하면 항암제는 3가지 정도를 제외하면 아무리 사용해도 효과가 없기 때문입니다. 항암제 사용 현상을 보면, 예를 들어 앞으로 3개월이라 선고받은 사람의 목숨이 1년으로 늘어나는 정도로 대부분의 경우 연명효과를 위해 투여될 뿐입니다."

이는 2005년 10월 20일 개최된 〈의료경제포럼 재팬〉의 제4회 공개 심포지엄 석상에서의 발언이다. 자리를 꽉 채운 청중을 앞에 두고 나라의 의료책임자가 "항암제는 효과가 없다"고 공언한 것이다.

✱ 독살당한 암환자가 1,000만 명을 넘다

이 발언의 취지는 "항암제는 효과가 없다. 그러니 보험으로 처리할 필요가 없다"는 것이다. 전국의 암환자가 들으면 놀라서 쓰러질 내용이다. 마침내 암산업의 중추인 '국가'도 속내를 드러내기 시작했다. 더 이상 항암제는 효과가 없다는 진실을 숨길 수가 없다고 판단한 것이다.

《항암제로 살해당하다 1-항암제 상식편》을 한번 읽어보면 누구나 항암제 투여는 미필적 고의 살인에 해당한다는 사실을 일목요연하게 알게 된다. 희생자는 연간 약 25만 명. 전후 60년 동안 독살된 암환자는 1,000만 명을 가볍게 뛰어넘는다.

아우슈비츠 학살, 731부대 참극도 놀랄 만큼 무시무시한 대학살이다. 게다가 국민 누구 한 사람도 깨닫지 못한 현실이 무섭다. 더군다나 이는 그 유명한 '약해(藥害) 에이즈 사건'의 수천 배에 달하니 후생노동성의 부작위 죄(不作爲罪) 즉 '암환자가 독살되는 것을 알면서도 방치한 죄'(부정행위)를 물어야 함은 100% 확실하다.

그래서 암산업 중추를 차지하고 있는 후생노동성 간부들은 "사실, 항암제는 효과가 없다"고 하며 책임을 피하기 시작했다고 본다.

❋ 연명이 아닌 항암제의 독성 차이다

후생노동성 보험국 의료과장 무기타니 씨의 발언에 문제점이 있다. 의료현장에서 항암제는 이미 '치료할 목적'이 아닌 '연명할 목적'으로 투여되고 있다는 건 사실이다. 그런데 항암제에 연명효과가 있다고 믿는 것은 성급한 판단이다.

예를 들어 항암제A라면 3개월밖에 살 수 없다. 하지만 새로운 항암제B로 바꾸었더니 1년 살았다는 논리에 지나지 않는다. 이것은 강한 독A를 쓰면 3개월로 죽고, 약한 독B를 쓰면 1년 뒤에 죽는다는 것과 같다. 이를 오십보백보(五十步百步)라고 한다. 환자를 독살했다는 사실에는 변함이 없다.

항암제라는 이름의 독약 A, B를 둘 다 투여하지 않으면 환자는 더 오래 살았을 것이다. 식사를 완전히 바꾸는 식사요법 등의 대체요법을 도입했더라면 암의 완전 소멸조차 '기적'이 아니라 일어날 수 있는 일이다.

✳ 271명 중 270명의 의사가 항암제를 거부하다

항암제는 정상세포를 먼저 죽인다. 이래서는 환자가 죽는 게 당연하다.

"유방암환자의 암과 정상적인 세포에 각각 항암제를 10%로 희석시킨 것을 주입하면 정상세포가 먼저 죽습니다. 암세포는 죽지 않지요. 항암제는 건강한 세포를 먼저 죽입니다. 그래서 많은 사람들은 그 부작용으로 죽어갑니다. 의사는 '선의의 살인'을 하고 있습니다."

이것은 〈소금길 클럽〉(2004년 9월 11일)에 실린 데라야마 신이치로 씨의 체험담이다. 그는 20년 전 신장암에 걸려 항암제 치료로 고생한 적이 있다. 그는 다음과 같은 충격적인 말을 하였다.

"저는 최근 몇 년간 만난 의사들에게 '당신이 암에 걸리게 된다면 항암제를 맞을 겁니까?'라는 질문을 하고 있습니다. 지금까지 총 271명인데, 한 명을 제외하곤 모두가 자기는 안 맞을 거라고 하더군요. '하지만 항암제 치료를 그만두면 병원이 유지가 안 되니까'라고 말하니 무서운 일이지요. 의사는 자기 자신에게는 사용하지 않을 항암제를 병원 경영을 위해서 쓴다고 합니다."

여기에 덧붙여 2006년 4월, 후생노동성은 항암제 '전문의 제도'를 발족, 암 치료의 사령탑으로 만들고자 한다고 밝혔다. 이들 전문의가 자신에게는 항암제 사용을 단호하게 거부한다는 사실은 말할 것도 없다.

✳ 방사선 30회 그러나 나을지 안 나을지 모른다?

그 후 데라야마 씨는 강렬한 항암제 독성으로 인해 머리가 다 빠져버려 두 번 다시 하지 않을 것을 선언했다. 그랬더니 이번엔 방사선 치료를 받게 될 거라는 말을 들었다. 그는 이렇게 말했다.

"굉장히 완곡한 말을 쓰죠. 이번에는 방사선 치료가 시작되어서 적혈구도, 백혈구도 점점 죽어갔습니다. 한 번 치료받았더니 몸이 덜덜 떨리고 걸을 수가 없었습니다. 30회 치료받았을 때 '이걸로 낫나요?' 하고 물어봤더니 의사는 '그건 알 수 없다. 하지만 암이 줄어든 예가 있으니까 일단 하는 거다' 라고 말하더군요."

그러나 암은 이미 오른쪽 신장에서 오른쪽 폐, 직장으로 전이되어 다른 장기도 이상이 생겨있었다. 말기암 환자이었던 데라야마 씨를 살린 건 놀랍게도 감사하는 마음이었다. 자신이 살아있다는 사실을 깨닫고 '감사하다' 고 진심으로 생각하게 되자 암은 사라져갔다.

✳ 마루야마 백신 행렬에 늘어선 의사들

그들은 치료현장에서 몇백, 몇천 명의 암환자에게 항암제를 기계적으로 주사하여 죽여 왔을 것이다. 그러나 막상 자기가 암에 걸리면 '항암제는 단호히 거부한다' 니, 정말 제멋대로가 아닌가. 암전문의가 자신에게는 항암제를 거부하는 웃을 수 없는 현실이 전국에서 일어나고 있다.

"의사도 인간이다"고 한다면 그뿐이지만, 암환자는 항암제로 살해하고 자기는 항암제 거부로 살아난다? 이것은 인간으로서도 옳지 않은 비겁한 행위이다.

이번엔 좀더 잔인한 이야기다. 도쿄대(東京大)와 교토대(京都大) 출신 의사들은 의료현장에서 절대로 마루야마 백신을 사용하지 않는다. 그러나 자기가 암에 걸리면 몰래 마루야마 백신 행렬에 줄을 서고 있다.

✳ 시판 중지된 탈리도마이드가 항암제로서 재등장

이미 세계의 제약회사들은 포이즌 헌터(독 사냥꾼)로 변해있다. 항암제는 '세포독'이라는 것이 전제로, 즉 지상의 온갖 맹독이 항암제로 변할 가능성을 숨기고 있다. 그 독의 작용으로 가령 환자 10명 중 1명이라도 암이 약해져 사라지게 되면 '효과가 있다'며 동료인 국가 권력은 의약품으로 인정해준다.

환자가 독성(중대 부작용)으로 고생하건 말건 알 바가 아니다. 그 순간 단순한 독성물질이 엄청난 부를 낳는 '보물'로 변모한다. 그래서 그들은 전 세계의 온갖 '독'을 섭렵하는 사냥꾼인 것이다.

2005년 7월, 탈리도마이드가 항암제로서 재등장한 사실을 알고선 암담했다. 1950~1960년에 걸쳐 임산부가 복용하여 세계적으로 수만 명의 선천성 기형아를 낳게 하는 비극을 일으키고 1962년 시판이 중지된 악마의 약제이다. 그것이 2007년 항암제로 다시 나타났다. 이렇게까지 하는 암 마피아……. 나는 깊은 신음을 내뱉었다.

✻ '맹독'이 약으로 바뀌는 악마의 시나리오

효과 없는 맹독일 뿐인 독성물질이 항암제라고 한다. 그런데 어느 순간 의약품으로 탈바꿈했다. 이는 순수하고 소박한 환자 측에서는 이해가 안 된다.

이 악마의 계략을 알고 싶다면 곤도 마코토 의사가 쓴 《신·항암제의 부작용을 알 수 있는 책》을 한번 읽어보기 바란다. 권두와 권말에 두 페이지씩 게재된 '항암제 치료효험 주사위놀이(일러스트)'는 일목요연하게 그 숨겨진 진실을 보여준다. 일본 굴지의 반골 일러스트레이터 가이하라 히로시(貝原浩) 씨의 일러스트는 악마들의 향연을 생생하게 묘사하고 있다.

애당초 맹독으로 종양이 축소되면 '효과가 있다'고 판별하는 터무니없는 논리다. 그리고 축소효과를 보이기 위해서 종양이 축소하기 쉬운 종류의 암환자를 노리고 있다. 제약회사 입장에서 안 좋은 데이터(증상 예)는 편의상 탈락시켜버린다. 쓰레기통으로 버려지는 것이다. 이것은 "일본 데이터는 탈락이 많아서 신뢰할 수가 없다"는 외국의 의견으로도 잘 알 수 있다.

이렇듯 '효과 없음' 또는 '변화 없음'과 같은 증상 예들은 폐기처분하는 악질 데이터 고치기가 항암제 임상 연구현장에서는 횡행하고 있다. 이것은 분명히 사문서위조(및 사문서위조행사)죄로, 이 논문들이 약사법에 근거한 '의약품인가'에 사용된다면 확실한 공문서위조(및 공문서위조행사)죄로 형사기소 대상이 된다.

이런 일들은 모두 병원이라는 하얀 거탑의 밀실에서 이루어진다. 감시의 눈은 존재하지 않는다. 따라서 데이터 조작은 하고 싶은 만큼 할 수 있다. 날조, 조작된 신규 항암제의 효능·효과가 논문으로 발표된다. 전문가 모

날조, 조작된 신규 항암제를 논문으로 발표

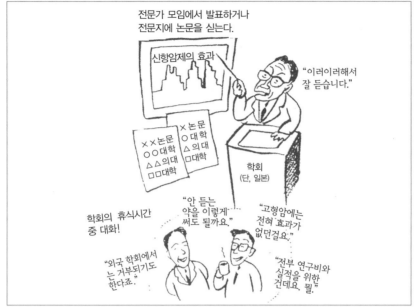

자료 : 《신 · 항암제의 부작용을 알 수 있는 책》 곤도 마코토 저

임(학회)에서 발표하거나, 전문지에 논문을 싣는다. 이 학회에서 해외에서는 인정되지 않는 조잡한 데이터를 의기양양하게 발표한다. OHP로 보여주는 그래프, 도표도 굉장히 설득적으로 보이게 한다.

2005년 12월, ES세포 논문 날조로 한국의 서울대학 황우석 교수가 쇄도하는 보도진 앞에서 사죄와 함께 사의를 표명했다. 세계를 뒤흔든 엄청난 스캔들이었는데, 이것도 빙산의 일각이다. 크건 작건 간에 의학 세계에서는 일상다반사(日常茶飯事)로 일어나는 일이다.

수천억 엔, 아니 수조, 수백 조에 달하는 이권이 움직이는 세계의 의료이권. 논문이라는 '종잇조각' 한 장으로 수조에 달하는 이익이 생산된다. 대다수 연구자에게 '악마의 속삭임'을 거절할 용기가 있을 리가 없다.

✱ 유효율 10% 정도에도 승인

당신이 학회에 참석했다고 가정해 보자. 휴식시간 로비에서 의사들이 나누는 대화에 깜짝 놀랄 것이다.

"듣지도 않는 약을 이렇게 써도 괜찮을지 모르겠네요."

"고형암에는 전혀 효과가 없던걸요."

"이게 다, 연구비와 업적을 위한 것이죠."

단상의 학회 발표는 그야말로 엉터리이고, 로비에서 나누는 대화가 진심이다. 이리하여 유효율 10% 정도로 인가가 난다. 종양이 일정크기 이상 축소한 환자가 10% 정도만 있으면 '효과가 있다'고 한다. 더욱이 중앙 약사

맹독물질을 약으로 날조하는 '악마의 주사위'

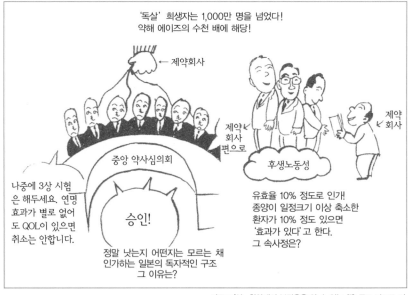

자료 : 《신·항암제의 부작용을 알 수 있는 책》 곤도 마코토 저

심의회에서 '승인!' 정말 났는지 어떤지는 알 수 없다.

앞의 그림은 일본만의 독자적 구조를 그 배경까지 나타낸다. 후생노동성 공무원이 제약회사로부터 돈(뇌물)을 받고 제약회사와 낙하산 유착관계를 맺는다. 약사심의회 위원회도 모두 제약회사의 꼭두각시이다. 무시무시한 국가 범죄의 도식이 곤도 마코토 의사의 저서 《신·항암제의 부작용을 알 수 있는 책》에 웃음과 야유를 담아 일러스트로 묘사되어 있다.

✱ 항암제 거부로 16년 생명이 연장되었다

정신과 의사 호시노 요시히코 박사는 그의 책 《항암제를 거부하라》에서 암의 원인은 면역력 저하라고 설명한다. 그는 자신의 생활을 되돌아보면서 "30대 후반의 나는 완벽할 정도로 면역력을 저하시키는 생활을 했다"고 밝혔다. 암에 걸리기 위한 본보기 같은 생활이었다.

그는 42세 때 대장에 4cm 크기의 종양이 발견되었다. 그 한 가지 원인은 초등학교 6학년 때 받은 충수염(맹장) 수술이다. 충수염 수술은 충수 주위에 있는 림프절 전부를 제거한다. 림프절은 면역력의 방위시스템을 구성하는 중요한 기관이다. 그의 경우에는 어린 시절부터 복부의 방위시스템이 다른 사람보다 약했다는 이야기이다. 암세포는 약점을 찔러 증식한다.

두 번째 이유는 연령이다. 면역력의 활동은 40세 전후를 경계로 급속히 저하한다. 딱 면역력이 저하하기 시작한 연령이었다. 세 번째는 과로와 수면 부족, 네 번째는 치우친 식생활, 다섯 번째는 과잉 스트레스였다.

"암이 생활습관병이라고 불리는 이유는 면역력을 저하시키는 생활습관이 암세포를 증식시키는 원인이기 때문이다. 나도 마흔 둘에 문득 암에 걸린 건 아니다. 암세포 증식은 적어도 30대에 시작되었고, 과도한 스트레스와 치우친 식생활의 결과, 40대에 접어들자마자 단숨에 증식했을 것이다."라고 호시노 박사는 말한다.

✳ 항암제를 거부해야 하는 이유

호시노 박사는 《항암제를 거부하라》에서 항암제가 지닌 문제점을 의사의 입장에서 냉정하게 지적하고 있다. 항암제를 맹신하고 있는 사람이라면 다음의 글을 찬찬히 읽어보길 바란다.

① **고형암, 전이암, 재발암에는 효과가 없다** : 항암제가 모든 암에 골고루 듣는다는 과학적 근거는 없다. 항암제가 어느 정도 효과적인 암은 소아 급성백혈병, 대다수의 소아암, 일부 난소암, 고환종양, 폐암의 일종인 소세포암, 자궁섬모암, 악성 림프종 등으로 이를 제외한 암에는 효과가 의문스럽다고 호시노 박사는 말한다.

앞에서 학회에 참석한 의사들이 휴식시간에 로비에서 나눈 대화 "고형암에는 전혀 효과가 없더군요"라는 말을 떠올리기 바란다. 호시노 박사도 다음의 암에 대한 항암제 효과는 의문(효과 없음)이라고 말한다. 즉 위암, 대장암, 간장암, 담도암, 자궁암, 식도암, 췌장암, 방광암, 갑상선암 등 대부분의 고형암에는 그다지 효과가 없다.

더욱이 암환자라면 "전이성 암, 재발한 암에 대한 효과는 거의 인정할 수 없다"는 호시노 박사의 지적에 충격을 받을 것이다.

② '주작용' 없이 공포의 '부작용'만 있다 : 항암제가 전이암, 재발암에는 효과가 없는 이유는 바로 반항암제 유전자(ADG)의 작용 때문이다. 호시노 박사는 항암제는 첫 치료기간 동안에는 암이 축소한 것처럼 보여도 뒤로 갈수록 잘 안 듣게 된다고 지적한다. 그 이유가 반항암제 유전자(ADG)의 존재이다.

호시노 박사는 "곤충이 농약에 내성을 지니게 되거나, 병원균이 항생물질에 내성을 갖게 되는 것과 같은 일이 암세포에서도 일어난다. 그러면 엄청난 일이 일어나게 된다. 항암제의 '주작용'은 사라지고 무시무시한 '부작용'만 남게 되기 때문이다"라고 말한다.

항암제의 맹독성으로 인해 전신의 조직, 기관, 장기가 절규하게 된다. 호시노 박사는 "항암제의 강한 부작용(독성)은 QOL을 떨어트린다"고 경고한다. 그 부작용으로는 탈모, 백혈구 및 혈소판 감소, 빈혈, 부정맥, 간기능장애, 구토, 식욕부진, 권태감, 심근장애, 신장기능장애 등이 있다.

게다가 항암제의 종류에 따라서는 불안, 초조함, 무기력, 식욕감퇴, 침울함 등의 우울증 증상을 일으키거나 치매 증상을 일으켜서 살고자 하는 긍정적이고 적극적인 자세와 병과 싸우려고 하는 전의를 상실하게 된다.

✻ 거슨요법과의 운명적 만남

호시노 박사를 지옥으로 향하는 출입구에서 구해준 한 권의 책이 있다.

바로 막스 거슨 박사의 영양요법을 일본에서 최초로 소개한 이마무라 고이치((今村光一) 씨의 《암 승리자 15명의 증언》과의 만남이었다. 이 책에 "암은 전신의 대사장애, 영양장애이다" 라고 명시되어 있었다. 이러한 지적에 그는 깊이 납득할 수 있었다.

거슨요법은 종래의 암 '3대 요법' 과는 발상이 전혀 달랐다. 이들 통상요법은 '암은 장기의 부분병변' 이라고만 생각하고 있다. 그러나 잘못된 식생활, 정신생활에 의한 체질 악화가 암의 원인이며, 암은 전신병이라고 보는 거슨 박사의 견해가 올바르다는 사실은 이미 세계 의학계에서는 상식이라 할 수 있다.

거슨요법의 진수는 암세포를 햇볕에 잘 말려서 자기치유력을 높이는 것이다. 암에서 살아날 길은 우선 '먹는 것' 을 바꾸고 '마음' 을 바꾸는 일에서 시작된다.

••• '암 검진' 은 암 산업의 시장개척
당신도 나도 모두가 암세포를 지니고 있다

✽ '조기발견' 이 불러온 참혹함

탤런트 겸 TV 사회자이며, 전 민주당 의원인 오하시 교센(大橋巨泉) 씨가 암이라고 고백했다. 매년 받아오던 정기 암 검진에서 위암이 조기발견되었다며 기뻐했다. 그것도 암 종양까지 성장하지 않은 조직적 병변이었다고 한다.

그는 "일찍 발견되어서 운이 좋았죠. 다행입니다"라며 웃는 얼굴로 TV 방송에서 배의 수술자국까지 보여주었다. 그 암은 위 내측 점막의 초기 암으로 내시경으로도 해결할 수 있는 간단한 수술인데, 개복수술로 심지어 위를 절반쯤 잘라내었다. 발생한 지 5~6년은 경과했으니 그 정도의 느린 속도라면 식사 등 생활개선으로 고칠 수 있었음이 틀림없다.

꿰맨 자국이 남은 참혹한 상처자국과 오하시 교센 씨의 웃는 얼굴이 겹쳐져서 한층 더 잔인하게 느껴졌다. 나는 TV 화면을 보면서 마음속으로 중얼거렸다.

"교센 씨처럼 똑똑한 사람이 어째서 또 이렇게까지 의사에게 속은 건가."

나는 분해서 입술을 깨물 수밖에 없었다. 딱히 주치의라고 속일 마음은 털끝만큼도 없었을 것이다. 그들은 순진하게 조기발견을 자랑했으니까 말이다.

그러자 이번에는 베테랑 배우, 오카다 마스미(岡田眞澄) 씨가 암 선언을 했다. 식도암이라고 한다. 그것도 보도에 따르면 "정말 초기 단계로 조기발견해서 다행이다", "운이 좋았다"라고 하는 매스컴의 논조는 교센 씨와 마찬가지였다.

그 후에 그는 눈 깜짝할 사이도 없이 빨리 세상을 떠났다. 식도암 수술의 피해는 그 정도로 심각했던 것이다. 나는 또다시 분해서 입술을 깨물었다.

✱ '암 검진'을 받으면 안 되는 이유

"암 검진은 받으면 안 된다"고 강연에서 말하면 대다수의 청중들은 "뭐, 뭐라고?"라는 표정이 된다. 나도 암 치료의 근본 문제를 조사해 보기 전까지는 막연하게 "암 검진 정도는 받아두는 게 좋지 않나"하고 생각했었다.

그러나 곤도 마코토 의사의 저서 《암 치료 '상식'의 거짓》을 통해 그 생각은 크게 바뀌었다. 그는 "암 검진은 비과학적이고 의문투성이"라며 내부 고발한다.

✱ '검진'이 효과가 있다는 증거조차 없다

곤도 의사가 말하기를 "실은 위, 폐, 대장, 자궁, 유방 등의 '암 검진'이 효과가 있다고 증명된 적 없다"고 하니 놀라울 따름이다. "그런데 집단 검진, 직장 검진, 단기 입원이라는 형태로 암 검진 시스템이 구축, 추진되고 있다"라는 말에는 어안이 벙벙해진다.

암 검진이 쓸모없다는 근거로 곤도 의사는 "폐암은 검진 받은 사람이 더 많이 죽었다"는 사례를 든다. 암 검진을 받은 사람이 안 받고 방치한 사람보다 더 많이 죽었다니 이 무슨 난센스란 말인가. 이들 방치군(放置群)도 담배를 끊고 채식으로 바꾸는 등의 생활개선을 통해 면역력을 높이게 되면 생존율 격차는 더 벌어질 것이다.

이어서 곤도 의사는 검진에서 발견되는 조기암은 '암 비슷한 것'이라고 주장한다. 그의 저서 《암 치료 '상식'의 거짓》에서는 이렇게 서술하고 있다.

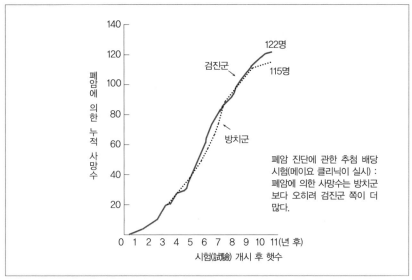

암 검진을 받은 사람이 더 많이 죽는다

폐암에 의한 누적 사망수

140

120 — 122명

검진군 115명

100

80

60 — 방치군

40 — 폐암 진단에 관한 추첨 배당 시험(메이요 클리닉이 실시) : 폐암에 의한 사망수는 방치군 보다 오히려 검진군 쪽이 더 많다.

20

0 1 2 3 4 5 6 7 8 9 10 11 (년 후)
시험(試驗) 개시 후 햇수

자료 : 《암 치료 '상식'의 거짓》 곤도 마코토 저

"조기암은 빨리 어떻게 손쓰지 않으면 진행암으로 변해 결국 말기암이 될 것이라고 누구나 생각하겠지만 딱히 그렇지도 않다."

암 진단을 실시하는 병리의사가 '조기암'이라고 선고하면 누구나 안색이 창백해진다. 절망의 연못으로 빠지게 된다.

✱ 사람을 죽이지 않는 평화 공존 – 잠복암

그러나 이 '조기암'이 수상하다고 곤도 의사는 말한다. 암의 가장 간단한 정의는 치사성(致死性) 세포증식이다. 곤도 의사는 "사람을 죽이지 않는 암의 존재가 실증되었다. 다른 병으로 죽은 사람을 해부했다가 우연히 발견한 암이 이것으로, 그 사람을 죽인 원인은 아니다. 이러한 암을 '잠복암(潛伏癌)' 또는 '잠재암(潛在癌)'이라고 부른다"고 설명한다.

간단히 말해서 잠복암이란 숙주인 사람과 평화 공존하는 '암'을 말한다. 곤도 의사에 따르면 잠복암이 가장 많은 건 전립선암으로 70대의 40%가 지니고 있다는 보고도 있다고 한다. 그리고 이 잠복암으로 죽는 사람은 극히 소수로, 일본 통계도 전체 사망원인 가운데 전립선암은 남성 사망원인의 0.8%에 지나지 않는다고 한다.

"잠복암의 전형인 갑상선암도 0.1%로 결국 대부분의 잠복암은 치사성이 아니다. 위장 같은 경우 60세 이상 사망자를 해부해 보면 잠복암이라 생각되는 초기 위암 빈도는 5%라는 보고가 있다. 그렇다면 위암 검진으로 발견되는 조기암도 실은 치사성이 아닌 양성병변일지도 모른다."

여기까지 읽고서 나는 '이 책을 오하시 교센 씨가 읽었더라면 나이 70에 배를 가르는 일도 없었을 텐데……'라는 생각이 들었다. 수술 후에 이 대목을 읽게 되면 희로애락이 확실한 교센 씨는 분명 화가 머리끝까지 치밀 것이다.

더구나 "건강한 사람을 대상으로 한 흉부 엑스선 검사의 유효성과 이에 관한 논문은 없다"고 곤도 의사는 강조한다.

"한편 피해는 확실히 있다. 법률상 직장 검진을 의무적으로 받게 한 건 생명·신체의 자유를 침해하는 인권침해이며 헌법위반이다. (중략) 헤비 스모커(heavy smoker : 흡연자 중에서도 특히 흡연량이 많은 사람)만을 대상으로 한 검진이라도 폐암으로 사망하는 경우를 줄일 수 없었다." 〈마이니치신문〉 2005년 8월 22일

✲ 초기 위암이 증식하려면 1년 반에서 8년 걸린다

일반 암 검진에서 발견된 조기암은 "빠른 속도로 성장한다"고 환자측은 철썩 같이 믿어버린다. 그러나 곤도 의사에 따르면 "실제로는 그렇지도 않다"고 한다.

실제로 15명의 초기 위암환자를 방치 · 관찰, 성장속도를 계산한 연구보고가 있다. 여기서는 위암이 '조기발견' 되긴 했지만, 진단기준이 확립되어 있지 않았기 때문에 방치된(즉, 내버려두는) 경우다. 이 무치료(無治療) 선택이 환자의 목숨을 구하였으니 이 무슨 아이러니인가.

이 보고에서 15명의 암세포 증식기간은 가장 긴 환자는 8년 이상이었다고 한다. 곤도 의사는 이를 '느긋한 암' 이라고 부른다. 이렇게 느린데 교센 씨처럼 당황해서 위 적출수술을 받는 건 어리석기 짝이 없는 일이다.

조급하게 서두르지 않으면, 이만큼 느긋하면 암으로 죽지 않게 된다. 그 중에서도 고령자의 경우 조기발견된 위암으로 사망하는 경우는 있을 수 없다. 교센 씨도 "우하하"하고 웃어넘겨버렸으면 좋았을 것을 안타까울 따름이다.

✲ 암산업이 온존해온 '피르호의 이론'

곤도 의사는 '느긋한 암' 에는 '또 하나의 문제가 있다' 고 한다.

"증식기간이 500~3,000일이라고 치면, 암세포가 탄생한 건 그 환자가 태어나기 전이라는 계산이 나온다. 그럴 리가 없으니 암세포는 처음에는 급속히 분열하다가 '조기암' 크기가 되면 분열속도가 늦춰졌다고 생각할 수밖에 없다."

그리고 다음과 같은 결론에 달한다.

"이는 증식에 어느 정도의 제약이 가해진다는 사실을 의미하기 때문에 암은 '무제한'으로 증식한다는 세포학의 원칙에 반하는 것이지 않는가."

여기서 드디어 문제의 해답이 돌연 떠올랐다. 그것은 바로 "암세포는 무한히 증식한다"는 피르호의 이론이다. 근본적으로 잘못된 이론이 '세포학 원칙'으로 살아남았다는 것 자체가 기묘하고 그로테스크하다.

진짜 이유는 실로 간단하다. 암세포가 '무제한으로 증식한다'고 하지 않으면 의사는 돈을 벌 수가 없다. 제약회사 역시 돈을 벌 수가 없다. 단지 그뿐이다.

❋ 암 검진, 안 받는 편이 낫다

이 웃기는 의학논쟁을 밑바닥에서부터 뒤집어엎은 사람이 아보 도오루 교수다. 〈도쿄신문〉(2005년 1월 9일)의 '여기는 특보부-이단의 초상'에 게재된 인터뷰 기사는 정말 압권이다.

"암 검진은 안 받는 편이 낫다. 자연치유력을 이길 것은 없다"는 헤드라인에 일본의 암전문의들은 모두 얼어붙었을 것이다. 그리고 그 기사의 부제는 "정통파가 보면 미친 사람, 쓰가루(津輕)가 낳은 아보 면역학!"이다.

지면에는 크게 아보 교수의 컬러 사진이 실렸다. 오른손 엄지와 검지로 직경 1cm 정도의 원을 그리고 있고, "건강한 사람이라도 암세포는 매일 이 정도 생긴다"고 쓰여 있다. 즉, 건강한 사람이라도 평균 약 5,000개 발생한다는 암세포가 암 종양으로 '피르호의 이론' 대로 무한 증식하지 않는 이유는 면역력이 막아주고 있기 때문이다. 이는 의학이라기보다는 이미 일반상식이다.

암세포가 일직선으로 주야장천(晝夜長川) 증식하는 일은 절대 있을 수 없다. 몸 상태(면역력)의 강약에 따라 성장하거나 멈추거나 혹은 퇴축하며 움직인다. 이것이 암의 진정한 모습이다.

✽ 스트레스 경감으로 어떤 병이든 차도를 보인다

면역력 저하를 가져오는 가장 큰 원인은 스트레스다. 아보 교수는 "스트레스를 경감시키는 것으로 림프구에 의한 면역력이 활성화된다. 어떤 병이라도 차도를 보인다"고 말한다.

"백혈구는 통상 60%를 점하는 과립구와 35%의 림프구로 구성되어 있다. 강한 스트레스를 받으면 교감신경이 과도하게 긴장하여 과립구가 급증, 림프구와의 균형이 무너진다. 너무 많이 늘어난 과립구는 활발히 활동하여 활성산소를 대량으로 방출, 체내조직을 파괴시키고 세포재생에 이상을 초래하여 암세포로 변한다."

이것이 아보 면역이론의 골자다. 따라서 스트레스를 경감시키는 생활방식을 취하면 육체와 정신의 회복이 동시에 일어난다고 아보 교수는 설명한다. 스트레스와 면역력에 의한 암 치료를 무시한 채, 무턱대고 암 검진을 받는 행위는 위험하기 짝이 없다.

❋ 조기발견이 사망에 이르게 만든다

일본인의 사인별(死因別) 사망률은 1980년에 암이 뇌혈관질환을 제치고 1위를 차지한 이래, '암으로 죽은'(실은 암 치료로 죽은) 경우가 계속해서 급상승하고 있다.

그 이유를 아보 교수는 '①항암제, ②방사선, ③수술'이라는 3대 요법이 사망률을 높이는 주원인이라고 단정지으며 다음과 같이 설명한다.

"암 진단으로 조기발견되는 경우가 늘어, 3대 요법을 실시하고 그 결과 면역력이 저하되어 재발하는 경우가 많다. 즉 발견되지 않았더라면 자연치유되었을 암이 발견된 덕분에 사망에 이르게 만들었다. 따라서 암 검진은 안 받는 편이 낫다."

애당초 체내에서 암세포는 '흔들리고 있기' 때문에 어쩌다 증식했을 때

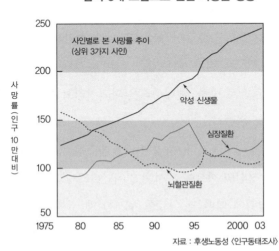

암의 3대 요법으로 인한 사망률 상승

자료 : 후생노동성 〈인구동태조사〉

'암 검진'을 받아서 '조기발견' 되는 건 불행이라 할 수밖에 없다. 스트레스 등으로 몸 상태가 별로 좋지 않을 때는 면역력이 저하해서 암세포가 커지게 되니, 어쩌다 발견되었을 뿐이다. 몸 상태가 회복되면 자연치유력으로 작아져 있을 것이다.

✽ '암 진단'의 공포로 발암하는 아이러니

아보 교수는 암 진단을 안 받는 편이 좋은 이유에 대해 다음과 같이 설명한다.

① **유효성에 관한 의문** : 해외논문에서는 "암 검진을 받은 사람의 발암률이 높다"는 지적이 있다.

② **공포로 인해 발암** : '정밀검사 필요' 라는 결과만으로도 공포와 스트레스로 교감신경이 과도하게 긴장해 과립구가 급증한다. 검진이 암체질로 만들어버리는 것이다. 실로 아이러니하고 무서운 일이다. 아보 교수 자신이 '정밀검사 필요' 통고를 받아 엄청난 스트레스를 받았던 체험을 들려준다.

③ **자가 검진이 중요** : 일상생활 가운데 몸 상태를 체크하는 것이 중요하다. 아보 교수는 안색, 쉽게 피곤해진다, 식욕부진, 불면증 등의 자각증상이 있다면 다음 사항을 체크해 보길 권한다.

A : 과로하지 않는가?

B : 과도하게 고민하지 않는가?

C : 특정 약을 과다복용하고 있지 않은가?

D : 폭음(暴飮), 폭식(暴食)을 계속하고 있는가?

아보 교수는 이를 '4가지 과다'라고 부른다. 우선 A~D를 제거하고 10일 정도 상태를 지켜본 뒤, 그래도 회복되지 않으면 신뢰할 만한 의사와 상담하는 편이 좋다. 암은 일종의 생활습관병이므로 '생활'과 '스트레스' 개선이 우선 과제다.

④ **CT 검사로 3.2% 발암** : 이 무슨 아이러니한 상황인가. CT검사는 컴퓨터에 의한 단층촬영을 말한다. 그런데 암의 조기발견에 유용하다며 남용되고 있다. 일본의 CT검사 횟수는 세계 최고다.

영국 옥스퍼드대학의 연구보고에 따르자면 전체 암에서 발암 위험 3.2%를 차지하는 원흉이 바로 '암 검진' 시 CT검사에 의한 엑스선 피폭이라고 한다. 왜냐하면 CT에 의한 방사선 피폭은 다른 흉부 엑스선 검사의 수백 배라는 엄청난 양이기 때문이다.

⑤ **엑스선 검사도 무의미** : 회사원은 매년 1회 '흉부 엑스선 검사'를 포함한 건강검진을 의무적으로 받아야 한다고 노동안전위생법은 규정하고 있다. 그러나 후생노동성은 흉부 엑스선 검사를 2006년부터 폐지한다고 한다. 그 이유가 '과학적 근거가 없어서'라니, 전국의 회사원들이 기가 막힐 법하다. 구체적 이유는 "첫째, 폐암 발견율이 낮다. 둘째, 검사보다 증상이 먼저 나타나서 무의미하다. 셋째, 엑스선 피폭에 의한 발암의 위험이 있다"라고 정부는 발표했다.

결국 국민은 매년 쓸모없는 검사에 돈과 시간을 할애하여 암에 걸릴 위험성을 높여왔다는 말이 된다. '이런 엉터리 짓거리가 어째서 계속되어 온 것인가'라고 특집을 실은 〈일간 현대〉(2005년 7월 20일)도 분노한다.

의료 저널리스트 와다 쓰토무(和田努) 씨는 이렇게 말한다.

"검진의 절반은 비과학적이다. 그래서인지 선진국 중 유독 일본의 암환자는 하늘 높은 줄 모르고 증가하고 있다. 검사보다도 금연과 같은 종합적인 암 예방에 힘쓰고 있는 미국은 1990년대부터 감소하기 시작했고 영국, 프랑스, 독일도 감소하고 있다."

후생노동성은 2004년부터 '제3차 대(對) 암 10개년 종합전략' 이라는 것을 내세우고 있다. 그 내용이 '암 발생률 및 사망률의 격감' 이라니 포복절도할 일이다. 이는 폭력단 야마구치파가 '폭력 추방선언' 을 하는 것과 비슷하다.

"이렇게 쓸데없는 짓을 계속하면 급감 따위는 문제가 안 된다"라고 하며 〈일간 현대〉지의 분노는 멈추지 않는다.

"일본의 병원에는 직장 검진으로 연간 3,000억~4,000억 엔의 돈이 굴러들어가고 있다고 한다. 이 이권을 지키려고 드는 한, 아무것도 안 된다."

〈일간 현대〉 2005년 7월 20일

이런 곳까지 암산업은 이권이라는 단물에 떼를 지어 자리를 틀고 있다.

⑥ PET검진이면 누구나 암환자 : '세포 수준에서 암을 발견' 이라는 선전으로 PET진단이라고 하는 검진이 각광받고 있다. 그러나 이는 누구나 수많은 암세포를 체내에 갖고 있는데 그걸 세포 수준에서 검진하면 전원 암환자로 변신하게 된다.

하지만 의학이권을 지배하는 거대 암산업은 신경도 쓰지 않는다. 암 진단의 진짜 정체는 암산업에 의한 '시장개척' 에 지나지 않기 때문이다. 그들의 홍보문구는 '조기발견, 조기치료' 다. 그러나 진실은 '조기발견, 조기살해' 인 것이다. 목숨은 한 번뿐이다. 절대로 속으면 안 된다.

❋ 피 한 방울로 암 종류를 알아낸다?

나는 암 진단을 "절대 받지 마라"고는 하지 않는다. 암 검진, 즉 3대 요법이라는 사태를 피하라고 할 뿐이다. 암이 발견되었다며 비탄에 잠겨 낙담하는 건 무의미하다. 본인에게 마이너스다.

인류 누구라도 암환자일지니 생활습관과 마음가짐을 바꾸는 계기로 삼도록 하자. 가능하면 성가신 단기입원 검진은 거절하자. 이런 검진으로 최악의 경우 목숨을 잃게 되는 경우도 있다. 만약 암 진단을 받는다면 몸에 부담을 주지 않는 타입을 선택하자.

치바대학 대학원의 노무라 후미오(野村文夫) 교수(분자병태해석학)는 피 한 방울로 암 종류를 알아내는 진단방법을 개발했다. 경성(硬性) 위암의 진단에 성공했으며 간장암 등에도 응용할 수 있다고 한다. 아직 연구 중이지만 이 방법이라면 괴로운 체험 없이 끝난다.

또한 세포 수준에서 암을 진단하는 전문의도 있다. 예를 들어 방광암과 위암 등은 소변 속의 세포를 검사한다. 다만, 사람은 누구나 하루 평균 5,000개 정도의 암세포가 생긴다는 점을 잊지 말자. '암세포 발견 = 암'은 아니다.

믿기 어려운 농담 같은 이야기지만, 어떤 개는 암환자의 한숨을 맡기만 해도 90% 이상의 확률로 암환자를 골라낼 수 있다고 한다. 실력 없는 암전문의보다 이쪽이 정확하다. 개의 본능적인 직감, 후각은 그 정도로 뛰어난 것이다.

✽ 우량병원 순위에 현혹되지 마라

종종 잡지 등에 '암 치료, 우량병원 BEST ○○!' 같은 기사가 실린다. 지푸라기라도 잡는 심정으로 암환자는 그 병원에 쇄도한다. 그러나 결과적으로 암환자의 80%를 매년 '죽이고 있는' 3대 요법을 열심히 실시하고 있을 뿐이다. 베스트도, 워스트도 오십보백보다.

예를 들어 〈닛케이신문〉은 전국 주요 병원에 설문지를 보내 '암 치료 우량병원' 순위를 공표했다. "최고 수준인 AAA에는 아이치현 암센터를 비롯한 10곳이 선정되었다"며 자화자찬하고 있지만, 살인요법에서 한 걸음도 전진하지 않은 병원뿐이다. 이런 말은 좀 그렇지만 암 마피아의 가족을 칭찬하는 것과 같다. 한 가닥 희망으로 문을 두드리면 그곳에는 항암제와 방사선, 수술의 '세례'가 당신을 기다리고 있다.

✽ 각 암센터는 어디든 적자 경영난

인기배우 랭킹 비슷한 것까지 암전문병원이 하고 있다. 여기에는 심각한 배경이 존재한다. 이들 유명 큰 병원들이 다들 적자상태 경영난에 빠져있기 때문이다.

바로 암 3대 요법의 요새가 잇달아 붕괴 위험을 맞이하고 있는 것이다. 2004년 말, 국립암센터 히가시 병원에서 청소업자의 임금이 약 4억 엔이나 밀려있다는 사실이 발각되었다. 청소업자는 "국립병원이 이럴 수가!"라며 절규했다.

국립암센터는 1962년 설립된 고도의 전문 의료센터로 일본 암대책의 중추기관으로서 진단, 치료, 조사 및 연구를 하고 있다. 일본 암 치료의 상징적 하얀 거탑이 청소대금조차 낼 수 없을 정도로 궁지에 몰려있다. 게다가 8군데 국립병원에서 33억 엔을 미납한 사실이 발각되었다.

심각한 경영난의 배경에는 학살이 기다리는 3대 요법을 꺼리는 암환자의 '고객 이탈' 현상이 있음에 틀림없다. 그만큼 암환자들의 국립암센터 기피, 탈출이 계속되고 있다. 지인인 의사는 웃으며 이렇게 말한다.

"암센터 총장은 다들 암으로 죽어요. 그런 곳에 입원하면 어떻게 될지 빤히 보이잖아요?"

자연치유를 막는 3대 요법

암 치료로 고통당하지 말고 대체요법을 선택하라

❉ 항암제로 물도 못 마시는 괴로움

노래의 여왕은 항암제로 살해당했다. 나는 그렇게 생각할 수밖에 없다. 2005년 11월 6일, 가수 혼다 미나코(本田美奈子) 씨가 세상을 떠났다. 향년 38세, 너무도 젊은 그녀의 죽음에 일본 전체가 울었다.

그녀는 그 해 1월 13일, 급성 골수성 백혈병이라 진단받고 긴급히 입원하였는데 말기에는 이렇게 기록하고 있다.

"그 투병생활은 실로 처참했다. 항암제 부작용으로 입부터 목구멍 안쪽까지 구내염이 생겨 물도 마시지 못하는 상태로, 죽기 직전에는 혼수상태임에도 불구하고 눈물을 흘릴 정도로 힘들어했다고 한다." 〈주간 신쵸(新潮)〉 2005년 11월 7일

그녀는 항암제 부작용으로 머리카락은 모두 빠지고, 38kg밖에 나가지 않았던 체중은 30kg까지 빠져 깡말라있었다. 그 모습을 상상하는 것만으로도 괴롭다. 정말 잔혹하다. 과연 이것이 제대로 된 치료라고 말할 수 있는가.

5월에 받은 제대혈(臍帶血) 이식이 간신히 성공, 병세에 약간 차도를 보였다. 제대혈은 탯줄과 태반에 들어있는 혈액으로 적혈구와 백혈구 등의 혈구성분을 만드는 조혈세포를 다량 포함한다. 출산 시에 제거한 것을 냉동보존해서 백혈병 환자에게 이식한다. 그러나 이것은 솔직히 말해서 실로 우스꽝스러워 보인다.

✳ 유전자 이상으로 일어나는 '혈액암'

'혈액암'이라고도 불리는 백혈병은 도대체 어떤 병인가? 피를 만드는 조혈줄기세포가 암으로 변해서 골수와 혈액 속에 이상백혈구가 증식한다. 백혈병 유형에 따라 '골수성'과 '림프성'으로 크게 나누어진다. 전자의 경우는 성인 백혈병의 약 80%를 차지한다.

또한 진행속도 차이에 따라 '급성'과 '만성'으로 구별된다. '급성'은 수

개월 만에 생명의 위험이 있는 경우도 있다. 반대로 '만성'은 천천히 진행된다. 그러나 만성 유형도 발병부터 3~5년 후에 급성으로 전환되는 경우도 많다고 한다. 다만 이들은 병원에서 기존 치료를 받은 환자를 관찰한 경우이다.

그 외에 진성 다혈증, 본능성 혈소판증, 다발성 골수섬유증, 성인T세포성 백혈병 등이 있다. 만성 백혈병의 원인이 ATL바이러스 감염에 의한 것이라고 판명된 경우를 제외한 나머지 백혈병은 '원인 불명'인 채이다.

일본에서의 백혈병은 암 전체의 2~3%로 비교적 드문 암이다. 그리고 기본적으로 모두 혈구세포의 분화, 성숙기구에 유전자 이상이 일어나 발병한다.

✳ 조혈기능을 죽이는 무서운 치료

백혈병의 초기증상은 다음과 같다.

미성숙 백혈구의 아구세포(芽球細胞)가 혈액 속에 늘어나 적혈구와 혈소판이 정상적으로 증식되기 어려워진다. 그 때문에 빈혈과 출혈증상이 나타나며 결국은 몸의 면역기능 붕괴로 인한 2차적 감염증에 걸리기 쉬워진다.

당신이 백혈병 진단을 받았다고 가정해 보자. 그럼 거의 100% 항암제를 투여한다. 일본에서의 백혈병 치료는 화학요법뿐이라고 해도 좋다.

《암 최신치료법》이라는 책에 의하면 "다른 대다수의 암과 달리 병원균이 있는 곳을 외과적 수술로 제거하기 힘들다. 그래서 화학요법을 중심으로 치료하게 된다. 그러나 강력한 화학요법을 실시하면 암세포뿐만 아니라 정상적인 골수세포도 죽여 버려, 일시적으로 조혈능력을 잃게 된다"고 한다.

현대의 암 치료란 불타오르는 집에 기름을 부어 불을 끄려고 하는 것과 같다. 익살을 넘어, 온몸을 전율하게 만드는 참극을 확대시키고 있다. 현대 의학은 부작용, 위험성도 제대로 알고 있다. "그래서 무균실 사용과 수혈 등 지시요법이 필요한 것이다"라는 말에 할 말을 잃게 된다.

✽ 완치가 아니라 '관해(寬解)'라는 표현을 쓰는 이유

이들 치료는 항암제의 독으로 암이 된 조혈줄기세포와 백혈구를 죽이고 자 한다. 이에 따라 일시적으로 이상세포가 감소하는 경우도 있다. 그러면 발열과 같은 백혈병 증상은 일시적으로 경감 또는 소멸한다. 이를 의사는 '관해(寬解)'라고 부른다. 이 관해율이 이제는 80%를 넘는다고 현장 의사 들은 당당하게 밝힌다. 그러나 그들이 '완치(完治)'라고 부르지 않는 이유 는 '일시적 억제'라는 사실을 충분히 잘 알고 있기 때문이다.

도저히 간과할 수 없는 사실은 항암제는 생명력의 기본이라고도 할 수 있는 면역력을 철저하게 공격한다는 것이다. 항암제는 세포분열이 활발한 세포를 모두 섬멸한다. 그래서 머리카락이 빠진다. 혼다 미나코 씨도 치료 개시와 함께 탈모가 시작되어 온종일 모자를 쓰고 있었다고 한다. 젊은 여 성으로서는 견디기 힘들었을 것이다. 세포분열이 활발하기는 소화기계의 내부 점막세포도 마찬가지이다. 그러니 끔찍한 구내염으로 물도 마실 수 없게 되는 것도 당연하다.

따라서 거기에 '골수 이식'과 '제대혈 이식' 등의 치료를 더한다. 이들은 조혈기능을 보완하는 작용을 한다. 이렇게까지 악전고투(惡戰苦鬪)하여도,

예컨대 혼다 씨가 고생했던 급성 골수성 백혈병의 5년 생존율은 40% 미만이다. 60%는 항암제 치료로 힘들어하다 목숨을 잃게 된다.

✽ 액셀과 브레이크를 동시에 밟는다

의료현장에서도 인정하듯 항암제는 독성으로 철저하게 환자의 조혈기능을 파괴한다. 다른 한쪽에서는 조혈세포를 투여한다. 말하자면 액셀과 브레이크를 동시에 밟는 것과 같다. 바꿔 말하자면 매치 포인트, 한쪽에서는 불을 붙이고 다른 한쪽에서는 펌프로 물을 끼얹는다. 그야말로 만화 같은 상황이 아닌가.

암환자는 이런 웃기지도 않는 '거친 치료'를 쇠약해진 몸으로 받게 된다. 건강한 사람이라도 견뎌내기 힘든 치료를 체중 30kg밖에 나가지 않는 혼다 씨가 견뎌낼 리 만무하다.

그녀는 7월에 한 번 '관해'로 퇴원했다. 하지만 '완치'와는 전혀 다르다. 항암제로 인해 일시적으로 증상이 진정되었을 뿐이다. 그리고 9월, 검사에서 재발을 확인, 재입원하였는데 '만성'이 '급성'으로 바뀌어버렸다.

✽ 항암제가 '급성전화'의 원흉이다

이러한 급성전화(急性轉化)의 이유에 대해, 이 치료 매뉴얼은 절대 다루지 않는다. 그것은 암으로 변한 백혈구의 조혈세포에 반항암제 유전자(ADG)

가 발동했기 때문이다. 암세포 속에서 항암제의 '독'에 대한 내성유전자가 작동하는 것이다.

이렇게 되면 항암제의 '독' 공격력은 무력화된다. 한편으로 환자에게는 그 독은 용서 없이 흘러들어간다. 이제 치료라기보다 완전한 '독살 모드' 돌입이다.

만성이라 잔잔했던 백혈병을 흉악한 급성으로 전환시키는 최대 원흉은 당치 않게도 의사들이 필사적으로 투여한 항암제인 것이다. 불타오르는 집에 기름을 붓고 있었으니 당연한 결말이다.

《항암제로 살해당하다 1-항암제 상식편》에서 고발했듯이 항암제는 독 그 자체이자 맹독성 물질이다. 건강한 사람이라도 독을 먹이면 죽는다. 그 맹독을 암으로 쇠약해진 환자에게 투여한다. 이것이 현대 암 치료의 정체다.

1988년 미국 국립암연구소(NCI)의 보고서〈항암제는 강력한 발암물질〉을 일본 암학회는 묵살하고, 엄중하게 함구령을 내렸다. "백혈병은 유전자 이상으로 발병한다"고 그들도 인정하고 있다. 항암제는 유전자를 파괴하는 독극물, 즉 항암제야말로 백혈병의 강력한 발병인자이자 악화인자이다.

❊ 내장까지 잘라내는 거친 치료

"급성전환기에 들어서면 급성백혈병에 맞춘 화학요법을 실시해서 증상을 억제한다. 그리고 비장의 확장에 따른 통증을 덜어주기 위해 비장 절제술을 실시하는 경우도 있다"라고 《항암제로 살해당하다 1-항암제 상식편》에서 밝힌 바 있다. 온몸의 털이 솟는다는 말은 바로 이 경우를 일컫는다.

부작용으로 비명을 지르는 내장까지 잘라내 버린다니!

이런 잔혹한 치료(고문?)를 실시하고 "그러나 한번 급성전화한 후에는 예후(豫後)가 불량하여 평균 생존기간은 반년 미만이다"라고 하니 벌려진 입을 다물 수가 없다. 무엇을 하든 반년 안에 죽는다고 아무렇지 않게 말하고 있다. 급성전화시킨 건 그들이 투여한 항암제가 원흉이지 않은가! '백혈병 조직이 반항암제 유전자(ADG) 작용으로 악성화' 이것이 급성전화의 메커니즘이다.

❈ 암과 싸우는 NK세포를 죽이고도 치료인가

그러나 그들의 매뉴얼에는 반항암제 유전자(ADG)의 존재와 작용에 관해서는 500쪽 남짓한 책 속에서 한 글자, 한 줄도 다루지 않는다. 암세포가 가진 내성유전자의 존재에 대해 다루는 것이 터부시되는 이유는 그들의 밥줄인 암 치료의 무효성을 바로 정면에서 증명하기 때문이다.

항암제가 총공격하는 것은 모근과 소화기점막만이 아니다. 최악의 부작용은 '조혈기능 파괴'이다. 적혈구는 격감하여 악성빈혈이, 혈소판도 섬멸되어 내장출혈이 시작된다. 다장기부전으로 급사하는 비극도 다발한다. 가장 비극적인 것은 백혈구가 괴멸한다는 점이다. 백혈병에 의한 백혈구 격감과 함께 항암제로 더욱 섬멸한다. 참으로 엉망진창이다.

백혈구야말로 암세포와 싸우는 면역력의 요점(요소)으로 그 중에서도 NK세포는 암세포를 공격하여 증식을 억제한다. NK세포 감소는 암세포 증식을 의미한다. NK세포는 암과 싸우는 자연치유력 그 자체로, 이 정예부대에 의사가 투여한 항암제는 맹렬히 덤벼들어 섬멸시킨다. 암과 싸우는 아군을 철저히 공격한다.

블랙코미디를 넘어서 마음이 얼어붙는다. 항암제의 본성은 암세포 응원제에 지나지 않는다.

✱ 결국은 암이 아니라 감염증으로 죽는다

백혈병에서 항암제 투여로 가장 기뻐하는 건 백혈병 세포다. 유치원생이라도 알 수 있는 이치를 최고학부를 우수한 성적으로 졸업하고 의사면허를 취득한 잘난 의사 선생들은 이해할 수 없는 것이다. '바보의 벽'은 이것을 이르는 말이다.

혼다 씨는 무균실에 수용되었다. 그것은 이러한 엉터리 치료를 받고 있었다는 사실을 의미한다. 강력한 '독'인 항암제로 인해 면역력이 제대로 남아있겠는가. 외부에서 바이러스 등의 병원균과 기생충이 침입하여 쇠약해진 몸을 점점 좀먹게 된다.

"항암제를 맞은 암환자는 대부분 곰팡이투성이로 변해, 감염증으로 죽게 된다."

이것이 현대의 '하얀 거탑'에서 자행되는 암 치료의 모습이다. 이를 의사도, 간호사들도 성심성의껏 사랑과 정열을 담아서 하고 있으니 참을 수 없다. 그러나 '살해당하는 쪽'은 그야말로 도탄에 빠져, 처절한 고통을 겪고서 숨을 거둔다.

✳ 항암제의 독으로 인한 끔찍한 부작용

백혈병에 사용되는 대중적인 항암제로 엔독산(CPA)이 있다. 아마 혼다 씨에게도 투여했을 것이다. 이것은 "DNA 등 유전자 사슬을 알킬화(변성)하여 합성을 막아 암세포 증식을 멈추게 한다"고 의학전문서적에 나와 있다.

그 부작용은 ①경련·의식장애, ②혼수상태, ③오심·구토, ④쇼크, ⑤골수 억제(조혈기능 파괴), ⑥혈뇨, ⑦표피 괴사, ⑧간질성 폐렴, ⑨심근장애(심부전 등), ⑩동통(찌르는 듯한 아픔), 이외에도 20가지 이상으로 나열하기 힘들다.

너무도 끔찍해서 절규할 수밖에 없다. 혼다 씨의 유가족이 40여 종에 이르는 이러한 부작용을 보게 된다면 쓰러지지 않을까. 특히 ③오심·구토로 백혈병 치료를 받는 환자의 91%가 고생하고 있다.

혼다 씨의 경우 "항암제의 부작용으로 목숨을 잃었다"라는 말은 정답이 아니다. 정확하게는 "항암제를 사칭한 맹독극물 투여로 독살되었다"라고 말해야 맞다. 앞의 ①~⑩과 열거하지 못한 20종 이상의 '부작용'은 실은 독에 의해 온몸의 장기가 절규하는 외침이다.

✳ 항암제는 백혈병을 유발한다

백혈병의 원인에 대하여 도카이(東海)대학 의학부장인 호리타 도모미츠(堀田知光) 교수가 충격적인 증언을 했다.

"방사선과 항암제 등의 화학물질은 백혈병을 유발하는 원인의 하나라고 생각된다. 그리고 과로나 스트레스는 체내 면역력을 감시하는 'NK세포'를 줄인다고 생각된다. 이 면역력의 저하가 백혈병을 시작으로 하는 암의 위험증대로 이어진다."〈주간 포스트〉 2005년 11월 25일

여기서 현역 전문의이며 교수이기도 한 의사가 스스로 "암 치료의 방사선, 항암제는 백혈병과 같은 암을 유발한다"고 인정하고 있는 점에 주목해야 한다. 정상적인 성격의 사람이라면 "이상하잖아!"라며 책상을 치며 벌떡 일어날 것이다. "백혈병 환자에게 백혈병을 유발하는 '독'을 주는 것이 치료라고 할 수 있나!"라고 말할 것이다.

이에 대해 제대로 대답할 수 있는 의사는 한 사람도 없다. 단지 새파래진 얼굴로 꼼짝 않고 서 있을 것이다. 그 광경이 눈에 보인다. 분명히 진심을 대답해 보자. "항암제는 백혈병에는 효과가 없지만 병원 경영에는 효과가 있다"라고.

✳ 이런 사람이 암에 잘 걸린다

인과응보(因果應報)라는 말이 있다. 이 말은 "나쁜 짓을 하면 나쁜 결과가 나온다"는 의미로 해석할 수 있다. 이를 '인과율(因果律)'이라고 부른다. 혼다 씨에게 백혈병이라는 '나쁜 결과'가 찾아오게 만든 '나쁜 원인'이 있었을 것이다. 그 '나쁜 원인'을 생각해 보자.

보도되는 다양한 정보에서 공통적인 그녀의 이미지는 '성실한 사람'이었다. 생전의 그녀를 아는 사람들은 "절대 일을 대충하지 않았다"라고 입을 모아 말한다. 최고의 예방법은 최고의 치료법이다. 혼다 씨의 백혈병의 원

인은 한마디로 말하자면 '과로(過勞)'일 것이다. 거기에 성실하고 진지한 성격도 작용했을 것이다.

이미 앞에 나온 바 있는 야야마 도시히코 의사는 암에 걸리지 않는 비결이라 할 수 있는 생활지도를 실시하고 있는데, 그것은 이른바 '설렁설렁' 건강법이다. 교감신경의 과도한 긴장을 초래하여 암과 싸우는 면역력(백혈구)을 감소시키지 않도록 '분발하지 않기', '체면 따지며 살지 않기', '불평을 늘어놓지 않기' 등등을 지도하고 있다.

❋ 왜 연예인에게 백혈병이 많은가

나쓰메 마사코(夏目雅子), 와타나베 켄(渡部謙), 이치가와 단쥬로(市川団十郎), 요시이 레이(吉井怜) 등 연예인에게는 유독 백혈병이 많다. 개그 콤비 '컨닝'의 나카시마 다다유키(中島忠幸)도 주목을 받고 인기가 급상승했던 2004년 연말에 발병해 투병생활에 들어갔다.

일본인의 백혈병 발병위험은 10만 명당 약 6명이다. 이에 비해 연예인은 약 1만 1,000명, 평균치로 보자면 0.6명 정도의 발병률이어야 한다. 무명 연예인 중 백혈병으로 쓰러진 경우도 고려하면 상당히 높은 발병률로 간주된다.

그들의 공통적 요소로는 우선 과다한 스케줄을 들 수 있다. 내일의 보증이 없다는 불안감으로, 들어오는 일은 점점 스케줄에 편입된다. 혼다 씨와 비슷한 비극을 겪은 나쓰메 마사코 씨도 연일 계속되는 무대출연 중에 발병했다. 그녀는 어린 시절부터 병약해서 수술을 거듭했다고 한다. 그리고 절대 일을 대충하지 않는 연예계에서도 유명한 '노력가' 였다고 한다.

과로, 스트레스, 중압감 거기에 필사적으로 견뎌내려는 노력, 그리고 책임감……. 이 모두가 교감신경의 과도한 긴장을 초래하여 암세포와 싸우는 면역력(림프구)을 감소시킨다. 한편으로는 암세포를 활성화시키는 과립구를 증가시켜 암 발병의 빌미가 된다.

이렇게 보면 혼다 씨는 백혈병에 걸리지 않는 쪽이 이상하게 느껴질 정도의 가혹한 매일을 보내고 있었다는 사실을 알 수 있다.

✲ 전자파 피폭도 발병요인

연예인에게 백혈병이 많은 원인의 하나로 전자파 피폭도 무시할 수 없다. 나는 일찍이 TBS 본사의 전자파를 몰래 측정한 일이 있다. 복도, 로비에서 3~4mG(밀리가우스)가 측정되었는데 이는 일반 가정과 사무실의 10배 이상에 해당한다.

국립환경연구소의 조사에 따르면 1mG에 비해 4mG 환경에서 생활하는 아이들의 백혈병 발병률은 4.7배라고 한다. 명백하게 전자파 피폭은 강한 발병원인이다.

무수히 많은 조명 램프, 음향기기, TV카메라 등등 스튜디오 안은 수십 mG에 달하는 무시무시한 전자파 오염공간임은 의심의 여지가 없다. 전자 생체학의 세계적인 권위자인 뉴욕주립대학의 로버트 베커 박사는 "실내 전자파가 10mG를 넘으면 바로 이사해야 한다"고 충고한다. 그만큼 너무 위험하다는 것이다.

마찬가지로 무대와 콘서트 회장도 강한 전자파 피폭을 피할 수 없다. 연예인에게는 가혹한 스케줄에 더해 전자파 피폭이 과중한 스트레스가 된다. 연예인을 동경하는 사람이 많은데, 그들은 일반인들보다 훨씬 발암하기 쉬운 상황에 놓여있다. 이 점은 알아두어야 할 것이다.

✷ 최선의 치료는 절대적 휴식이다

작고 가련한 노래의 여왕, 혼다 미나코 씨를 구할 방법은 없었을까? 나는 혼다 씨를 구할 길은 있었다고 확신한다.

우선 혼다 씨에게 필요한 치료는 절대적인 휴양이었다. 암은 마음과 몸의 과로(교감신경의 과다 긴장)에 따른 면역력(림프구) 감소로 발생한다. 그러니 심신의 과로와 스트레스로부터의 해방이야말로 최대 치료법이라 할 수 있다. 그렇게 한다면 혼다 씨의 면역력(NK 활성)은 회복된다. 즉, 백혈병에 대한 저항력이 증가하여 백혈병 세포는 감소, 회복하게 된다.

그러나 긴급 입원한 그녀는 맹독인 항암제 투여라는 무시무시한 심신 스트레스 상황에 던져졌다. 백혈병이라는 심신 피폐에 더해져, 맹독이 면역력을 죽이는 '독성물질 투여'에 심신은 더욱 쇠약해져 증상은 악화되었고, 결국 독성물질 중독사로 이어졌다.

아이들이라도 안다. '독살 시나리오'로 노래의 여왕은 숨을 거두었다는 사실을.

✽ 삼림욕으로 면역력의 경이로운 증가

'전지(轉地) 요양' 같은 기분전환도 중요한 치료법이다. 전지요법은 일상적인 스트레스 자극에서 벗어나 청신한 환경에서 휴식을 취하는 요법이다. 그 효과는 의학적으로도 증명되었다.

대표적 예로 '삼림욕(森林浴)'이 그렇다. 임야청(林野廳)과 일본의과대학 등의 연구에 따르면 사람의 NK세포 수, 세포 내 항암단백질을 증가시켜 면역력 지표인 NK 활성이 증강된다는 것이 확인되었다. 스트레스 상태인 12명의 피실험자를 나가노(長野) 현의 삼림에 3일간 머무르게 한 뒤 관찰한 흥미진진한 실험이다. 피험자의 혈액검사 결과, NK 활성은 첫날 26.5% 급증, 둘째 날에는 52.6%나 급증하여 연구자들을 놀라게 했다.

이는 삼림의 방향성분인 피톤치드의 효과로, 히노키 향을 맡은 것만으로 혈압 안정, 맥박 저하, 안정 뇌파(알파파) 증대 등 스트레스 경감이 확인되었다. 물론 녹음으로 둘러싸인 공간의 치유효과도 무시할 수 없다. 그렇다 하더라도 삼림욕의 경탄할 만한 면역력 부활효과는 괄목할 만한 것이다.

혼다 미나코 씨도 과중한 스케줄에서 해방되어 삼림지대에서 휴양했더라면 면역력이 급속히 증대되어 백혈병은 깨끗이 사라졌을 것이다. 온천지라면 온천에 의한 따뜻한 물의 치료효과도 더해질 것이다.

✽ 웃는 것만으로 면역력이 강해진다

웃음의 효과도 빼놓을 수 없다. "안 웃는 사람은 암에 걸리기 쉽다"고 암

전문의들은 입을 모아 말한다. 웃으면 쾌락호르몬(엔도르핀)이 분비된다. 이것은 NK세포의 증가를 촉진한다.

웃은 뒤 피실험자 16명 중 15명에게서 암과 싸우는 면역력 '인터페론'의 활성화가 입증되었다. 웃는 것만으로 인터페론 활성은 최대 70% 가까이 증가한다. 아보 교수도 "웃는 일은 엄청난 효과가 있다"라고 단언한다. 대다수의 양심적인 암전문의는 웃는 건 최대의 치료법이라고까지 단정지어 말한다.

혼다 씨가 만약 친구들과 담소를 나누고, 라쿠고(落語 : 우리나라의 만담과 비슷한 일본의 전통적인 1인 코미디) 등으로 배를 잡고 웃으며 휴양기간을 보냈더라면 백혈병은 완치되었을 것이라고 확신한다. 거기에는 지옥의 고문인 항암제의 '독살'이 아닌 극락과도 같은 치유와 평안, 그리고 희망의 날들이 있기 때문이다. 다시 한 번 암 치료의 참혹함, 잔혹함에 마음을 찢긴 것만 같은 기분이 든다.

포기하지 말자!
암은 자연치유력으로
나을 수 있다

5장

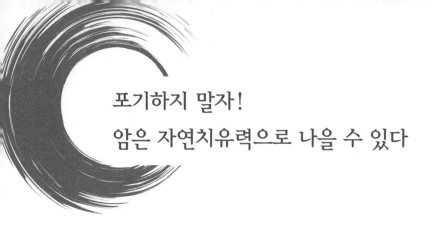

포기하지 말자!
암은 자연치유력으로 나을 수 있다

••• 암 치료의 기본

먼저 식사습관을 바꾸자

✱ 과식은 만병의 근원

'암(癌)' 이라는 글자를 잘 보면 식품(品)을 산(山)만큼 먹으면 암에 걸린다 (癌)는 의미로, 포식에 대한 경계가 들어있다. "양껏 먹지 말고 배의 80% 정도만 먹으면 의사가 필요 없다" 또는 "60%만 배 채우면 늙음을 잊는다" 는 말도 역시 같은 의미를 가지고 있다. 과식(過食)은 만병의 근원이라는 말 은 이미 상식이다.

요즘 '메타볼릭증후군(metabolic syndrome : 내장비만증후군)' 이라는 금 시초문의 병이 장안의 화제가 되고 있다. 요컨대 고도비만, 고혈당, 고혈압, 고지혈증의 증세를 동반한 병을 말한다. 속칭 '죽음의 4중주' 라고도 불리는데 이렇게 부르는 쪽이 더 현실적이다.

이들의 사망 위험은 건강한 사람의 약 38배에 달한다며 연구자들은 경종을 울리고 있다. 일본 고령 남성의 2명 중 1명이 이 메타볼릭증후군의 위험 레벨이다. 그러고 보니 주위 동년배들을 봐도 다들 보기 좋게 배가 나왔다.

나는 걱정돼서 "어떻게 뱃살 좀 빼보지?"라고 물어보지만, 하루아침에 되는 일은 아닌 듯하다. 하지만 원흉은 분명하다. 바로 과식이다.

✱ 식사를 무시한 현대의료는 사기

옛날부터 일본에는 "병은 입으로 들어온다"라는 식이요법 사상이 전해져 왔다. 고대 그리스의 의사 히포크라테스는 "음식으로 못 고치는 병은 의사도 못 고친다"는 말을 했다. 즉 사람은 먹은 음식 때문에 병에 걸리는 것이다. 이를 바꿔 말하면 먹은 음식으로 병이 낫는다는 것이다.

다시 말해서 나쁜 것을 먹으면 나쁜 체질이 되고, 좋은 것을 먹으면 좋은 체질이 된다. 이 인과응보, 즉 '인과율' 이야말로 식사요법의 근간이 된다. 그런데 현대의료는 식사요법을 묵살하고 있다. 대부분이 가짜이거나 사기다.

그 증거로 병원식을 보자. 선배가 악성종양으로 입원했을 때, 병문안을 갔다가 허술한 병원식을 보고 내 눈을 의심했다. 푹 퍼진 생선조림에 삶은 채소와 국, 한눈에 신선하지도 않고 영양가도 없다는 것을 알 수 있었다.

더욱이 믿기 힘들었던 건 모든 환자에게 초라한 급식을 주고 있었다는 점이다. 각각의 증상과 질환에 따라 식사를 엄선해야 한다는 것은 식사요법의 기본이다. 현재 병원에서 입원환자에게 주는 식사는 거의 강제수용소의 '사료' 수준이지 않은가.

✽ 도쿄대학 교수들은 대체요법 덕분에 살았다

〈건강정보신문〉 편집장 우와베 가즈마(上部一馬) 씨로부터 흥미진진한 이야기를 들었다. 도쿄대학 의학부 암전문의 교수 4명이 자신이 암에 걸리자 항암제를 단호히 거부하고 대체요법으로 건강하게 살고 있다는 것이다.

이들 4명의 교수들을 암에서 구한 것도 같은 도쿄대학 교수인 A의사로, 그는 퇴직 후에 작은 클리닉을 개원하고 자택 채소밭에서 무농약 유기재배에 힘을 쏟으며 지내고 있다. 그는 암 대체요법에 눈뜬 후 프로폴리스요법을 이용하여 치료에 성과를 올리고 있었다. 프로폴리스는 벌집에서 추출한 약효성분으로 로마시대부터 의료현장에서 사용되고 있다.

A의사는 같은 대학 출신이라는 친분 탓인지 암으로 고생하는 4명의 의사에게 프로폴리스를 투여하고 생활지도를 하여 그들을 암으로부터 훌륭히 생환시켰다. 그런데 유감스러운 것은 이렇게 식사요법으로 암을 고친 암전문의들이 도쿄대학 병원에서 자신은 단호히 투약을 거부했던 맹독 항암제를 부지런히 내원 암환자에게 투여하고 있다는 사실이다. 그러면서 여전히 이렇게 말한다.

"대체요법? 그런 엉터리를 믿으면 안 됩니다!"

✱ '암 식사요법의 아버지' 거슨 박사의 고난

'의식동원(醫食同源)' 이것은 동양의학의 비결이다. 의식동원이란 질병 치료와 식사는 인간의 건강을 유지하기 위한 것으로, 그 근원이 동일함을 이르는 말이다.

막스 거슨 박사는 식사요법을 말기암 환자의 치료에 이용하여 괄목할 만한 성과를 올린 사람이다. 그것도 반세기 전에 말이다. 하지만 그의 식사요법은 당시 미국 의학계에서는 완전 묵살당했다. 일본 암학회도 완전 무시하기로 작정했었고, 매스컴조차 거슨 박사의 'ㄱ'자도 기사화하지 않았다. 매스컴도 암 마피아의 일원임을 알고 나면 딱히 이상할 것도 없다.

일본에 '거슨요법'을 소개한 사람은 재야 의료저널리스트 이마무라 고이치 씨다. 그가 번역한 거슨 박사의 《암 식사요법 전서》는 일본 암 치료에 굳건히 세워진 희망의 금자탑이 되었다. 이제는 전 세계 전문의들이 거슨 박사를 '암 식사요법의 아버지'라 부르고 있다. 하지만 거슨 박사의 생애는 그리 평탄하지 못했다.

1946년, 거슨 박사도 참석한 미국 상원의 암문제 조사위원회는 거슨 박사의 치료실험에 경탄했다. 한때는 거슨요법의 연구에 보조금을 지원하기로 약속했었다. 그러나 이를 두고 "병은 병원균이 일으킨다"는 파스퇴르적인 고정관념에 사로잡혀 있던 미국 암학회는 방해공작으로 보조정책을 없애버렸다. 의약품 이권이 맞물려 있던 그들은 암이 고작 '식사' 정도로 낫게 되면 곤란했던 것이다.

노벨상을 두 번이나 수상한 것으로 유명한 폴링 박사도 "이는 암 치료의 진보를 방해한 가장 불행한 사건이다"라고 밝혔다.

❋ 인간은 대우주의 일부인 소우주

《암 식사요법 전서》에 기술된 '거슨요법'으로 완치된 말기암 환자 50명의 임상실험 예는 압권이다. 어째서 '식사를 바꾸는 것'만으로 말기암 환자까지 낫게 된 것일까? 거슨 박사는 우선 인간에 관해서는 대우주를 통해서 이해하라고 말한다.

거슨 박사는 스위스의 의학자 파라셀수스(Paracelsus, 1490~1541년)의 다음과 같은 말을 인용한다.

"인간은 우주라는 커다란 우주 속의 모든 법칙에 의존하고 있는 소우주(마이크로 코스모스)다."

또한 거슨 박사는 "육체에는 영양이 필요하며, 이를 통해 인간은 자연과 연결되어 있다. 그리고 어떤 사람이 건강에 좋은 음식을 먹고, 목숨을 단축시키는 음식을 피한다면 그는 지혜와 극기의 인물이다. 인간의 의무는 자신의 생명을 연장시키는 것에 있다"고 말한다.

거슨 박사가 서양적이 아닌, 동양적인 우주관으로 생명을 이해하고 있었다는 사실에 깊은 감명을 받았다. "식사는 그 자체가 유일한 치료법은 아닐지 몰라도, 모든 치료법의 근본이어야 한다"라는 파라셀수스의 말이 떠오른다.

❋ 암은 '근대화'에 따른 퇴화병

거슨 박사는 암은 만성적인 퇴화병(退化病)이라고 단언하며 "암이 진행된 상태라면 주요 장기와 기관은 모두 피해를 입는다. 다시 말해 모든 기관의 움직임에 문제가 발생하여 그 결과 대사 전체에 이상이 생긴다"고 설명한다. 그리고 암이 다발하는 이유를 "식사를 점점 대규모로 근대화시켜온 세계는 비교적 단기간에 암을 포함한 퇴화병의 희생양이 된다"고 설명한다.

암의 원흉은 '근대화' 그 자체에 있었다. 거슨 박사는 다음과 같은 예를 들어 설명한다.

"최신 의학적 관찰에 따르면 암과 무관하기로 가장 유명한 건 훈자 사람들이다. 그들은 히말라야 산속 경사면에 살면서 그 땅에서 나는 자연퇴비로 키운 먹을거리만으로 살아가고 있으며 외부에서 들여온 음식은 여기서는 터부시된다. 그들은 자연스런 농업과 독자적인 생활습관에 따라 살고 있다."

암이야말로 근대문명에 의한 인류를 향한 '선물'인 것이다. 이 무슨 아이러니인가!

"근대문명이 인류에게 가져온 피해는 토양 악화부터 시작되었다. 화학비료는 토양 속의 미네랄 성분을 쫓아내서 토양 속에 벌레가 살 수 없게 함과 동시에 미생물상(微生物相)을 바꿔버렸다."

이렇게 50년 전에 이미 거슨 박사는 근대문명에 따른 토양 파괴, 건강 파괴를 확인했었다.

✽ 거슨 박사가 권하는 식사법

거슨 박사는 자신의 식사요법을 '딱히 특별한 방법이 아니라 극히 당연한 것'이라고 말한다. 즉, '몸이 원하는 자연스런 음식을 자연스런 방법으로 먹는 것'에 지나지 않는다.

그렇다면 거슨 박사가 말하는 '자연스런 음식'이란 무엇인가? 이는 바로 채식(菜食)이다. 간단히 말하자면 채식주의로, 당신도 자신의 치아 배열을 관찰한다면 납득할 것이다.

① **치아 모양** : 대자연은 각각의 동물들에게 '무엇을 먹어야 할 것인가'를 치아 모양으로 계시했다. 사람의 치아는 어금니(5) : 앞니(2) : 송곳니(1)의 비율이다. 따라서 곡물(5) : 야채·과일(2) : 동물식(1)의 비율로 섭취하는 것이 기본이다.

미국 채식운동의 리더인 하워드 라이먼은 "다만 사람의 '어금니'는 이미 완전히 퇴화해서 육식에는 적절치 못하다"고 지적한다. 따라서 100% 채식주의야말로 이상적인 식사라고 주장한다. 이는 신기하게도 거슨 이론과 완벽하게 일치한다. 하워드 라이먼은 저서 《아직도 고기를 드십니까?》에서 육식의 해로움을 설명하고 있다.

② **소화기관** : 하워드 라이먼은 "사자와 같은 육식동물의 소화기관은 몸 길이의 약 3배이고, 사람은 약 12배다. 그리고 고기는 배설까지 5일이 걸리는데 반해, 채식은 1~2일 만에 배설된다"고 말한다.

인류의 소화기관은 육식동물의 약 4배, 그만큼 고기는 소화기에 오래 체류한다. 그래서 이상발효(부패)를 일으켜 인돌, 시카톨 등의 독성물질을 생성하며, 이것이 대장암 등을 다발시킨다.

육식을 즐기는 사람의 대장암 사망률은 채식주의자의 약 4배인데 그것도 그럴 것이 '썩다(腐)'라는 한자도 육식의 해로움을 단적으로 나타내고 있다. ‘중심지(府)’는 소화기관이라는 뜻인데 거기에 ‘고기(肉)’가 들어가면 ‘썩는(腐)’ 것이다.

③ **타액** : “육식동물은 산성 타액을 가지고 있다. 이것이 초식동물(알칼리성)과 다르다. 산성 타액은 고기와 뼈를 소화시키기에 적당하다. 반대로 인류의 타액은 알칼리성이며, 곡물을 씹기 위한 타액효소가 있다. 그리고 위산은 5% 정도로 육식동물보다 강한 산성이다”라고 하워드 라이먼은 설명한다.

따라서 육식, 동물식은 애초에 인류에게는 적당하지 않은 것이다. 그런데 일본의 TV 버라이어티쇼나 요리방송에서는 육류요리로 가득하다. '맛기행' 류 프로그램부터 NHK 요리방송까지 고기, 고기, 고기……. 그야말로 고기의 향연이다. 그 배경에는 거대 스폰서인 식육산업의 ‘압력’이 존재함은 틀림없다.

자국 국민을 이렇게까지 고기와 기름범벅으로 만들고자 하는 미디어도 드물다. 말 그대로 '망국 미디어'다.

④ **소식** : 한 가지 더 거슨 박사가 강조하는 것은 소식이다. “암환자에게는 놀라울 정도로 영양 과다섭취가 공통적으로 나타난다. 현대 암의 배경에는 음식소비의 과잉이 암의 원인으로 분명히 존재하고 있다”라는 F. L. 호프만의 설명을 거슨 박사는 지지한다.

이것도 과식, 편식은 활성산소를 대량 발생시켜 암, 아토피 등 만병의 근원이 된다는 현대 활성산소 이론과 통한다.

✳ 5년 생존율 0%에서 생환

"암을 예방하고 치료도 한다!"는 것이 거슨요법의 근간이다. 그렇다면 우선 필요한 것은 가장 적절한 입문서(가이드북)다. 일본인은 아시아 인종이므로 그 풍토와 식사에 있어 가장 적절한 요법에 몰두하고자 한다.

나는 후쿠시마 가쿠인 대학 교수인 호시노 요시히코(星野義彦) 박사의 저서 《암과 싸우는 의사의 거슨요법》이 최고라고 확신한다. 호시노 박사는 42세 때 말기대장암, 간장암에 걸려 '5년 생존율 0%'라는 죽음의 선고를 받았다. 그 후 16년이 지났고, 암은 완전히 자연 소멸하여 지금은 건강하게 살고 있다.

호시노 박사는 현재 정력적으로 연구 활동과 강연을 하고 있다. 호시노 박사야말로 거슨요법에 의해 죽음의 강으로부터 생환한 산증인이다.

2006년 5월 14일 일본CI협회가 주최한 강연회에서 나는 강사 자격으로 호시노 박사와 함께했다. 그의 활기차고도 건강한 얼굴과 목소리에 감동했다. "같이 열심히 노력해 갑시다!"라며 그가 악수를 청했는데, 손이 아플 정도의 악력에서 거슨요법의 놀라운 힘을 체감했다.

✳ 호시노식 거슨요법의 권유

당시 강연 내용을 일부 소개하겠다. 호시노 박사는 엄격한 거슨요법을 현미밥을 중심으로 일본인에 맞춰 개선해서 제안, 지도하고 있다. 이른바 호시노식 거슨요법이다.

그가 거슨요법을 알게 된 건 이마무라 고이치의 저서 《암 승리자 25명의 증언》을 통해서다. 그 책에서 "암은 전신 대사장애이자 영양장애"라는 설명에 감복했다고 한다. 그 발상은 암 3대 요법과는 전혀 달랐다.

"암세포의 식량 보급로를 차단해서 항복시키면 됩니다. 암을 햇볕에 잘 말려서 자연치유력을 높이는 거죠."

이렇게 말하는 호시노 박사의 엄격함은 장난이 아니다. "엄격함도, 효과도 천하장사급입니다"라며 단상에서 웃던 호시노 박사는 거슨요법을 완화시키고 면역요법을 플러스한 '호시노식 거슨요법'을 제창하며 이렇게 말했다.

"암을 낮게 하려면 엄격하게, 예방하려면 좀 대충해도 괜찮습니다."

✻ 거슨요법의 5가지 특징

거슨요법의 5가지 특징은 다음과 같다.

① **무염식(염분 제한)** : 소금, 간장, 소스, 된장과 같은 염분(NaCl)이 함유된 식품을 피한다. 그리고 소량의 감염간장 또는 무염간장(KCL), 레몬, 식초, 비네거(서양식초), 마늘, 허브 등을 이용해서 맛을 낸다. 특히 암 치료 초기 몇 개월에서 2년간은 철저히 한다.

② **유지(油脂), 동물성 단백질 제한** : 처음에는 모든 유지류, 육류, 어패류, 유제품, 계란을 금지한다. 단백질은 대두, 밀, 밀기울, 글루텐 등 식물성으로 대신한다. 빵은 국산 밀, 통밀을 먹고 시판되는 빵은 먹지 않는다.

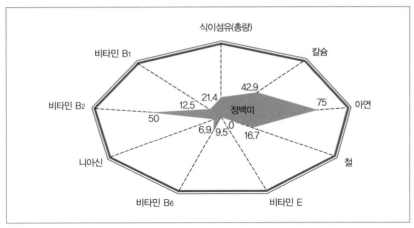

현미밥과 정백미의 성분비교 (현미밥을 100으로 했을 때의 %)

식이섬유(총량)

비타민 B₁   칼슘

42.9

21.4
비타민 B₂   12.5   정백미   75   아연
50
6.9 9.5 0   16.7

니아신   철

비타민 B₆   비타민 E

자료 : 호시노 요시히코 박사 제공

몇 개월 후부터 흰살 생선, 작은 생선(멸치)은 먹어도 된다.

③ **다양하고 많은 양의 야채주스** : 인삼, 감자, 국산 레몬, 사과, 제철 야채를 갈아서 1회 300~400cc 하루 4회 마신다. 채소류는 될 수 있는 대로 자연농법으로 키운 것으로 먹고 가능한 한 신선한 것을 생으로 먹는다.

④ **술, 담배는 금지** : 알코올류, 담배, 카페인 음료, 정제설탕, 가공식품 첨가물(착색료, 보존료 등)은 금지한다

⑤ **곡물, 감자, 콩, 채소, 과일, 견과류** : 미정백 곡류(현미, 배아미, 전립분)인 탄수화물를 먹는다. 콩류, 신선한 채소(국산), 견과류(호두, 잣, 아몬드, 건자두 등), 해조류(미역, 다시마 등)를 충분하게 먹는다.

이와 같은 식습관의 개선은 최근 〈암 원인에 기여하는 비율〉 보고서를 읽어보아도 극히 합리적임을 알 수 있다.

✱ 암 완전극복을 위한 10가지 법칙

다음은 암을 이기기 위한 10가지 법칙을 소개한다.

① **염분 제한** : 암세포는 나트륨에 의한 부종 상태이기 때문이다.

② **가열유 제한** : 가열한 식물유는 활성산소와 결합하여 과산화지질로 변한다.

③ **튀긴 음식 금지** : 튀김은 모두 발암물질이라고 해도 과언이 아니다. 가열해도 좋은 것은 올리브유뿐이다.

④ **동물성 단백질 금지** : 암세포가 좋아하는 것은 동물성 단백질이다. 특히 함유 아미노산을 좋아한다.

⑤ **대두 강력 추천** : 대두의 아미노산 중에서도 특히 알긴은 면역 활성을 높여 암 증식을 막는다.

⑥ **허용되는 기름** : 아마인유, 들깨기름, 차조기기름만 허용한다.

⑦ **대량의 야채주스** : 하루 2~3리터를 마신다. 항암제 대용이다.

⑧ **피토케미컬** : 야채주스에 많이 포함된 항암물질이다.

⑨ **무농약 식품** : 가능한 한 현미와 국산의 무농약 유기농으로 재배된 채소를 먹는다.

⑩ **기타** : 커피 관장(원두커피 액을 관장에 사용함)을 권한다.

이들은 모두 몸속에 체류하는 '독'을 배출하여 전신세포를 활성화시킨다. 이렇게 해서 암환자는 전신퇴화병인 암으로부터 해방되는 것이다. 호시노 박사처럼 말이다.

암을 만드는 지방산과 억제하는 지방산

1. 포화지방산(=동물성 지방)   ↑ 암 촉진
   스테아르산
2. 불포화지방산
   ① 단가 불포화지방산   → 영향 없음
      올레인산(올리브유 등)
   ② 다가 불포화지방산
      A. 오메가6 계열   ↑ 암 촉진
         리놀산(식물성 지방)
         아라키돈산(동물성 지방)
      B. 오메가3 계열   ↓ 암 억제
         α리놀렌산(아마인유, 들깨기름 등)

생야채주스의 암 억제 메커니즘

1. 프리라디컬(활성산소)의 무독화
2. 발암 프로모션(촉진) 억제 효과 – 손상된 DNA를 회복
3. 매크로파지(대식세포) T림프구의 활성화
4. 암세포의 아포토시스(자살) 유도
5. 미네랄 언밸런스(특히 Na/K비율) 회복

✽ 주의! 먹으면 위험한 식품군

호시노 박사가 지적하는 '암을 만드는 음식'은 다음과 같다.

- 고기, 계란 : 아초산염, 항생물질, 각종 식품첨가물 → 전신암
- 햄, 소시지, 베이컨 : 니트로스아민 → 간암, 식도암, 방광암, 신장암 등
- 식용유, 버터, 어패류 건제품, 냉동식품, 염장식품 : BHA 등 산화방지제
- 마가린, 버터 : DBA, 황색 색소 → 간장암
- 백설탕 : 유방암, 췌장암 등
- 수입땅콩, 대두, 옥수수 : 아플라톡신 → 간암, 신장암
- 수입레몬, 오렌지 : OPP → 간장암, 방광암
- 어묵, 우동, 염장 청어알 : 과산화수소 → 십이지장암
- 생선, 고기의 탄 부분 : Try, P, I → 간암, 위암
- 고사리, 고비 : 부타키로사이드 → 방광암, 뇌종양, 폐암
- 커피 : 카페인 → 췌장암, 담낭암
- 알코올류 : 특히 위스키, 소주, 와인 → 구강암, 식도암, 위암, 간암
- 맵고 짠 음식 : 절임, 조림, 고춧가루 등 → 위암
- 뜨거운 음식 : 열 → 식도암
- 저장 곡물 : 에틸렌옥사이드 훈증제 → 백혈병, 위암 등
- 스낵, 과자 : 과산화지질 → 전신암
- 시판 혼합식물유 : 수입 옥수수유 등 과산화지질 → 전신암
- 시판 간장, 된장 : 표백제, 방부제, 인공보존료 → 전신암
- 시판 잼 : 변색방지제, 인공보존료, 타르색소 → 전신암

• 박고지, 말린 살구, 과실주, 천연과즙 : 표백제, 차아유산나트륨 → 전신암

"뭐야, 먹을 게 하나도 없잖아!"라고 한숨을 쉴지도 모른다. 무첨가, 무농약 식품을 추구해야 한다는 중요성을 다시 한 번 통감한다. 호시노 박사도 나쁜 식사를 해온 사람일수록 거슨요법이 효과적이라며 자신의 식생활을 반성하며 이렇게 말한다.

"지금까지 나는 암에 안 걸린 게 신기한 식생활을 해왔습니다. 그야말로 암 인체실험을 해온 것이죠."

이상을 충실히 실행하기 위해서 필요한 것이 '가족의 지지와 요리법'이다. 이것이 바로 지속할 수 있는 비결이라고 단언할 수 있는 이유도 호시노 박사 부인의 헌신적인 간병이 있었기 때문이다. 그의 투병기 《항암제를 거부하라》는 그런 부인에 대한 사랑이야기라고 해도 좋을 만큼 부부애가 담겨있어 감동적이다.

❋ 식사요법으로 암은 치유된다

과연 거슨요법으로 얼마만큼 암이 치유되는가? 피부암의 일종인 멜라노마(악성 흑색육종)의 치유 예를 살펴보자. 이것은 가장 질이 나쁘다고 불리는 암이다.

다음의 그래프는 거슨요법과 통상요법(3대 요법)을 비교한 것이다. '전이 없음'인 Ⅰ기에서는 거슨요법으로 100% 완치했다. Ⅱ기에서도 통상요법의 2배이며, 최악인 Ⅳ기에서는 통상요법의 6.5배의 생존율을 보인다.

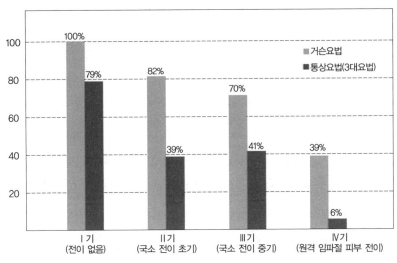

멜라노마(악성 흑색종) 환자의 5년 생존율

자료 : 호시노 요시히코 박사 제공

거슨요법이 3대 요법인 항암제, 방사선, 수술보다도 훨씬 뛰어나다는 사실은 비교 데이터를 봐도 명백하다. 이제 일본의 암 치료는 즉각 거슨 박사를 기본으로 한 식사요법으로 180도 바뀌어야 한다.

"암은 식사요법으로 간단히 낫는데도 불구하고 이 방법을 채용하지 않는 건 대증요법만을 인정하는 건강보험제도에 문제가 있습니다. 환자를 행복하게 만드는 의료로 바뀌어야만 합니다."

건강정보 보급을 위해 노력하는 '준나회'의 데라다 다케시 씨의 말이다. 위정자는 기만과 살육의 의료를 더 이상 계속해서는 안 된다.

암은 낫는다

암에 대한 잘못된 상식을 버려라

❋ 조기암이 6∼7년 변하지 않는 건 전문가에겐 상식이다

곤도 마코토 의사는 《암 치료 총결산》에서 "암이 사라진다는 건 의외일 지도 모르겠지만, 갑상선암뿐만 아니라 다른 장기에서도 사라지는 경우가 있다. 나 역시 초기 위암, 0기의 자궁암 등에서 병변이 소실된 환자를 맡은 적이 있다"고 말한다.

그리고 곤도 의사는 암의 성장속도는 의외로 느린 편이라고 말하며, 일 례로 직경 1cm의 암이 직경 10cm가 될 때까지 걸리는 평균기간은 15년에 서 그 이상이라는 의외의 사실을 밝힌다. 더욱이 "모든 암이 커지는 건 아 니다. 안 커지는 암이나 사라져버리는 암도 있다"고 데이터를 들어 입증하 고 있다.

그의 다음 설명을 보면 아연하게 된다.

"내가 《환자여! 암과 싸우지 마라》라는 책을 낸 후 '암 논쟁'이 일어났 을 때 소화기암 전문의 한 사람은 이 책에 대해 이렇게 쓰고 있다. '조기암 이 6∼7년 정도 변화하지 않는 건 전문가에겐 상식이다'라고. '초기 위암을 3년 방치해도 거의 변화하지 않는다'와 같은 말은 일본의 전문의들에겐 이 미 상식 이전의 문제이다."

"이렇게 '상식 이전'의 상식이라고 해도 일반 독자는 망설일 뿐이다. 전 문가의 상식조차 일반인은 공유할 수 없기 때문이다"라고 곤도 의사는 말한다. 이 '전문가의 상식'을 오 사다하루(王貞治) 감독이나 오하시 교센(大橋巨泉) 씨가 알게 된다면 무슨 말을 할 것인가.

✽ 암은 낫는다. 말기암도 역시 낫는다

"암은 낫는다! 진행된 암도, 손쓰기 늦어버린 말기암도 역시 낫을 수 있다!"

암환자학연구소의 대표 가와다케 후미오(川竹文夫) 씨는 저서 《암이 내게 행복을 주었다》의 첫머리에 이렇게 선언하고 있다. 책의 부제는 '마음이 고쳐준 12명의 기록'이다.

예전에는 "암은 낫는다"고 하면 반드시 "말도 안 돼"라는 조소로 가득 찬 반응이 돌아오기 십상이었다. 하지만 가와다케 씨는 "단 하나, 암은 낫을 수 있다. 이것만은 많은 사람들이 알아주길 바란다"며 그가 책을 쓰게 된 동기를 밝히고 있다.

실은 가와다케 씨 자신도 암환자였다. 1990년 당시 NHK의 프로듀서였던 그는 돌연 암 선고를 받게 되었다. 그리고 그 해 5월에 신장암으로 수술을 받았다. 아직 조기암이었지만 그는 불안과 공포에 휩싸였다. 그리고 스스로 죽음을 컨트롤할 수 없다는 허망함에 고뇌와 번뇌에 빠졌다.

"가장 약한 암환자 중 한 사람이었다"고 그는 당시를 회상한다. 절망 속에서 희망을 찾아 어떻게든 낫고자 노력하던 가운데 그의 책꽂이는 암과 관련된 문헌으로 가득 찼다.

✲ '낫지 않는다'는 신념으로는 '나을 수 없다'

광명이 밝아왔다. 나을 리가 없는 암인데도 거기에서 살아 돌아온 사람들이 많이 있다는 사실을 알았다. 디렉터로서, 그리고 한 사람의 암환자로서 그들과 만나 한층 더 힘을 얻었다. 두껍고 굵은 손으로 툭 하고 어깨를 쳐준 것 같은 격려였다.

실제로 많은 사람이 암에서 살아 돌아오지 않았는가! 그는 1993년 2월 그 감동을 많은 사람들과 나누기 위해, 그들의 행적을 쫓아간 다큐멘터리 방송을 내보냈다. 타이틀은 〈인간은 어째서 낫는 것인가?〉이었다.

반향은 굉장했다. "암은 정말 낫는 거로군요!"라며 방송을 보고 힘을 얻어, 자신의 암이 차도를 보이기 시작했다는 시청자 의견이 쇄도했다. 절망으로부터 살아 돌아온 자신의 인생을 치유한 사람들이 그 체험을 이야기함으로써 이번에는 많은 사람들을 치유하기 시작했다.

그때 가와다케 씨의 마음속에 하늘의 계시와 같은 번뜩임이 스쳐갔다.

'암이 낫기 힘든 건 낫지 않는다는 잘못된 신념 때문은 아닌가?'

가와다케 씨를 덮친 한 순간의 계시는 바로 현대 암 치료의 절망을 설명하고 있는 것이다. 그는 《암이 내게 행복을 주었다》에서 자신이 깨달은 바를 이렇게 말하고 있다.

"의사, 매스컴, 환자 본인과 주위 사람들 그들에 의해 빈틈없이 겹겹이 발라져 굳어진 잘못된 신념이 암을 낫기 힘든 것으로 만들었고, 이렇게 잘못된 신념은 더 견고히 굳어져간다. 그리고 그 무한한 악순환이야말로 암을 괜히 낫기 힘들게 만든다. 많은 사람들에게 이끌려 근근이 계속되어온 내 공부는, 실은 내 안에 이미 자리 잡고 있던 잘못된 신념과의 싸움이었다."

☀ 암에 대한 4가지 잘못된 상식

"암은 세간 일반이 믿고 있는 것보다 그리고 암전문의들이 발표한 것보다는 훨씬 더 나을 가능성이 있으며, 사실 잘 낫는다"고 가와다케 씨는 단언한다. 이건 허세도 억측도 아니다. 그 근거는 의사에게도 완전히 버림받은 말기암 환자조차 보기 좋게 완치된 많은 예를 일본뿐만 아니라 해외에도 있다는 사실을 알게 되었기 때문이다.

그것도 뭔가 기적적인 치료법과 특효약, 세계적인 명의에 의한 것이 절대 아니다. 지금까지 '암은 낫지 않는다'는 신념에 홀렸었던 사람은 '설마' 하며 단지 멍한 표정을 짓고 있을 것이다.

하지만 가와다케 씨는 이렇게 분명하게 말한다.

"어떤 사람들은 거의 아무런 치료도 받지 않고, 말기암에서 살아 돌아왔다."

그는 세간에 만연하는 암에 대한 4가지 상식은 잘못되었다고 말한다.

① 암 치료는 환자에게 커다란 고통을 준다.
② 환자는 무력하기에 모든 것은 의사에게 맡겨야 한다.
③ 모든 말기암은 극심한 아픔을 동반한다.
④ 결국에는 죽게 된다. 암은 곧 죽음이다.

그는 이 4가지 잘못된 '패배적 이미지'가 암을 낫지 않는 것으로 만든다고 말한다. 그 근거는 '치료된 예'가 엄청나게 많이 존재하기 때문이다. "어느 사례이든 '암은 곧 죽음'이 아니라 마음의 전환과 생활습관의 개선에 의해 환자 본인도 암 치료를 위해 절대적인 힘을 발휘할 수 있다는 것을 증명하고 있다"라고 그는 설명한다.

물론 그가 모든 암이 낫는다고 말하지는 않는다.

"다른 대다수의 질병이 그렇듯이 낫는 경우도 있으면 낫지 않는 경우도 있다. 불행하게 죽게 되는 사람도 있으면 죽지 않는 사람도 있다. 중요한 건 아무리 절망적인 상황이더라도 희망은 항상 존재한다는 것이다. 그리고 암으로 죽을 것인가, 암을 쫓아버리고 살아남을 것인가 그건 자신의 결의와 행동에 달려있다."

그의 이러한 자신감을 뒷받침해주는 것은 그의 암환자학연구소에서 발굴한 수많은 완전치유 사례이다. 그 놀라운 활동실적을 한 가지 리포트로 소개하겠다.

✱ 124명! 암 완치자들의 증언

일본웃음학회라는 유쾌한 학회가 있다. 부회장 노보리 미키오(昇幹夫) 의사가 회보 〈웃음학 연구〉(2003년 7월 10호)에 권두 에세이를 실었다. 제목은 '웃어넘겨 암을 고치자' 로, 여기에서 그는 암환자학연구소의 활동을 다음과 같이 절찬했다.

"2003년 4월 19일~20일, 도쿄(東京) 도의 초후(調布) 시에서 말기암 판정을 받았던 124명의 생환자들이 암투병자 1,200명에게 체험을 들려주는 '1,100인 집회'가 열렸다. 주최자는 전 NHK 프로듀서로 13년 전에 신장암으로 수술한 후 암환자학연구소를 시작한 가와다케 후미오 씨다. '암이 한두 군데가 아니었으나 살아 돌아온 사람', '간장에 전이되어 앞으로 3개

272

월 선고를 받았으나 6개월 뒤 암이 사라진 사람', '뇌수, 복수가 찬 말기 난소암으로 심박 정지, 10시간 의식불명에서 살아 돌아온 지 13년', '암센터에서 3년 생존확률 1%, 5년 생존확률은 수치가 나오지 않는다던 폐암이 나은 지 8년', '고(故) 이쓰미 마사타카(逸見政孝) 아나운서와 같은 경성암성 위암으로 같은 병원에서 나을 수 없다는 말을 들었는데 현재 19년째라는 사람' ……. 이밖에도 백혈병, 악성 임파종 등 다양한 암으로부터 살아 돌아와 자신의 체험을 들려주기 위해 손수 도시락을 싸고 여비, 숙박비도 자비를 들여가며 전국에서 모인 사람들이 무려 124명에 달했다."

✻ 암이 사라지는 6가지 원인

암 자연퇴축(自然退縮) 연구의 선구자는 미국의 에버슨과 롤 박사일 것이다. 그들은 이미 1965년 176건의 자연퇴축 사례를 보고한 바 있다.

자연퇴축이란 어떠한 이유로 일어나는 것인가? 전 세계의 연구보고들은 '①감염과 발열, ②호르몬 영향, ③면역력 반응, ④알레르기 반응, ⑤암에 공급하는 영양 저하, ⑥발암물질 배제'라는 6가지를 원인으로 지목한다.

과학적 뒷받침으로 ①감염과 발열에 의한 퇴축 사례를 보고한 것은 약 120년 전 독일 의사 부쉬이다. 암의 일종인 육종(肉腫)이 볼에 생긴 환자는 어느 날 단독균에 감염되어 40도 이상의 고열이 계속되었다. 그러자 그 열 덕분에 암은 퇴축해버렸다. 지금은 암세포가 열에 약하다는 건 상식이다. 42도 이상에서 완전히 사멸한다. 온천요법(溫泉療法)과 암반욕(巖盤浴)이 암에 효과가 있는 것도 납득이 간다.

②호르몬 영향의 경우를 보면 악성 멜라노마(피부암)가 환자의 임신으로 악화되었다가 출산을 계기로 자연퇴축한 예가 몇 가지 있다. 호르몬 밸런스 변화가 암 퇴축을 촉진한 예이다. 유방암, 난소암, 방광암 등 호르몬 영향을 받기 쉬운 암에서 종종 나타난다. 그 이유와 메커니즘은 아직 밝혀지지 않았다.

가와다케 씨는 '생체항상성'에 주목했다. 약 80종류의 호르몬은 생체항상성 조절기능을 관리한다. "어느 날 생체항상성이 무너져 암이 발생한다고 하자. 각종 호르몬은 뇌의 지시에 따라 분비량을 조절하고 체내를 원래의 조화로운 상태로 되돌리기 위해 움직인다. 그리고 결국 암의 존재를 허용하지 않는 환경으로 되돌린다"고 그는 설명한다. 지당한 말씀이다.

③면역력 반응의 경우, NK세포도 발견되지 않았던 시절에는 "뭔가 면역력이 암세포를 공격하고 있다"는 정도의 인식이었을 것이다.

"암은 밖으로, 밖으로 마구 증식하여 덩어리를 크게 만들려고 한다. 하지만 영양을 운반해줘야 할 암 혈관은 꼬여서 혈류가 나쁘기에 덩어리가 커질수록 중심부까지 영양을 공급하는 일이 어려워진다. 그래서 항상 영양 부족이 일어나기 쉽고, 결국에는 내부에서부터 썩기 시작한다"는 ⑤암에 공급하는 영양 저하에 대한 그의 설명이 재미있다.

암은 커지면 증식이 급격히 느려진다. 그러므로 "암세포는 무한 증식하여 환자를 죽음에 이르게 할 때까지 계속 증식한다"는 150년 전의 피르호의 학설은 잘못되었다. 피르호는 당시에 NK세포의 존재조차 몰랐으니 논외로 하자

가와다케 씨는 이상의 암이 사라지는 6가지 요인보다 더 큰 요인으로 '마음'의 작용을 들고 있다. 암과 '긍정적인 전투심'으로 맞선 사람일수록

눈부신 치유력을 보이기 때문이다.

✳ 세례와 기도를 통해 말기암에서 살아났다

신앙이 두터운 사람일수록 암에서 살아날 확률이 높다. 마르크스는 "종교는 마약이다"며 혐오하고 몹시 싫어했다. 일부 지식인 중에는 종교는 미신에 지나지 않는다는 편견을 가지고 있는 사람이 많다. 하지만 그건 과학적, 의학적, 생리학적으로 잘못된 생각이다. 마약은 생명, 인생을 파멸로 이끌지만 진정한 종교심(宗敎心)은 그 사람의 생명, 인생을 구원한다.

일례를 들어보자. 1973년, M. K. 파워스(M. K. Powers) 의사는 유럽 국제학회에서 25세 남성의 암이 정신적으로 치유된 사례를 보고했다.

그 남성은 유대인으로 출생 전에 양친이 이혼, 불행한 소년시대를 거쳐 21세에 세례를 희망했으나 거절된 굴욕감, 죄악감으로 고생하였으며 25세에 고환암이 발병했다. 몇 개월 만에 폐 옆쪽과 경부 임파선까지 전이되었다. 수술 불가와 1개월 시한부 선고를 받았다.

그는 '마지막 희망'으로 세례와 결혼을 희망했다. 그래서 세례를 받고 결혼식을 올린 후, 교회에서 늘 기도하다보니 말로 다할 수없는 행복과 만족에 잠길 수 있었다. 주위사람들은 경탄했다. 말기암은 순식간에 차도를 보이더니, 그 해 가을에는 암도 사라져버렸다. 마침내 완치된 그는 취직했고 그때부터 15년이 흐른 뒤에도 별 탈 없이 건강하고 평화롭게 지내고 있다고 한다.

이것은 그 남성의 무구한 종교심이 말기암을 이겨낸 예이다. 하지만 여기서 무시할 수 없는 사실은 파워스 의사가 동시에 실시한 정신요법이다. 그녀는 치료법으로 최면요법을 활용했다. 청년을 할머니가 귀여워해줬던 시기로 연령 퇴행시키고, 반복하여 행복했던 어린 시절을 체감시킴으로써 자연치유력 즉, 면역력을 눈부시게 높인 것이다.

✳ '웃음'으로 NK세포가 급증한다

파워스 의사가 정신요법으로 완치시킨 25세 청년의 예는 일반적으로 있을 수 없는 '기적'이라 받아들일 것이다. 하지만 지금으로부터 약 25년 전, 일본의 지카미 의사가 발견한 NK세포의 존재에 의해 기적이 아니라는 사실이 입증되었다.

암세포를 공격하는 림프구 중에서도 NK세포는 가장 공격력이 강하다. 암세포를 공격하는 모습은 현미경 관찰로도 입증되었다. 나는 그 모습을 《항암제로 살해당하다 2 - 웃음의 면역학편》에 실었다. 이 책에서 나는 '웃음', '쾌감', '릴랙스'가 NK세포 증식을 촉진하여 면역력을 증진시킨다는 사실을 수많은 학술연구를 통해 증명하였다.

3시간 웃은 것만으로 암환자의 NK세포가 약 6배나 급증한 예도 있다. '웃음'으로 NK세포치가 정상범위보다 적은 환자는 NK세포가 급증하고, 반면에 NK세포가 많은 사람은 정상범위에 가까워진다. 이는 아토피와 류머티즘, 당뇨병 등 다른 질병에도 같은 효과가 있음이 증명됐다.

파워스 의사의 보고서의 청년도 종교심, 유년기의 추억에 의한 행복감으로 NK세포가 증식하여 암세포에 대한 면역력이 급격히 증강되어 암 종양이 자연퇴축하게 된 것이다. 이것은 다음의 메커니즘에 의한 것이다.

'불안이나 고뇌' 는 교감신경이 긴장하여 공격호르몬인 아드레날린이 방출되어 과립구를 증식시키고 암 증식을 촉진시킨다. 이는 《면역혁명》의 저자, 아보 도오루 교수의 이론과도 일치한다. 이와 반대로 '쾌감이나 행복감' 은 부교감신경이 자극받아 쾌감호르몬인 베타 엔도르핀이 분비되어 암세포를 공격하는 림프구(NK세포)가 급증한다. '웃음' 으로 암세포를 퇴치할 수 있는 것도 이와 같은 메커니즘의 일환이다.

❈ 일단 믿자! 반드시 그렇게 된다

미국의 심리학자 엘머 그린(Elmer Green)은 400건에 달하는 암 자연퇴축의 예를 분석하여 이러한 생환에 공통된 요인을 탐색했다. 그 결과는 "반드시 어떤 방법을 깊게 믿고 있었다" 는 사실이었다.

이것은 바꿔 말해서 "암은 낫는다" 는 신념과 통한다. 종종 "믿는 자는 구원받는다"고 하는데 암이 그 경우이다. 다소 빈정거림과 유머를 담아서 말하자면 "정어리 대가리도 믿기 나름"이다. 믿는 대상보다 믿는 마음이 기적을 불러일으키는 것이다.

엘머 그린은 이렇게 충고한다.

"당신이 진심으로 믿을 수 있다면 반드시 그렇게 될 것이다. 깊게 믿는 마음은 뇌 속의 시상하부를 통해 면역기능을 좌우하고 높여준다. 병과 맞서는 태도를 바꾸고 마음을 바꾸고 감정을 바꾼다면 신체의 면역시스템은 반드시 그에 반응하기 때문이다."

이어서 그는 이렇게 마무리짓는다.

"400명이 각각 시험해본 방법은 실로 다양했다. 결국 가장 중요한 건 어떤 방법을 시도할 것인가가 아닌 무언가를 어디까지 믿을 수 있느냐는 것이다. 신앙으로 암이 나은 경우가 존재하는 것도 그 때문이다."

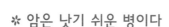

••• 암 극복

자연치유는 기적이 아니라 당연한 것이다

✲ 암은 낫기 쉬운 병이다

암환자학연구소의 멤버는 암환자가 중심으로, 실로 독특하고 진지한 그룹이다. 이 단체의 대표 가와다케 후미오 씨도 신장암이 발병했는데, 당시에 자신은 의사만 믿는 약한 환자였다고 밝혔다.

가와다케 씨는 의사에게 "재발을 막을 방법은 없다. 폐와 뇌로 전이되었을 수도 있다"고 냉정하게 버림받고서야 깨달았다. 암을 고치는 건 의사가 아니라 자기 자신이라고. 그 후 맹렬히 자연퇴축 연구를 시작했고, 그러다 보니 어느새 세계 굴지의 암연구자가 되어있었다. 아무튼 국내외 취재로 분주했다. 대상은 말기암에서 살아 돌아온 수많은 암환자들이었다. 그는 "암은 낫는다. 암은 자연퇴축한다"는 것을 확신했다.

현직 NHK 프로듀서였던 그는 1992년 다큐멘터리 〈인간은 어째서 낫는 것인가?〉를 제작, 방영했다. 방송에서 소개된 사람들의 웃음은 전국에 충격을 주었다. 암은 낫지 않는다는 '미신'을 뒤엎은 기념일이라고도 할 수 있다.

그는 1994년에 저서 《암이 내게 행복을 주었다》를 출간했다. 이 책은 전국에 있는 입원환자들의 필독서가 되었다. 이 책에는 "암은 낫는 병이다"라며 구체적인 자연퇴축 사례들을 과학적 근거를 덧붙여 소개하고 있다.

그가 뿌린 한 알의 씨앗은 전국 각지의 암환자 마음속에 삶을 향한 희망의 씨앗이 되어 하늘을 향해 크게 싹틔우기 시작했다. 그리고 1997년 자원봉사 단체인 '암환자학연구소'를 발족했다.

❋ 환자의 2가지 약점이 문제

그는 몇백 명에 달하는 말기암을 자연퇴축시켜 생환한 환자들에게서 깊은 진리를 배웠다. 그들에게 공통적으로 보이는 치료방법과 나으려는 마음가짐을 배움과 동시에 암전문의 십수 명과도 흉금을 털어놓는 스터디 모임을 지속했다. 그러던 중 말기암조차 낫게 만드는 과정이 보였다. 그는 결사적으로 몸에 익힌 '완전치료 법칙'을 3개의 비디오에 담았다.

그는 먼저 암환자들이 가지고 있는 2가지 약점은 바로 ①정보 부족과 ②비관적 이미지라고 지적한다. 그러면서 이렇게 단언한다.

"우선 그것부터 해결해주고 싶다. 그리고 나면 암은 실은 낫기 쉬운 병이다. 의사에게 무슨 말을 들어도 당황할 필요 없다. 노력하는데 어째서 잘 안 되지? 수술로 나았을 텐데, 어째서 재발하고 전이된 거지? 이런 의문과 탄식, 불안도 해결할 수 있다."

✳ '암은 낫는다' 이 사실에 눈뜨자

그 비디오는 '잘못된 마음, 식사, 생활습관'이 원인이 되어 그 결과로 '암'이 생겨난다는 과정을 그림으로 보여준다. 그리고 "싫은 일도 해석에 따라 스트레스가 되기도 하고 희망이 되기도 한다"는 도해와 "신념을 받침점으로 지식의 지렛대 끝을 행동으로 움직인다" 등의 알기 쉬운 이미지로 표현되어 있다.

비디오 3편의 주요 내용을 간단히 정리하면 다음과 같다.

① 제1편 : 잘 알면 암은 절대 두렵지 않다(잘못된 암 상식, 원인을 없애면 암은 낫는다, 암을 고치는 세 가지 기둥, 암의 자연치유)

② 제2편 : 이렇게 해서 암은 낫는다(재발 예방 모델, 암을 고치는 생활습관, 암을 고치는 식사, 변화하는 세계의 암 의료)

③ 제3편 : 마음의 힘이 당신을 치료한다(치료 스위치 온, 스트레스 컨트롤, 마음의 치유력, 이전보다도 훨씬 건강, 완전치유 신의 3가지 보물)

이 비디오를 통해 얻을 수 있는 것은 다음과 같다.

• "암은 낫는다"고 진심으로 느껴진다.

• "말기암이라도 괜찮다"는 자신감이 생긴다.

- "나을 거야!"라고 가족에게 말할 수 있다.
- 낫기 위해 절대 하면 안 되는 것을 배운다.
- 암에 대한 상식이 180도 바뀐다.
- 재발이나 전이의 불안이 사라진다.
- 암과 싸울 전략을 세울 수 있다.
- 내일부터 해야 할 일을 구체적으로 알 수 있다.
- 의사에게 의지하지 않아도 된다.
- 치료법이 없더라도 희망을 기다린다.
- 암의 원인과 치료법을 알게 된다.
- 치료법은 무수히 많다는 사실을 알게 된다.

✿ 세계의 암 치료는 암 산업이 지배한다

나는 고(故) 이마무라 고이치 씨의 말을 떠올렸다. 그는 일본에 암 영양요법을 소개한 의료저널리스트다. "암에서 목숨을 건진 사람은 의사에게 버림받은 사람과 의사를 버린 사람뿐이다"라는 말에는 이마무라 씨다운 심술궂은 장난기와 같은 유머와 야유가 담겨있다.

세계의 암 치료는 암 산업이 지배하고 있다. 이 진실을 알게 되면 이마무라 씨의 말이 촌철살인(寸鐵殺人)의 말임을 깨달을 것이다.

진짜 목적이 돈벌이라면 암을 고치거나 암환자를 구하는 건 나중 문제다. 암을 고치지 않고 오래 끌게 만드는 치료법을 의학계에 보급한다. 암이 생기도록 사회 각지에 장치를 심어놓고 시장개척에 노력한다. 단순한 맹독

약일 뿐인 '안 듣는 항암제'를 암 치료의 주류로 만들어버린다.

✱ 암 마피아의 남모르는 활동

이러한 사실을 알고 평범한 사람들은 "그렇게 무서운 일이 지금 일본에서 일어나다니!"라며 전율할 것이다. 그러나 일본만이 아니다. 전 세계에서 이들 의료 마피아는 횡행하고 있다.

독자 여러분에게 진실의 일면을 잔혹하게 보여주는 영화를 하나 소개하고자 한다. 바로 〈콘스탄트 가드너(Constant Gardner)〉라는 영화다. 이 영화에서 제약회사의 부정을 밝히려다 독살당하는 영국 외교관의 젊은 아내 역을 맡은 레이첼 와이즈는 이 영화로 아카데미상 여우조연상을 수상했다. 한 나라의 정보기관에서조차 거대 제약자본의 앞잡이가 되어 암살을 자행한다. 그 현실에 당신의 마음은 얼어붙을 것이다.

휴머니즘의 탈을 쓴 의료계의 현실도 한 껍질 벗겨내면 그 자리에 남는 것은 함부로 날뛰는 악마들의 향연이다. 마음씨 착한 가와다케 씨는 이 무시무시한 악마들의 활동까지는 다루지 않았다.

그러나 잔학하고 비도덕적인 암 치료라는 모습을 빌린 잔학과 살육이 끊이지 않는 진짜 이유는 암 마피아라는 존재와 그들의 남모르는 활동이다. 현재의 암 치료란 계획살인과 폭리의 현장에 지나지 않는다는 사실을 알게 되면 모든 암환자는 망연자실할 것이다. 이러한 암 마피아의 손에서 벗어나기 위해서라도 우선 당신은 '의사'를 버릴 필요가 있다.

앞서 말한 비디오 이야기로 다시 돌아가자. 가와다케 씨는 이렇게 자신의 마음을 전한다.

"어떻게든 당신 자신의 목숨을 구하기 위해서라도, 사랑하는 가족의 행복을 지키기 위해서라도 이 비디오를 유용하게 써주기 바란다. 그리고 하루라도 빨리 낫게 되기를 진심으로 기원한다."

이미 전국 각지의 병원에서 그의 비디오가 상영되고 있다고 한다. 그만큼 NPO법인 '암환자학연구소'를 높게 평가하는 의사들이 있다는 것을 의미한다. 기쁜 현실이다. 비디오에 충격을 받은 환자들의 반향도 대단하다.

"모르는 것만큼 무서운 건 없다고 다시 한 번 실감했어요." 가나가와 현, K씨

"암에 걸리게 되는 메커니즘을 매우 잘 알게 되었습니다. 그림과 예시가 많아서 이해하기 쉬웠어요." 도쿄, N씨

❋ 생활습관을 바꿔라

암을 예방하기 위해서는 마음과 마찬가지로 생활습관을 바꾸는 것도 잊어서는 안 된다. 거듭 말하지만 최고의 예방법은 최고의 치료법이다. 다음과 같은 조사에 귀 기울일 필요가 있다.

"배가 부를 때까지 먹는 사람일수록 암에 걸리기 쉽다. 위암환자 588명 중 '배부를 때까지 먹는다'고 회답한 22명 가운데 10명(45%)에게서 암 발생 억제유전자의 기능 저하가 보였다." 도쿄대학 치의과대 조사

"비만여성은 유방암에 걸릴 위험이 날씬한 사람의 1.9배이며 자궁암은 2.5배였다. 그리고 주 2회 운동으로 암 위험도는 20% 감소한다." 아이치현 암센터 조사

"녹황색 채소의 경우 먹지 않는 사람은 먹는 사람보다 암사망률이 19% 높다. 의외로 놓치기 쉬운 건 수면시간이다. 하루 7~8시간 자는 사람이 가장 암사망률이 낮다. 9시간 이상을 자는 사람의 경우 남성은 28%, 여성은 22% 사망위험이 높다. 수면시간 9시간 이상인 사람은 암으로 사망하는 경우를 포함한 모든 사망률에서도 무려 남성 60%, 여성 76%나 높다. 또한 늦잠은 몸에 독이 된다는 사실이 밝혀졌다. 덧붙이자면 술을 즐기는 사람은 마시지 않는 사람보다 암에 걸릴 확률이 10% 낮았다."

이것은 나고야대학 의학부 등 24곳의 기관에서 11만 명을 대상으로 조사한 데이터다. 따라서 '채소를 먹고, 적당히 술을 마시고, 숙면을 취할 것' 이것을 마음에 새겨두자.

하지만 암을 일으키는 원인의 3분의 1을 차지하는 담배는 제외하자. 2000년 한 해 동안 세계에서 담배로 '살해' 당한 사람은 4,300만 명이며 전체 사망원인의 12%를 차지하고 있다.

••• 경이로운 '웃음의 면역학'

웃으면 암은 사라진다

✻ 건강한 사람도 매일 약 3,000~5,000개의 암세포가 생긴다

《웃음의 건강학》의 저자 이타미 지로(伊丹仁朗) 의사는 구라시키(倉敷) 시의 스바루 클리닉 원장이다. 이미 1980년대부터 암의 심신 의학적 치료에 몰두하여 '웃음과 면역학' 분야의 연구에서는 선구자라 할 수 있다.

이타미 의사는 "건강한 사람이라도 매일 약 3,000~5,000개의 암세포가 만들어지고 있다"고 말한다. 이러한 사실 때문에 일본의 암의료, 즉 일본의 의료비 연간 31조 엔의 약 절반을 독점해 온 '암산업'의 막대한 권리가 붕괴되지 않는 것이다.

그들은 "암에 걸리면 의사를 의지할 수밖에 없다"는 고정관념을 서민, 대중, 국민의 머릿속에 심어왔다. 이것은 전 세계가 마찬가지다. 암산업은 지구 규모의 엄청난 비즈니스인 것이다.

❋ '암은 어떻게 할 수가 없다'는 생각을 버려라

암에 걸리면 어떻게 할 수 없다는 생각을 미신처럼 사람들의 머릿속에 계속 심어 주는 데 사용된 이론이 바로 피르호 이론이다. 루돌프 피르호는 독일의 병리학자로 자신의 저서 《세포병리학》에서 이렇게 주장했다.

"암세포는 한번 발생하면 무한히 증식을 계속하여 결국에는 숙주(환자)를 죽인다."

이것이 피르호의 '암세포 무한증식론'이다. 그리고 150년이라는 세월이 흘렀다. 그런데 이 오래되고 곰팡내 나는 피르호 이론이 아직까지 살아남아있다는 사실에 나는 너무나 놀랐다.

앞서 밝혔듯이 인간의 몸속에는 건강한 사람이라도 매일 수천 개의 암세포가 만들어진다. 가와다케 씨는 "암이 피르호가 말한 것처럼 무한히 증식한다면 인류는 100만 년 전에 벌써 멸망했을 것이다"라고 말하며, 현대의학에 아직까지 남아있는 '암세포 무한증식론'을 '피르호의 저주'라고 표현한다.

✻ 킬러세포가 암세포를 공격, 분해, 소멸한다

"암세포는 영원히 분열, 증식한다"는 피르호의 잘못된 이론이 역사의 어둠으로 사라질 날도 얼마 남지 않았다. 인체를 암으로부터 지켜주는 면역력(킬러세포)의 존재가 널리 알려지게 되었기 때문이다.

암을 해치우는 킬러세포(NK세포)를 발견한 것은 놀랍게도 일본인이다. 30년 전에 도호쿠대학의 면역학자, 지카미(千頭) 박사에 의해 발견되었다. 킬러세포는 쉽게 말하자면 암세포를 해치우는 병사들이다. 공격력은 주인인 인간의 기분과 감정에 따라 크게 변화한다는 사실은 잘 알려져 있다.

주인이 침울하면 병사들도 침울해진다. 반대로 주인이 의욕이 넘치면 병사들도 의욕이 넘친다. 가장 전의(戰意)를 고양시키는 것은 '웃음'이라는 사실도 입증되었다. 이타미 지로 의사를 비롯한 여러 연구자들의 실전연구를 통해 웃음과 킬러세포의 관련도 뚜렷하게 판명되었다.

✻ 만담과 코미디로 킬러세포가 급증

《웃음의 건강학》에는 저자인 이타미 지로 의사와 만화가인 사토 산페이 씨와의 대담(對談)이 실려 있다. 다음은 그 대담의 일부이다.

암환자는 림프구의 비율이 낮다

웃음 체험 전의 수치가 평균 수준 이하였던 사람은 웃음 체험 후에 NK 활성이 상승하였고, CD4와 CD8 비율이 너무 높거나, 낮았던 사람은 정상범위 방향으로 향했다.

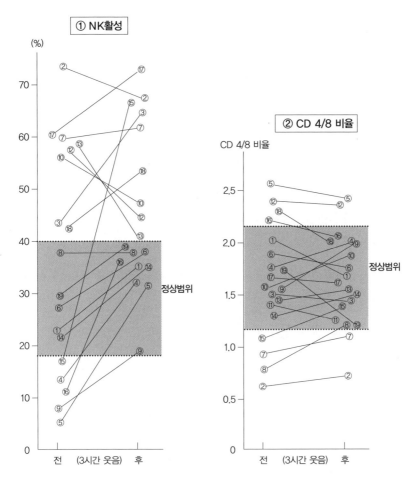

자료 : 《웃음의 건강학》 이타미 지로 저

이타미 : 제가 실시했던 실험결과가 나왔습니다. 실험은 19명의 자원봉사자가 협력해주었으며, 관서지방 희극의 중심지라 할 수 있는 '난바 그랜

드 가게쓰' 코미디 극장의 객석에 앉아 만담과 요시모토 희극(요시모토 야스미가 1912년에 창립한 유서 있는 연예프로덕션 요시모토흥업의 만담 형식의 코미디)을 보고 3시간 정도 크게 웃었습니다. 그들이 웃기 전과 웃고 난 뒤의 혈액성분을 조사해서 비교해 본 결과 우리 신체에 존재하는 내추럴킬러세포(natural killer cell) 즉, NK세포의 움직임이 활발해졌습니다. 다른 면역세포 CD4와 CD8의 비율도 정상화되었고요.

사토 : '킬러세포' 라니, 뭘 죽이는 건가요?

이타미 : 우리 몸속에 있는 암세포를 죽입니다. 암세포를 파괴하는 작용을 태어날 때부터 갖고 있는 림프구와 같은 종류이지요.

사토 : 내추럴킬러세포의 내추럴(natural)은 '선천적으로 갖고 있다' 는 의미로군요.

이타미 : 그렇습니다. 간단히 줄여서 'NK세포' 라고 부릅니다. 인간의 몸속에는 이 NK세포가 50억 개 정도 존재합니다.

사토 : 50억 개! 엄청난 숫자로군요. 림프구와 같은 종류라고 하니 크기는 굉장히 조그만 것이겠군요.

이타미 : 네, 그렇지만 제몫은 합니다(웃음). 암세포를 발견하면 덥석 달라붙어서 물어뜯어 죽입니다. 이러한 활동을 'NK 활성' 이라고 하지요.

이와 같은 과정으로 암세포는 사멸한다. 분해물은 이미 위험하지 않으며 자연히 분해되어 소변과 함께 몸 밖으로 배설된다. NK세포의 활약으로 암세포는 단순 노폐물이 되어버린다. 이러한 NK세포의 활동이야말로 항암작용인 것이다.

NK세포가 자기보다 큰 암세포의 세포막에 달라붙어 공격하는 모습은 꽤나 장대하다. 다음 사진은 NK세포가 암세포에 달라붙은 순간의 귀중한 영상으로 암세포의 세포막을 물어뜯어 암세포는 사멸한다. 죽은 암세포는 세포 밖에서 흘러들어온 색소로 절반 이상 물들어있음을 알 수 있다. 피르호가 이 현미경 영상을 보게 되면 경악하지 않을까.

NK세포가 암세포를 공격하는 모습

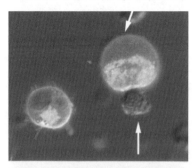

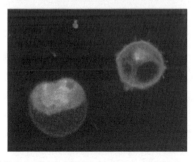

NK세포가 암세포를 공격해서 순식간에 없앤 후 몸 밖으로 배출한다!
위의 사진은 NK세포(하단의 화살표)가 암세포(상단의 화살표)에 달라붙은 순간을 촬영한 것이다. NK세포는 암세포의 세포막을 물어뜯고 내부에 항암제를 해치우는 '물질'을 주입하여 순간적으로 죽여 버린다. 그 물질은 '항암단백질'로 퍼포린(Perforin), 그랜자임(Granzyme A, B 등), 그래뉼라이신(Granulysin)이며, 항암 삼형제라는 애칭이 있다.
아래의 사진을 보면 NK세포의 공격을 받고 세포막이 찢어져 사멸한 암세포는 붉게 물들어 있다. 죽은 암세포는 빠르게 분해되어 소변으로 배출, 흔적도 없어진다. 이것이 '암 소멸'의 메커니즘이다.

자료 : 루이파스퇴르 의학연구센터 제공

✽ 킬러세포가 강한 사람일수록 오래 산다

미국 텍사스대학 샨츠(Schantz) 박사의 연구를 소개하겠다. 그는 구강암 환자들의 킬러세포 강도(세기)를 치료 전에 미리 측정해 두었다. 그리고 A(강하다), B(보통), C(약하다)의 세 그룹으로 나누고 치료 후의 생존율을 비교했다.

다음 그래프는 그 3년 후의 결과이다. 세 그룹에 확연한 차이가 나타났다. 생존율은 A(강하다) : 83%, B(보통) : 62%, C(약하다) : 40%로 킬러세포가 강한 사람의 생존율은 약한 사람의 2배 이상이었다.

요컨대 암 치료의 가장 큰 목적은 이 킬러세포를 강하게 하는 데 있음을 알 수 있다. 이것은 어린 아이들도 아는 사실이다.

두경부(구강, 비강, 인두 등) 암환자들의 킬러세포 강도와 생존율

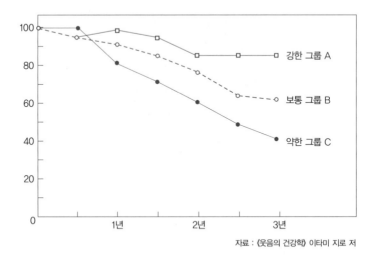

자료 : 《웃음의 건강학》 이타미 지로 저

✱ 킬러세포의 존재를 무시하는 현대 암 의료

이타미 의사는 《웃음의 건강학》에서 이렇게 밝힌다.

"항암제, 수술, 방사선 등 어떤 치료법을 실시하더라도 동시에 킬러세포를 강하게 만드는 치료를 병행하는 편이 좋겠다고 누구나 그렇게 생각할 것이다. 그러나 일본 암 의료계 현장에서는 킬러세포를 강하게 만드는 것을 목적으로 한 치료는 전혀 이루어지지 않고 있다."

기가 막힌다는 말은 바로 이 경우를 두고 말하는 것이다. "환자의 킬러세포의 활성(강한지, 약한지) 측정조차도 거의 이루어지지 않고 있다"는 이타미 의사의 탄식은 일본 암환자 전체의 탄식이기도 하다. 암 치료의 최대급 주역을 완전 무시하고 있다.

어째서 이렇게 기가 막히는 상황인 것일까. 그것은 킬러세포의 활동을 계산에 넣은 치료법에 대해 후생노동성(당시)이 승인하지 않았기 때문이라고 이타미 의사는 지적한다. 드디어 암 의료 마피아가 등장할 차례다.

현재 후생노동성도 암환자의 킬러세포를 늘리는 요법을 인정할 리가 없다. 그것은 고사하고 암환자의 킬러세포 측정도 하면 곤란한 것이다. 암의 3대 요법이 실은 킬러세포를 전멸시켜 암세포를 돕는 역할을 한다는 것이 들키게 되면 곤란하기 때문이다.

섬뜩하다는 것은 이런 경우를 말한다. 우리들은 이러한 무서운 시대를 살고 있음을 자각해야만 한다.

✳ 웃음은 뇌의 '관제탑'에서 내리는 지령

이타미 의사는 "인간의 뇌에는 복잡한 면역시스템을 정상적으로 활발하게 움직이게 하는 '공항의 관제탑' 같은 것이 존재한다"고 말한다. 웃음은 그 관제탑으로부터의 커다란 지령이라고 할 수 있을지도 모른다.

이타미 의사가 실시한 유명한 '난바 그랜드 가게쓰'의 웃음 실험은 안팎으로 크게 주목을 받았다. 그리고 다양한 추가 실험으로 웃음이 킬러세포를 증가, 활성화시킨다는 사실이 입증되었다.

그렇다면 어째서 웃을 때 킬러세포가 활성화되는 것일까? 이타미 의사는 그 이유를 다음과 같이 간략하게 설명한다.

①웃는다 → ②뇌 전두엽이 흥분 → ③간뇌(면역지령실)로 전달 → ④간뇌가 신경펩티드(정보전달물질) 생산 → ⑤좋은 펩티드(즐거운 정보) 다량 발생 → ⑥혈액 · 림프액에서 전신으로 → ⑦펩티드 샤워 → ⑧좋은 펩티드가 킬러세포 표면에 달라붙음 → ⑨킬러세포는 리셉터(수용체)로 정보를 포착해 활성화→ ⑩ 암세포를 공격하기 시작한다.

"웃음을 알리는 종이 울리면 50억의 킬러세포들이 일제히 들고 일어나 '암 녀석들을 해치우러 가볼까' 하게 되는 거군요"하며 사토 산페이 씨도 감탄을 연발했다.

✳ 슬픔이나 스트레스는 킬러세포를 약하게 한다

반대로 본인이 '슬픔'과 '스트레스'를 받으면 ⑦펩티드 샤워로 나쁜 펩티드(슬픈 정보)가 방출된다. 그러면 킬러세포가 슬픈 정보를 받아들여 킬러세포의 기운도 빠지게 된다. 그 예를 고베 대지진(1995년에 고베지역에서 일어난 일본 최대 지진)에서 찾을 수 있다.

지진 피해를 입은 이 지역 사람들의 NK 활성이 심하게 약해졌다는 보고가 있다. 이타미 의사는 "전국 평균과 비교하면 지진경험자의 수치는 매우 낮았으며, 지진 후 1년이 지났는데도 여전히 낮은 상태였다고 한다. 그러나 다행스럽게도 3년 후에 다시 측정해보니 수치가 원래대로 돌아왔다고 한다"고 설명한다.

암에 걸린 사람을 상담해 보면 반년에서 1년 사이에 가까운 사람을 잃었거나, 엄청난 절망에 빠진 사람이 많다. 뇌의 '관제탑'에서 슬픈 정보가 전달되어 킬러세포의 활성이 약해져서 암세포를 공격할 수 없게 되었기 때문이다. 슬픔과 스트레스가 면역력에 강한 영향을 준다는 사실을 잘 알 수 있다.

100세를 넘긴 사람을 소개하는 TV방송을 보면 남녀 불문하고 모두 한결같이 싱글벙글 웃고 있다. 온몸에서 진정으로 흘러넘치는 자연스런 웃음이다. 100세 이상의 장수한 사람을 300명 면접 조사한 게이오대학 의학부 히로세 노부요시 강사는 인생이 행복하다고 생각하는 게 장수의 비결이라고 말한다.

"나이든 후에는 매일을 즐겨야 한다"고 에도시대 카이바라 에키켄(貝原益軒)의 《양생훈(養生訓)》에도 나와 있지 않은가. '웃는 얼굴로 장수하기'를 좌우명으로 삼아보자!

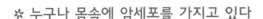

암 치유의 길

스스로 이길 수 있는 힘은 마음에 있다

✳ 누구나 몸속에 암세포를 가지고 있다

"인간은 누구나 암환자다"라고 하면 다들 깜짝 놀라 눈을 휘둥그레 뜰 것이다. 그러나 인간은 누구나, 아무리 건강한 사람이라도 매일 3,000~5,000개의 암세포가 만들어지고 있다는 사실을 기억하자.

암 검진에서 "암세포가 발견됐다"는 말을 들으면 누구라도 그 충격으로 침울해진다. 하지만 아무리 건강한 사람이라도 암세포를 몇천, 몇만 개 가지고 있다. 그렇기 때문에 당신도 나도 모든 사람이 '암환자'다.

하지만 그럼에도 불구하고 다들 건강하게 살고 있는 것은 NK세포가 암세포를 공격, 제거해주기 때문이다. 이들 면역세포 병사들은 우리가 건강하면 건강해진다. 그리고 우리가 침울하면 같이 침울해진다. 그렇다면 암세포는 이와 반비례해서 수를 늘려간다는 이야기가 된다.

현대의 최첨단 의학은 신경면역학이라 할 수 있다. '마음'의 변화가 '몸'의 변화를 가져온다. 이제 이것은 부정할 수 없는 절대 진리다.

"긍정적인 '마음'을 가지면 '몸'은 건강해진다."

"부정적인 '마음'을 가지면 '몸'에 병이 생긴다."

암도 이와 마찬가지라는 사실이 수많은 연구에서 입증되었다. 긍정적인 마음은 암세포를 줄이고 부정적인 마음은 암을 늘린다.

✲ 암은 '커졌다, 작아졌다' 한다

아보 도오루 교수의 말에 의하면 "암은 하루에 팥알 크기만큼 커지는 경우가 있다"고 한다. 그렇다면 암이 하루에 팥알 크기만큼 작아지는 경우도 있을 것이다. 암세포는 그 사람의 면역력으로 '커졌다가' '작아졌다가' 하기 때문이다. 면역력의 파동과 반비례해서 암세포는 파동을 그린다.

"교통사고로 죽은 사람을 해부해 보면 몸속 여기저기에 암이 생긴 경우가 상당수 존재한다"는 말은 전문의에게 종종 듣는 이야기이다. 하지만 본인은 꽤나 활기차고 건강하게 살아왔다. 이렇게 보면 암은 그 무서운 울림과는 반대로 몸속에 생긴 '종기' 에 지나지 않음을 알 수 있다.

애당초 암전문의조차 "암세포의 정의 자체가 아직 확실치 않다"고 한다. 현대의 암 연구는 그 정도 수준이다. 그리고 림프구의 한 종류인 NK세포가 암세포를 공격, 사멸시킨다는 것조차 모르는 의사도 우글우글한데 반항암제 유전자(ADG)의 존재는 99%의 의사가 모를 것이다. 흰 가운을 입고 얼핏 잘나 보이는 의사도 한 껍질 벗기면 그 정도이다.

✲ 오 감독의 위 적출수술은 옳았을까

그럼 당신이 암이라고 진단받았다면 어떻게 할 것인가? 그 시점부터 당신은 암환자로 불리게 된다. 그러나 웃기는 이야기이다. 인간은 누구나 한 명의 예외도 없이 몸속에 암세포를 갖고 있으며, 그게 늘었다 줄었다 한다. 그러니 당신은 '어쩌다 암세포가 늘어났을 때' 에 운 없이 암세포가 발견되었다는 말이다.

그럴 경우 의사는 즉시 입원하여 수술할 것을 권할 것이다. 그 유명한 오사다하루(王貞治) 프로야구 감독처럼 말이다. 하지만 어느 정도 커진 위암은 진행이 서서히 느려진다. 이것은 이미 상식이라고 한다.

'오 사다하루 감독이 즉시 입원하여 수술로 위를 전부 적출하는 것보다는 천천히 휴양하며 상태를 지켜보는 편이 낫지 않았을까' 라는 안타까운 생각이 든다. 여기에도 암세포는 무한 증식한다는 잘못된 '피르호의 저주'가 남아있다.

✻ 의사는 자신의 암에는 항암제를 거부한다

아보 교수는 75명 정도의 의사들과 '자율신경 면역연구회' 라는 스터디를 계속하고 있다. 그는 "종양마커는 대개 낫기 전에는 올라가므로, 뢴트겐에서는 종양의 '그림자' 가 커져 있어도 내부는 괴사한 경우가 많다"며 섣불리 판단하고 진단하는 것을 경고한다.

아보 교수의 진단기준은 "몸 상태가 괜찮으면 그걸로 OK!"라고 한다. 몸 상태가 괜찮다는 것이 NK세포 등 면역력이 풀가동하고 있다는 증거라니 실로 명쾌하고 알기 쉽다.

또한 그는 "대부분의 의사는 자기가 암에 걸리면 항암제를 거부한다"고 말한다. 어느 암전문의도 "의사는 자기 자신이나 아내, 자녀의 몸에는 절대 항암제 안 쓴다. 만약 쓴다면 엄청 무지하거나 바보이다"고 말한다.

현재 병원에서 이루어지는 항암제를 중심으로 한 3대 요법은 암을 고칠 수 없다기보다는 "살해당하는 것이다"라고 의사들이 진지한 얼굴로 말한다.

✼ 암은 마음먹기 하나로 극복할 수 있다는 희망의 책

어찌되었든 간에 만약 당신이 암 선고를 받았다면 우선 할 일은 '올바른 정보'를 입수하는 것이다. 항암제의 독성에 관해서는 내가 쓴 《항암제로 살해당하다 1-항암제 상식편》을 읽어보기 바란다. 암 관련 정보를 찾아 대형서점을 향한 당신은 헷갈림과 절망감에 사로잡힐 것이다. 암에 관한 문헌, 단행본, 전문서적이 수백 권씩 책장을 가득 채우고 있기 때문이다.

나는 가장 먼저 읽어야 할 책으로 앞서 소개했던 가와다케 후미오 씨의 저서 《암이 내게 행복을 주었다》를 추천한다. 나는 이 책을 정독하고서 깊은 감동을 받았다. 일본에서도 세계에서도 암과 관련된 책으로는 굴지의 내용이라 확신한다. 46세의 남성 독자가 이런 감상을 써서 보냈다.

"이건 이미 단순한 암 이야기가 아니다. 인생의 책, 용기와 희망의 책이다."

이 말에 나 또한 완전 동감한다. 이 책의 페이지를 천천히 넘기다보면 "암은 마음먹기 하나로 반드시 낫는 것이다"는 절대적인 신념이 마음속에서 싹트게 된다. 당신의 암에 분명 차도가 보이게 해 줄 것이다.

✼ 누구나 스스로 치유할 수 있다

암은 마음이 70%라고 많은 전문의들조차 단언한다. 나머지 30%가 식사, 금연과 같은 생활습관이라 봐도 좋다. 여기에 누구나 할 수 있고 효과가 지대한 여러 가지 치료법들을 소개한다. 병원에 가지 않고서도 스스로 치유할 방법이 이렇게나 많다. 편안히 쉬면서, 그리고 즐기면서 해나가자.

• **웃음요법** : 편하고 즐겁고 효과는 크다. 3시간 웃는 것만으로 암세포를 공격하는 NK세포가 6배 이상 증가했다는 실험보고가 있다. 웃음은 마음을 긍정적으로 바꾸는 가장 간단한 방법이다. 웃음은 건강에 이로운 유전자를 계속해서 만들어준다. 웃음은 면역력, 자연치유력을 최고로 높여주는 최선의 방법이다. 그리고 누구나 할 수 있고 간단하며 부작용도 없다.

내가 쓴 《항암제로 살해당하다 2 – 웃음의 면역학편》을 꼭 읽어보기 바란다. 웃음은 인류가 가진 궁극의 방위시스템이다. 웃는 얼굴을 만드는 것만으로 웃음의 면역력 효과가 있다. 만담을 듣거나 코미디를 보며 크게 웃어보자. 웃음체조도 있다. 매일 아침 거울을 보며 자신에게 "좋은 아침!"하고 미소 짓는 일부터 시작해보는 건 어떨까. 그리고 가장 간단한 웃음요법은 '간지럼' 이다. 전국 병원에서 이러한 '웃음 외래'를 마련하길 바란다. 암환자에게 웃음요법을 실천하고 있는 병원이라면 믿어도 좋다고 생각한다.

• **식사요법** : '암(癌)' 이라는 한자는 식품(品)을 산(山)만큼 먹으면 암(癌)에 걸린다고 경고한다. 양껏 먹지 말고 배의 80% 정도만 먹으면 의사가 필요 없다, 60%만 배 채우면 늙음을 잊는다는 소식의 가르침도 있다.

'썩다(腐)' 는 한자는 중심지(府) 즉, 소화기관 속에 고기(肉)가 들어간 모양을 나타낸다. 인간은 치아를 보면 알 수 있듯 곡채식 동물이다. 따라서 채식주의야말로 가장 이상적인 식사이다.

나도 유연한 채식주의자이다. 고기, 계란, 우유, 설탕, 기름은 몸속에 들어가면 암과 노화, 아토피의 원흉인 활성산소를 생성하므로 줄이는 편이 좋다. 암환자라면 더욱 그렇다. 이상적인 식사요법으로는 호시노식 거슨요법을 추천한다.

• **단식요법** : 이것은 모든 병에 다 듣는, 자연치유력을 높이는 비법이라고도 한다. 다시 말해 음식을 끊는 것으로 60조에 달하는 전신세포가 활성화하여 신진대사가 촉진된다. 단, 초심자 혼자서는 안 되고 확실한 전문가와 함께 실시하기 바란다.

• **자율훈련법** : 규슈대학 진료내과의 이케미 유지로 박사가 제창한 심신조화 트레이닝 방법이다. 천천히 눕거나 편안히 쉬는 자세로 "양손이 무거워졌다", "손발 끝이 따뜻하다", "몸이 편안해졌다"라고 스스로에게 말을 건다. 심신의 긴장을 풀어 혈액순환을 촉진시켜 결과적으로 면역력이 향상된다. 일종의 명상요법으로 기공과도 통한다. 해외에서는 바이오피드백으로써 비슷한 요법이 보급되어 있다.

• **호흡요법** : 호흡을 컨트롤하면 자율신경도 컨트롤할 수 있게 된다. 가장 간단한 것은 '수식관(數息觀)'이라고 하는 동양에서 옛날부터 전해져오는 건강법으로, 코로 천천히 숨을 내쉬면서 숫자를 센다. 오래 숨 쉬면 장수한다는 말이 있듯이 천천히 숨을 내쉬는 것으로 활성산소가 억제되고 말초혈관이 열려 혈액순환을 촉진하며 혈압과 맥박이 안정된다.

• **기공요법** : 아랫배의 단전에 의식을 집중시켜 깊이 호흡을 해서 몸속을 흐르는 에너지(기)를 느낀다. 기공의 달인이기도 한 야야마 도시히코 의사는 "인간은 에너지(기)적 실재"라고 말한다. 하늘과 땅의 기운이 자신의 몸속을 흐르고 있다는 것을 실감해 보자.

• **요가요법** : 요가는 고대 인도 등지에 전해오는 심신조화 기술이다. 자

연계의 동물을 본떠 만든 각 동작은 문명생활에서는 평소 사용하지 않는 근육 '이너 머슬(inner muscle)'을 자극하여 강화한다. 명상도 중요하며, 이렇게 해서 가능한 한 자연스러운 심신조화 상태로 만들어준다. 식사도 당연히 채식주의이다.

- **진향법(眞向法)** : '다리 늘려 앞으로 굽히기', '책상다리한 채 앞으로 굽히기', '다리 벌린 채 앞으로 굽히기', '하늘 보는 자세'의 4가지 동작으로 구성된 간단한 요가다. 동작할 때 천천히 숨을 내쉬면서 실시한다. 1분 정도 자세를 취했다면 2분 정도 전신의 힘을 빼고 똑바로 누워 쉰다. 이를 덤(사체) 동작이라고 부른다. 전신에 기가 가득 흐르는 것을 알 수 있어 기분이 좋아진다.

- **아로마요법** : 이른바 방향요법(아로마테라피)으로, 좋은 향을 맡으면 기분이 좋아져서 마음이 안정되는 경험은 누구나 해본 적이 있을 것이다. 마음에 드는 향을 피우면 정신이 차분하게 안정된다. 이것은 교감신경의 긴장을 완화시켜 부교감신경이 우위를 차지하게 하고 암세포를 청소하는 NK세포 등의 림프구를 증가시킨다. 아로마요법은 다음에 설명할 명상요법과 병용해도 좋다.

- **명상요법** : 여러 종교에서도 볼 수 있으며 의학적 효과가 주목을 받고 있다. 마음을 '무(無)' 상태로 만들거나 기도에 집중하면 호흡, 맥박, 혈압이 안정되어 뇌파는 긴장을 풀고 알파파를 내보낸다. 스트레스 반응 등 심신의 다양한 편향이 항상성 회복을 향한다. 암 치료에도 큰 효과가 있다.

- **상상요법** : 암 치료에 큰 효과가 있는 치료법이다. 미국의 사이먼튼 요법이 유명한데, 일종의 암시요법으로 몸속에서 림프구가 암세포를 공격하는 광경을 상상한다. 사이먼튼 의사는 4년간 모두가 시한부 1년 정도의 말

기암 환자인 159명을 치료했다. 그 중 36명의 암이 소멸, 퇴축하였으며, 증상안정이 17명이라는 놀라운 효과를 나타냈다. 그리고 불행하게도 사망한 환자들도 통상요법보다 1.5배 이상 수명이 연장되었으며, 생존자의 51%가 사회 활동에 복귀했다.

"몸속에 부처님이 들어왔다고 생각하고 감사를 담아 기원하라"고 암환자를 지도해 경이적인 치유율을 자랑하는 한국의 치료사도 있다. 바로 기준성(奇埈成) 선생이다. 이것도 상상요법의 일종이다.

• **온욕요법** : "냉증은 만병의 근원이다" 이것은 맞는 말이다. 암세포도 차가운 체질을 좋아한다. 그러나 열기에는 극히 약하다. 따라서 혈액순환을 좋게 만들어 체온을 높이는 것은 암 치료의 기본이라 할 수 있다. 가장 손쉬운 방법은 목욕이다. 온천욕도 추천한다. 암환자는 병원에 가기보다는 가까운 사람들과 온천에 가는 게 낫다. 온천에서 스트레스를 해소하고 이야기를 나누는 게 최고이다.

• **사우나요법** : 본고장 핀란드에서는 "상사병 빼고는 뭐든 고친다"는 말이 있다고 한다. 고온 사우나는 스트레스가 엄청나기 때문에 저온 사우나, 안개 사우나를 추천한다. 역시 온열 효과, 혈액순환 촉진, 스트레스 해소 등을 기대할 수 있다.

• **암반욕** : 요즘 한창 유행하는 온열요법이다. 이 요법은 뜨거운 암반에서 방출된 원적외선이 몸속부터 따뜻하게 해준다. 누워서 시원하게 땀을 흘려 보자.

• **목재장식요법** : 이것은 건축 스트레스를 피하는 것으로 암 치료를 촉진시킨다. 화학자재에 따른 새집증후군, 콘크리트 건축에 따른 냉복사(冷輻射) 스트레스, 전자파 등의 3대 건축 스트레스도 암을 발생시키고 악화시킨다.

삼나무나 히노키 같은 부드러운 천연목재로 바닥과 벽을 덮고 가구를 만들면 면역력은 향상한다. 예를 들어 철제의자나 책상 대신 삼나무 책상과 의자로 바꾸면 아이들의 면역력은 22배 증가한다고 확인되었다. 야야마 도시히코 의사가 운영하는 야야마 클리닉은 바닥과 벽, 천장을 천연목으로 바꾸었다. 나무의 향은 거기 있는 것만으로도 병이 나을 것 같은 기분이 들게 한다.

• **삼림욕** : 숲에 들어가면 방향성분의 작용으로 심신의 건강상태가 차도를 보인다. 임야청의 실험에서 회사원 12명을 이틀간 숲속 펜션에서 지내게 한 것만으로 NK세포의 활성이 평균 1.5배 증가했다고 한다. 울적한 암병동보다 상쾌한 숲의 정기를 마시며 지내는 쪽이 암을 낫게 할 것이다. 온천도 있다면 더할 나위 없다! 덧붙이자면 독일에서는 삼림요법도 보험이 된다. 일본과의 이 격차라니⋯⋯.

• **대화요법** : 이것도 맥이 빠질 정도로 싱겁지만 놀라울 정도의 효과가 있다. 특별한 것은 없고 가장 친한 사람과 툭 터놓고 이야기를 할 뿐이다. 우울증 치료에 제일 잘 든다는 약보다 대화요법이 더 효과가 있었다고 한다. 마음껏 이야기함으로써 마음속에 쌓여있던 스트레스를 뱉어내서 심신이 편안하게 하는 일이 커다란 치유효과를 낳는다. 역시 온천에라도 가서 하는 게 최고다.

• **애완동물요법** : 사랑하는 개나 고양이와 함께 있는 것만으로 병은 치유된다. 애완동물과 함께 사는 환자와 그렇지 않은 환자를 비교해 보면 현저하게 전자 쪽이 치유효과가 향상된다는 사실이 각종 연구로 입증되었다.

• **음악요법** : 미국과 유럽에는 공식적인 음악치료사도 존재한다. 증상과 회복 상황에 맞춰 치료효과가 있는 음악 메뉴를 연구한다. 모차르트가 심신

치료에 효과적이라는 사실은 이미 유명하다. 음원도 CD나 최신기종보다 옛날 진공관 앰프를 사용하며, 자연스러운 음이 재인식되고 있다. 편한 의자에서 느긋하게 좋아하는 음악에 둘러싸여 즐거운 한때를 보내보자.

• **노래방요법** : 농담이 아니다. 노래방요법은 웃음요법에 필적할 정도의 효과가 있다. 《엔카요법으로 회춘하다》의 저자 스토 히로시 박사에 따르면 ①면역력 상승, ②스트레스 해소, ③운동 효과, ④혈액순환 촉진과 혈압 안정, ⑤행복호르몬 효과, ⑥알파파 효과, ⑦내장 활성, ⑧음악요법 효과, ⑨노화 방지 등 12가지 효과가 있다고 한다.

음침하고 무서운 병원에 가는 것보다 훨씬 즐겁다. 친구와 함께 실컷 노래하면 NK세포도 활성화하여 암은 축소, 소멸하지 않을까.

• **운동요법** : "운동 부족은 완만한 자살행위다"라는 말은 요가의 가르침 중 하나다. 《암이 내게 행복을 주었다》에는 췌장암이 전신으로 전이되어 시한부 3주라고 선고받은 42세 남성이 매일같이 걸어서 기적적으로 살아난 에피소드가 소개되어 있다.

최근 연구에서는 근육을 움직이면 수십 종의 유기성분이 근육에서 방출된다는 것이 확인되었다. 이들은 소화기계, 호흡기계, 면역계, 신경계 등을 활성화시키는 효과가 있다고 한다.

• **뜨거운 찜질요법** : 곤약이나 생강을 데워 천으로 싼 뒤 환부를 찜질한다. 이것은 습포효과와 함께 몸속의 독을 빼주는 효과가 있다. 그리고 따뜻하기 때문에 기분이 좋아져 심신의 긴장을 풀어준다. 비파나무 잎을 따뜻하게 해서 몸에 대고 있어도 비슷한 효과가 있다. 이런 민간요법이 항암제 같은 최신치료보다 훨씬 효과적이니 통쾌하면서도 아이러니하다.

• **지압요법** : 인체에는 360곳 정도의 혈이 있다. 프로에게 맡기지 않더라

도 지압 관련 서적을 보면 혈의 위치를 알 수 있다. 지압은 혈을 눌렀을 때 "아얏! 시원해~"란 소리가 나오면 제대로 하고 있다고 보면 된다. 가족에게 눌러달라고 해도 좋다. 발바닥이나 손바닥에도 내장의 혈이 있다. 지압 샌들이나 지압판을 밟아보는 것도 좋다.

• **손바닥요법** : 손바닥에서는 다양한 에너지파가 나온다. 마음을 담으면 그만큼 강한 파동이 나온다. 사랑을 담아 손바닥을 대고 문지르면 분명 치유효과를 발휘할 것이다.

• **동의부항요법** : 한국의 전래 고대의술로 막힌 곳을 뚫어주는 해방원리의 물리요법이며, 혈을 점이 아닌 면으로 자극한다. 등에 부항자국이 주루룩 나있는 모습은 장관이다.

보통 사람은 안하려고 들겠지만 부항 효과는 대단하다. 혈 자극효과뿐만 아니라 말초혈관의 혈액 흐름을 촉진시킨다. 피를 맑게 하고 장을 깨끗하게 하는 정혈(淨血)·정장(整腸) 효과가 탁월하다. 앞으로 재평가, 보급해야 할 자연치료법이다.

이상은 모두 다 간단하고, 즐겁고, 돈도 안 들지만 효과는 큰 치료법이다.

✻ 절대 의사에게 매달리지 말라

이번에는 최신 암 치료기술을 소개하겠다. 모두 대체요법으로 이치에 맞다고 생각되는 것들이다. 단, 의사에게 맡기기만 하는 것은 절대 안 된다. 암을 고치는 것은 의사가 아니라 자기 자신에게 내재하는 자연치유력이다.

다양한 요법도, 치료법도 모두가 자연치유력을 보조하기 위해 실시하는 것이다.

• **미네랄요법** : 암을 시작으로 하는 현대병은 미량 원소의 결핍증과 현대 농업이 원흉이라는 시점에서 미량 미네랄 보급으로 난치병을 극복한다. 초미네랄로 단백질이 정상이 되고, 20만 개쯤 존재하는 효소가 움직이기 시작한다고 한다. 토양은 황폐하고 농작물은 영양실조니 인간이 허약해지는 것도 당연하다.

• **아포토시스요법** : 암세포는 표면상 자살(아포토시스)하기 위해 안테나를 꺼내고 있다. 해초성분인 후코이단은 수용체와 결합하여 자기사멸을 촉진한다. 이를 AIF(아포토시스 · 인듀스 · 팩터)라고 부른다. 그리고 핵산, 흑효모 엑기스, 콜로이드 미네랄을 사용한 '칵테일 요법'으로 다음날부터 몸 상태는 호전된다고 한다. 시한부 2주였던 암환자가 개선된 예도 있다. 이러한 혼합 대체요법으로 성과를 거두고 있는 클리닉이 늘어나고 있다.

• **자연면역요법** : 복식호흡 및 상상요법으로 스트레스를 방지, 현미 · 채식의 식사요법, 그리고 아가리쿠스 등 각종 영양제로 자연치유력을 높인다. 종합적인 자연면역요법이다.

• **초음파요법** : 초음파 에너지는 체온을 올려주는 열작용이 있다. 지금까지의 방사선 치료는 암세포를 죽이는 대신에 방사선에 의한 발암작용과 면역세포를 죽이는 부작용이 있었다. 초음파라면 이러한 부작용은 점점 줄어 암 치료가 가능해질 것이다. 단, 보험처리가 안 되기에 65만 엔에 이르는 초고가의 검사비용이 난감한 점이다.

• **당쇄요법** : 당쇄(糖鎖)란 세포가 각각 정보를 올바르게 전하기 위해서

세포막 표면에 나와 있는 안테나를 말한다. 이 안테나가 결핍되거나 접히면 세포 간 정보가 바르게 전달되지 않는다. 현대 질병은 미네랄 부족과 더불어 당쇄 부족으로 일어난다. 이는 영양제로 보충해야 함을 통감한다.

이상의 대체요법으로 눈부신 성과를 거둔 의사들이 많이 있다. 다만 의사와 신뢰관계가 중요하다. 대체요법은 거의 부작용과는 무관하다. 그러니 치료법을 진지하게 믿고, 바라며, 힘쓰도록 하자. 반신반의하거나 내키지 않을 때는 자신에게 맞지 않는다는 것이다. 자신에게 잘 맞는 대체요법을 웃는 얼굴로 밝게 실천해 보자.

다시 말하지만 인간은 모두, 당신도 나도 '암환자' 이다. 그러니 암이 있건 없건 상관없다. 심신의 치유를 위한 길을 웃는 얼굴로 걸으면서 살아가자.

◆ 항암제로 인한 살해를 고발하라
◆ 암 자연퇴축(自然退縮)을 위한 실천 요강
◆ 기준성(奇埈成) 회장의 자연건강 어록(語錄)
◆ 기준성(奇埈成) 회장이 권장하는
　　건강식품 · 건강용품

부록

◆ 항암제로 인한 살해를 고발하라

● 침묵하는 환자 측에도 책임은 있다

오늘도 어딘가의 병원에서 비극이 일어나고 있다. 아무것도 모르는 채, 수많은 암환자가 항암제의 맹독에 고생하며 숨을 거두고 있다. 혹은 방사선으로 면역기능이 파괴되어 폐렴, 병원 내 감염, 곰팡이투성이로 생을 마친다. 그리고 아무 소용없는 수술로 신체를 갈기갈기 찢겨 쇠약사(衰弱死)하는 사람도 많다.

그 슬픔이 누적된 것이 매년 약 25만 명이라는 '학살'의 희생자들이다. 그러나 그 책임을 모든 의료관계자들에게만 지울 수는 없다. 배후에는 암산업이라고 하는 거대권력이 도사리고 있다고는 하지만 그 책임의 일부는 환자 측에도 있기 때문이다. "그것은 병원에 가기 때문입니다"라고 냉정하게 딱 잘라 말하는 의사도 있다. 그 말대로다. 이것은 어느 정도 진리다.

그러나 의지할 곳 없는 환자는 어쨌든 처음에는 어딘가의 병원에 가게된다. 그리고 여기서부터가 문제다. 그들은 그 순간부터 침묵하게 되는 것이다. 할 수 있는 말은 단 하나 "선생님, 잘 부탁드립니다"라는 말뿐이며 그 순간 이 환자는 80%의 확률로 학살당하는 운명을 선택한 것이다.

지옥의 암 치료를 받게 된 책임의 일부가 환자 측에도 있다고 하는 이유는 바로 이 때문이다. 영화 〈양들의 침묵〉과도 같은 상황이다. 환자가 침묵함으로써 암 마피아들은 하고 싶은 대로 할 수 있다. 젖은 손으로 좁쌀을 쥐듯 쉽게 폭리를 취한다.

⊙ 당신에게는 '법률'이라는 무기가 있다

우선 입을 열자. 소리를 내자. 궁금하면 물어보자. 납득할 수 있을 때까지 물어보자. 분노로 가득 차 있는 뱃속에서 자신의 목소리를 끄집어내어 항의하자. 환자의 권리를 방어하자.

슬픈 일이지만 가족, 친구가 암으로 세상을 떠나게 되면 즉각 '110번(일본의 사건·사고 신고전화)'으로 다이얼을 돌리자. 행동으로 옮기자. 형사 기소, 고발, 민사로 손해배상 청구재판을 신청하자. 사랑하는 사람이 암 치료라는 명목하에 살해당했기 때문이다.

슬픔의 눈물을 닦아내고 일어나서 싸우자. 당신은 맨주먹이 아니다. 눈에는 보이지 않는 강력한 '무기'를 손에 쥐고 있다. 그것이 '법률'이다.

또한 죽지 않았더라도 중대한 부작용이 나타났다면 역시 110번으로 신고하는 등 법적 대응을 하자. 이 역시 업무상 과실치사상죄이기 때문이다.

▶ 헌법 제11조 : "기본적 인권은 침해할 수 없는 영구한 권리로, 현재 그리고 장래의 국민에게 부여된다." 기본적 인권의 골자는 '생존권'이다. 이는 '침해할 수가 없는 영구한 권리'인 것이다. 현재의 암 치료는 이 생존권을 밑바닥부터 박탈하고 있다.

▶ 헌법 제25조 : "국민은 건강으로 문화적인 최저한도의 생활권을 가진다.""나라는 공중위생의 향상, 증진에 힘써야만 한다." 이는 '건강권'의 규

정이다. 암 치료로 '학살' 당하거나 '방해'를 받는 것은 이 규정을 정면에서 위반한 헌법 위반행위이다.

그렇다면 구체적인 상황에 따라서 어떻게 대응해야 하는지 그 대응방법에 관해서 알아보도록 하자.

☯ '항암제를 사용한다' 고 하면 거부해야 한다

Q 암이라고 진단받아 '화학요법(항암제)을 실시하겠다' 라는 말을 들었는데 어떻게 해야 하는가

즉시 집으로 돌아가도록 한다. 두 번 다시 그 병원의 문을 두드려서는 안된다. 항암제는 암을 고칠 수 없고, 효과가 없기 때문이라고 후생노동성 전문 기술관료와 보험국 의료과장이 증언했다.

Q 이미 화학요법을 받고 있는데 어떡하나

우선 항암제 투여를 중지하고 담당의사에게 다음과 같은 질문을 한다.
① 항암제의 명칭, 제품명, 회사명
② 투여방법
③ 동 약제의 중대 부작용 전부
④ 의약품 첨부문서 복사본

그리고 이때 의사가 대답한 말을 반드시 녹음해 둔다. 의료법 제1조에 "의료 담당자는 받는 쪽에게 적절한 설명을 하여, 이해를 얻도록 노력해야 할 의무가 있다" 라는 설명의무가 있다.

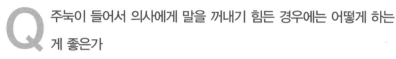

Q 주눅이 들어서 의사에게 말을 꺼내기 힘든 경우에는 어떻게 하는 게 좋은가

그 경우에는 '내용증명'을 보낸다. 상대는 병원의 관리책임자, 원장 앞이다. 다음의 예시를 참고하기 바란다.

> **[예시]**
>
> ○○(환자명)는 ○○의사에 의해 화학요법을 받고 있습니다. 그럼에도 불구하고 약품명 등에 관해 일체 밝혀진 바가 없습니다. 따라서 이하의 문서를 7일 이내에 반드시 도착하도록 회답하여 주십시오.
> ① 항암제의 명칭, 제품명 등 모든 것
> ② 투여방법
> ③ 동 약제의 의약품 첨부문서 복사본
> ④ 귀 병원에서 지금까지 발생한 동 약제의 부작용 사례 전부

내용증명은 통고한 ①발신자, ②수신자, ③통고내용, ④발신년월일이 공적(법적)으로 특정·증명된다. 내용증명을 보내는 방법은 다음과 같다.

우선 문구점에서 '내용증명서' 용지를 구입한다. 같은 서류가 ①본인용, ②상대방용, ③우체국 보관용 이렇게 3장 필요하니 복사해서 3부를 만든다.

내용증명에 써야 하는 사항은 ①제목('치료약제에 대한 문의'), ②질문내용, ③연월일, ④통지인, 주소·성명·날인, ⑤피통보인(동일)이다.

수납은 우체국에서 한다. 수령증과 배달증명은 잘 보관한다. 이것만으로 엄청난 법적 효과를 발휘한다. 우체국에서 내용증명을 보관하는 기간은 2년으로, 그동안 당신의 통지내용은 법적으로도 증명된다.

Q **'내용증명'을 보냈는데 답이 없거나 담당의사가 설명거부를 한 경우에는 어떻게 하는가**

이것으로 병원 측의 의료법(제1조) 위반행위가 확정된다. 후에 교섭과 재판에 가게 되면 우위를 차지하게 된다.

Q **의사에게 '바로 입원, 수술'이라는 말을 들었다. 의사의 말을 따라야 하는가**

암의 성장속도는 크기가 클수록 늦다. 예를 들어 위암이 2배가 되려면 8년 이상 걸리는 경우도 있다. 당황할 필요 없다.

☯ 암 치료로 죽으면 신고 및 언론에 통보한다

Q **○○씨는 항암제 등 할 수 있는 것은 모두 해보았지만 결국 세상을 떠났다고 하는데 어떤 행동을 취해야 하는가**

'할 수 있는 것을 모두 다 했으니' 사랑하는 사람은 '살해당한' 것이다. 즉시 병원 전화로 경찰에 신고하자. "의료과실로 ○○가 살해당했습니다. 당장 와주세요!"라고. 당신이 사랑하는 사람은 80%의 확률로 살해당한 것이다.

경찰이 올 때까지 담당의사, 간호사까지 방을 나오면 안 된다. 그들은 살인죄 또는 중과실치사죄의 용의자다. 차트를 다시 쓰는 등의 증거 인멸을 막기 위해, 경찰이 도착할 때까지 방을 떠나지 못하게 한다(가족이 강도에게 살해당했을 경우와 마찬가지).

다음으로 각 언론에 통보한다. 주요 신문사, 지역신문, 공동 통신사, 시사통신사, 방송국 등의 보도창구로 연락하자. 가족이 분담해서 신속하게 연락을 취한다. 가족의 사망으로 당황한 경우에는 친구, 친척들이 나누어 연락한다.

그리고 다음의 법률조항, 위반용의를 주장하자.

▶ 의사법 제1조 : "의사는 공중위생의 향상·증진에 기여하여 국민의 건강한 생활을 확보한다." 후생노동성 책임자조차 암을 고칠 수 없다고 명백하게 인정하는 맹독 항암제를 투여한 것만으로도 '공중위생의 증진'과 '건강생활의 확보' 의무를 정면으로 위반하는 것이다.

▶ 의사법 제7조 : "의료에 관해서 범죄·부정행위가 있는 자는 면허취소·업무정지"

▶ 의료법 제1조 : 항암제 이름, 부작용 등 상세설명이 없다. 방사선 치료법도 같다. 특히 수술은 '설명', '승낙' 없이 실시할 경우 확실한 위법행위이다.

▶ 형법 제199조(살인죄·미필적 고의) : 살인·미필적 고의란 '어쩌면 죽을지도 모른다'는 사실을 알면서도 취한 행위로 사람을 죽인 경우에 적용된다. 항암제에는 쇼크사, 장기부전사 등의 중대 부작용이 있다는 사실을 의사는 숙지하고 있다('의약품 첨부문서' 필독의무 있음). 따라서 '죽을지도 모른다'고 인식하고 투약할 가능성이 높다. 또한 방사선 치료는 항암제 이상으로 면역기능을 파괴한다는 것도 주지의 사실이다. 따라서 '살인·미필적 고의' 용의가 성립된다.

▶ 형법 제211조(업무상 중과실·사상죄) : 주의의무 위반과 비슷한 중대과실로 상대를 사망시키거나 상해를 입힌 죄에 해당한다. '낫는' 효과가 없음을 알면서 항암제를 투여한 중대과실책임이 있다. 의약품 첨부문서로 주

의를 환기시키는 중대 부작용의 징후를 간과한 중대과실을 물을 수 있다.

▶ 형법 제246조(사기죄) : '사람을 속여 이익을 얻은 자', '타인에게 이득을 보게 한 자'를 사기죄로 정의하고 있다. 항암제는 암을 고치는 효과는 없고 반대로 면역 저해, 발암작용, 반항암제 유전자(ADG)로 증암작용을 할 뿐임에도 불구하고 '암을 치료한다'고 환자에게 설명해서 투여했다면 이 죄에 해당한다.

▶ 약사법 제66조(허위 · 과대효능의 금지) : "의약품의 효능 · 효과에 관해 허위 효능을 유포해서는 안 된다." 이는 의약품 등의 허위 · 과대광고를 규제하는 조항이다. '암시적이라도 허위 · 과대효능을 설명하는 것'은 위반이다. '기술, 선전, 유포'를 금지한다. 따라서 암을 치료할 수 없는 항암제를 의사가 '효과가 있다' 또는 '낫는다'라고 환자에게 설명 · 사용하는 행위도 동법 위반에 해당한다. 이제는 후생노동성 간부까지 "항암제는 암을 고칠 수 없다", "항암제는 효과가 없다"고 인정하고 있으니 '효과가 있다' 또는 '낫는다'라는 말은 완벽한 허위설명이다.

● 증거보전 수속을 집행하고 의약품 첨부문서를 입수한다

Q 암 치료를 받다가 결국은 사망하여 충격을 받았다. 어떻게 해야 좋은가

우선 신속하게 '증거보전 수속'을 집행한다. 이것은 차트, 엑스선 사진 등 모든 물적 증거를 그대로 가압류하는 것이다. 민사보전법에 근거하여 재판소에 신청해서 집행한다. 이 신청은 변호사가 실시한다. 참고적으로 변호사 비용, 복사 비용 등이 수십만 엔은 든다. 이것으로 병원 측의 모든

관련 자료(증거)를 환자 측이 입수할 수 있다. 서두르는 이유는 병원 측이 소송을 두려워하여 차트 조작을 하는 것을 막기 위해서다.

 '증거보전'을 마치면 어떻게 해야 하는가

우선 보전한 차트에 기재된 투약 약제의 의약품 첨부문서를 모두 입수한다. 최근에는 인터넷에 공개하고 있어 제약회사 홈페이지 등에서 검색하여 입수할 수 있다. 그 다음 단계로 주치의에 대한 형사고소를 준비한다(지인 등은 '형사고발').

구체적 형사책임은 지도교수 등 주변에까지 미친다. 단, 그만큼 수속은 번잡해진다. 위반용의, 법률조항은 앞에서 언급한 각 조항을 참조하기 바란다.

고소장을 가까운 지방검찰청이나 경찰서에 제출한다(수신인은 검찰청장관이나 경찰서장). '고소권자'는 유족(배우자, 직계가족, 형제자매) 혹은 피해자의 법정대리인(변호사)이다. 친구, 지인 등 그 이외의 제3자는 '고발권자'가 된다.

고소장을 쓰는 방법은 다음의 예시를 참조하기 바란다.

> **[예시]**
> **고소사실** : ○○는 △△암이라는 진단을 받아 ××병원에 입원가료를 개시하였습니다. 그러나 주치의 ㅁㅁ는 항암제 ▽▽, 중대 부작용 등에 관해서는 전혀 설명도 없이 투여를 개시하였습니다. 더욱이 항암제에는 '그 자체가 맹독물질이다', '면역세포(NK세포)를 사멸시킨다', '반항암제 유전자(ADG)로 인해 재발·증식한다', '강한 발암성이 있다' 등도 일절 설명하지 않았습니다.

이러한 것은 의료법 제1조 위반이며, 의사법 제1조 위반에도 해당합니다. 이상의 사유로 '효과가 있다', '낫는다' 등의 설명행위는 악질적인 허위이며 형법 제246조(사기죄)에도 해당합니다.

또한 이 맹독 항암제의 위법투여에 의해 ○○는 ××년 ××월 ××일, '의약품 첨부문서'에 명기, 경고된 중대 부작용에 의해 사망하였습니다. 이는 주치의 □□가 '의약품 첨부문서'를 통해 치사적 중대 부작용을 가진 항암제 ▽▽가 ○○를 죽일 수도 있다는 위험을 인식하고서도 투여를 속행한 결과, ○○는 사망에 이르게 되었으니 미필적 고의살인(형법 제199조)의 중대 용의가 있습니다. 그리고 ○○에게 발생한 중대 부작용에 대하여 예견의무와 회피의무를 태만히 하여 업무상 중과실사상죄(형법 제211조)는 확정적입니다.

덧붙이자면 후생노동성 고위 관료조차 '효과가 없다'고 공언하는 항암제를 '효과가 있다'고 설명해서 투여한 행위는 약사법 제66조 위반, 의약품에 관한 허위·과대효능 설명에 해당합니다.

이러한 무효·맹독성의 항암제에 의한 암 치료로 매년 암환자의 80%, 약 25만 명이 목숨을 잃고 있다고 보도, 지적되고 있습니다. 충격적인 참극이 어둠에 묻혀 가해자들은 일체의 법적 책임추구를 면하고 있습니다. ○○에 대한 위법 가해행위뿐만 아니라 앞으로도 계속해서 발생할 수십만 명, 수백만 명의 암 의료현장의 희생자를 막기 위해서도 이렇게 형사기소를 하게 되었습니다.

위반규정: 전술한 해당법규를 각 조항별로 기록한다.

고소인: 발신날짜, 주소, 성명, 전화번호, 날인

첨부문서: 차트 복사본, 보도내용 등의 복사본도 가능하다.

Q 방사선 치료를 받았는데 사인(死因)으로 병기하는가

암환자가 사망하는(살해당하는) 가장 많은 원인은 항암제일 것이다. 그 정도로 일상다반사로 사용되고 있기 때문이다. 그러나 전문가에 따르면 방사선 치료가 항암제보다 더 많이 림프구(NK세포)를 감소시킨다고 한다.

따라서 방사선 치료 → 림프구 감소 → 면역력 저하 → 감염증 등의 중대 부작용 → 암 악화 → 사망의 경위를 거친 것은 확실하다. 즉, 방사선도 사망원인의 하나인 것이다. 그러므로 이상의 이유를 병기하고 '동시에 실시된 방사선 치료도 사망원인의 하나가 되었다'고 덧붙이도록 한다.

Q 수술도 받았는데, 이것도 사인의 하나라고 할 수 있는가

그건 개개의 경우에 따른다. 단, 일본 의사의 불필요한 유해수술 건수는 세계에서도 돌출되어 있다. 야야마 의사는 암은 잘라내도 낫지 않는다고 단언한다. 다시 재발하기 때문이다.

캐나다에서는 폐암(2A기)의 경우 의사가 가장 많이 선택한 치료법은 '무치료법'이다. '아무것도 하지 않는 편이 낫거나 연명확률이 높다'고 판단했기 때문이다. 자연치유력을 고려한다면 현명하다고 할 수 있다. 캐나다의 경우 '수술'을 선택한 의사는 겨우 6%인 반면, 일본에서는 '수술한다'가 100%로 약 17배 높았다.

그만큼 일본에서는 무익하고 위험한 수술이 횡행하고 있다. 따라서 이런 터무니없는 수술의 후유증이 죽음을 앞당겼을 가능성도 충분히 있다. 그러한 뜻을 고소장에 병기하자.

말기암 환자라면 인간 모르모트로 죽을 확률이 높다

Q 말기암 병동에 입원한 사람이 모습이 급변하더니 눈 깜짝할 사이에 사망했다. '인간 모르모트'로 살해당했다는 말이 사실인가

이 경우 틀림없이 의사에게 '살해당했을' 가능성이 있다. 다시 말해서 항암제의 신약 승인 데이터를 얻기 위한 인간 모르모트로 사용했을 혐의가 있다. 신약의 승인을 얻기 위해서 '어느 정도 양으로 죽는가?'를 알아내기 위해 실시하는 것이 '제1상 독성시험'으로 여기서 실험재료로 사용되는 것이 말기암 병동의 환자들이다.

물론 본인이나 가족에게는 모르모트라는 사실을 알려주지 않는다. 치사량을 판정하려면 몇 명이나 '죽일' 필요가 있다. 왜냐하면 항암제의 '표준 사용량'이 치사량의 10분의 1이기 때문이다. 치사량이 확정되었다는 것은 수많은 말기암 환자가 '살해당했다'는 증거다.

고소장에는 "또한 말기암 환자는 신약 실험의 제1상 독성시험이 본인의 허락 없이 이루어지는 일이 왕왕하여 그 혐의도 버릴 수 없다"고 덧붙이자. 보전한 차트를 자세히 조사하여 미승인 항암제명이 있으면 이는 혐의가 크다.

병원 측에는 내용증명에 의한 '환자 △△에 대해 제1상 독성시험을 실시하였는가, 아닌가'의 여부를 묻는 질문장을 보낸다. 만약 그 시험이 이루어졌다면 미필적 고의 살인, 아니 고의에 의한 살인이 확정된다. 왜냐하면 제1상 독성시험이란 죽는 양을 측정하는 즉, 환자를 '죽이는' 것이 전제이기 때문이다.

실제로 제1상 독성시험이 이루어졌다는 사실이 판명되면 고소장의 죄목은 미필적 고의 · 살인이 아니라 '살인죄'로 바꾼다.

⚫ 비극을 참지 말고 폭로하라

Q 암환자의 죽음을 헛되이 하지 않기 위해서라도 재판에서 싸우고 싶다. 어떻게 해야 좋은가

민사소송은 '제소'라고 한다. '소장'을 가까운 지방재판소에 제출하면 그걸로 '제소'는 완료한다. 민법 제709조에는 "부정행위에 의해 입은 손해는 배상 청구할 수 있다"고 정하고 있다. 부정행위란 고의 또는 과실에 의해 타인에게 경제적, 육체적, 정신적인 손해를 주는 것이다.

한 가정의 기둥인 아버지가 사망했다면 지금부터 들어올 예정이었던 수입이 사라지게 된다. 이를 '유실이익'이라고 한다. 육체적 고통, 정신적 고통, 슬픔은 손해로 간주한다. 정신적 고통은 사람에 따라 다르다. 이것의 총액이 배상청구액이 된다.

미국에서는 도요타 북미 사장에게 성추행 고소로 200억 엔이 넘는 금액을 청구한 경우가 있었다. 정신적 고통의 대상으로 그 정도의 거액도 있을 수 있다. 고소당하는 상대는 병원 대표자(이사장 등), 주치의이다.

소장을 쓰는 방법은 먼저 '소장'이라고 표제를 달고 다음으로 'ㅁㅁ지방재판소 민사부 귀중'이라고 수신인을 쓴다. 그리고 다음과 같은 순서대로 쓴다.

① 원고 및 주소, 전화, 팩스 : 각각 날인

② 피고(동일)

③ 손해배상사건 : 소송물의 가액＊청구금액/인지대

④ 청구 취지 : 피고는 원고 ××에 대하여 금＿＿＿＿엔 및 이에 대한 본 소장 송달일의 익일부터 지불이 끝나는 날까지 연간 5부의 비율에 의

한 금품을 지급하라.

⑤ 청구 원인 : 과실의 책임, 원고의 주의의무 존재, 이를 태만한 것, 피고
의 채무불이행의 책임원인 등

⑥ 손해 : ○○의 유실이익, ○○의 위자료, 원고(친족)의 위자료

⑦ 증거보전사건 등의 표시 : 증거보전한 재판소, 사건번호

⑧ 증거방법 : 갑 1호 증, 갑 2호 증, 차트 등이고 그외는 구두변론에서
필요에 따라 제출한다.

⑨ 부속서류 : 갑호 각 증 각 1통

⑩ 제출 연월일

Q 변호사를 세우지 않고 재판을 할 수 있는가

본인 소송도 인정된다. 궁금한 점은 재판소에 문의하면 가르쳐준다. 변
호사의 조언도 필요하다. 그리고 나름대로의 법적 지식과 공부는 반드시
필요하다.

Q 그늘에 숨어서 싸우고 싶지 않다. 암환자의 비극을 세상에 알려서 새로운 비극을 막고 싶다. 좋은 방법이 있는가

'기자회견'을 열도록 하자. '기소'나 '고소장' 제출 전에 시행한다. 그리
고 기자들을 데리고 재판소, 검찰청에 가도록 한다. 회견 장소는 호텔이든
공민관이든 좋다. 신문, 통신사, 방송국 등 30사 정도에 우선 전화해서 개
요를 설명한 뒤 기자회견 안내문을 팩스로 보낸다. 개인이라도 당당하게
기자회견을 할 수 있다. 다양한 잡무는 친척이나 친구의 도움을 받자.

이상의 내용을 참고하여 눈물을 닦고 하나하나씩 작업을 시작하자. 이것은 암 치료현장에서 죽음을 당한 당신의 사랑하는 사람만을 위한 것은 아니다. 당신의 이러한 작업이 매년 '학살' 당하는 약 25만 명의 사람들의 소중한 목숨을 구하는 일로 이어진다.

◆ 암 자연퇴축(自然退縮)을 위한 실천 요강

❶ 몸과 마음과 영혼까지 깨끗하게 하는 정화(淨化) 기간
- 암 필승 100일 수련 코스

언제나 긍정적인 마음을 갖도록 한다. 절대 화내지 말고 남을 미워하지 말며 마음을 열어 매일 자연건강 어록을 독송한다.

혈액 정화(淨化) 기간	30일~45일	• 현미채식은 철저히 하면서 일체의 약물 투여, 육류, 우유, 계란, 가공식품, 화학조미료, 설탕을 피한다.
체세포 신진대사 사이클	100일~6개월	• 물은 꼭 증류순수를 마신다. 증류수가 없을 때에는 무농약 재배한 야채나 과일즙을 짜서 마셔도 된다.
뼈까지 완전 교체되는 환골탈태(換骨奪胎) 기간	3년~5년	• 감성 도야하는 신앙과 취미생활을 한다. • 공기 좋은 데서 삼림욕, 모래찜질, 옥외활동, 부항요법을 매일 한다.

❷ 자연치유(自然治癒)의 법칙

1) 항상 감사한 마음을 갖는다. 하루 10번 이상 "감사합니다"라는 말을 한다.

2) 언제나 미소를 잃지 않도록 한다. 하루 10번 이상 소리 내어 크게 웃

는다. 웃을 일이 없으면 억지로라도 웃는 연습을 한다.

3) 매사에 적극적이고 긍정적이며 낙관적인 태도를 지닌다.

4) 신앙생활을 하면서 확고한 믿음과 전폭적인 신뢰, 반드시 낫는다는 확신을 갖는다. 마음먹은 대로 이뤄진다는 자기암시가 중요하다.

5) 매일 동의부항으로 하는 네거티브요법을 실행하고, 마음을 고요히 하는 명상을 한다.

6) 철저한 현미채식을 하며 한 수저에 100번 이상 씹어 먹는다. 그리고 100일 동안만이라도 동물성 음식은 절대 먹지 않도록 한다.

7) 매일 만보 걷기, 1시간 이상 걷기 외에도 아랫다리가 튼튼하게 옥외활동을 많이 한다.

8) 매일 반신욕 또는 각탕법을 30분 이상 한다. 환부 또는 전신에 온열요법을 실시한다. 땀을 흘린 후에는 꼭 더운물에 죽염수 또는 무농약 재배의 과일즙이나 야채즙을 한 컵 마신다.

9) 물은 증류수를 마신다.

❸ 암의 원인과 결과의 도표

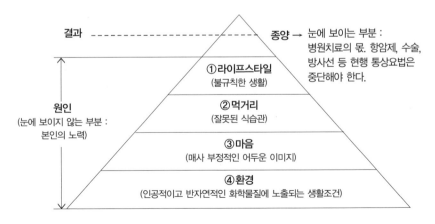

부록 *323*

	원 인	자연퇴축을 위한 처방 (면역력을 강화시키는 방법)
① 라이프스타일	불규칙한 생활습관과 과로, 과식, 과욕, 과보호, 운동부족	• 부항, 반신욕, 침, 뜸 등으로 부교감신 경을 자극하여 몸을 따뜻하게 하고 긴 장을 풀어 규칙적이고 절제있는 생활 을 할 것
② 먹 거 리	육식과 삼백식(백미·설탕·화학조미료), 우유, 계란, 기타 가공식품, 폭음, 폭식, 미식, 대식 습관, 약물 상용	• 오래오래 씹어 먹으며 언제나 약간의 공복감을 느낄 정도의 위 7부 정도의 소식으로 기아요법을 할 것 • 처음 3일간 효소단식을 할 것 • 고단백, 고지방, 고설탕, 고칼로리를 삼갈 것
③ 마 음	스트레스, 좌절감, 절망감, 배신감, 두려움, 미워하는 마음, 불안하고 매사 불평불만 가득찬 생활, 위기에 직면해서 도피하고자 하는 잠재의식, 잘못된 상황에도 무조건 순종하는 패배주의	• 밝은 이미지를 구축할 것 • 내 인생, 내 건강은 마음먹은 대로 이 뤄진다는 확신을 가질 것 • 늘 웃는 연습을 하고 긍정적인 마음을 가질 것
④ 환 경	환경호르몬, 농약, 살충제, 제초제, 화학비료, 중성세제, 전자파, 신축건물의 새집증후군, 배기가스	• 통나무 목조건물이나 황토집에 거주하 며 공기가 청정한 곳에서 삼림욕을 자 주하는 생활을 할 것 • 자동차는 되도록 타지 말 것

이상과 같이 실천하면 악성종양의 환부도 자연퇴축(自然退縮)이 되고 결코 재발이나 전이를 하지 않는다. 다만 100일 수련 정진 후 일단 좋아졌다 하여 완치로 착각하고 다시 과거의 생활로 되돌아가면 재발의 위험성이 있으므로, 평생 자연식생활을 하고 마음을 플러스 사고로 유지하며 긍정적인 노력을 하면 재발은 없다.

◆ 기준성(奇埈成) 회장의 자연건강 어록(語錄)

🐤 ① 암! 두렵지 않다. 다정한 친구 대하듯 순리로 다스리면 치유된다

암은 어떤 경우나 국소병이 아닌 혈액 오염에 의한 전신질환으로서 환부만 수술해서 완치되는 병이 아니다. 이제까지의 잘못된 생활방식을 바꾸고 몸의 자연성을 회복하면 자연치유도 어렵지 않다.

암을 마치 나를 괴롭히는 원수로 여기고 적대적인 공격을 하면 걷잡을 수 없이 흉포해지기도 하지만 나의 잘못된 삶의 방식을 일깨워주는 다정한 친구 대하듯 마음을 열고 암과 대화를 시도하면 다시없이 온순하게 치유기전에 협력 동참하는 귀여운 신생물이 되기도 한다. 마음먹기에 따라 적이 아닌 친구로 만들 수 있는 것이다.

🐤 ② 발암의 원인! 스트레스와 잘못된 식생활에 있다

우리 몸에서는 하루에도 5,000개 이상의 암세포가 생성, 소멸하지만 그렇다고 누구나 암에 걸리는 것은 아니다. 암세포를 제어하는 백혈구, 림프구 등 면역세포가 내 몸 안에 있기 때문이다. 불안, 갈등, 증오심으로 스트레스가 쌓이면 면역시스템이 흐트러져 발암의 호발조건이 된다.

동의부항으로 하는 네거티브요법은 피를 맑게 하고 면역세포를 활성화하여, 암 예방과 치료에도 효과가 있는 것이다. 식생활에서 육식과 가공식, 삼백식(백미·설탕·화학조미료)을 금하고 현미, 채식 등 자연식을 실천하면 몸과 마음이 정화(淨化)된다. 잘못 길들여진 미각의 노예가 되지 말아야 한다.

❸ 암은 네거티브요법으로 치유가 된다

질병을 다스리는 두 가지 방법이 있다.

하나는 더해주는(+) 치료법으로 약물, 주사, 고단백 영양식 등 질병을 외부에서 공격하는 '포지티브요법 = 현대의학'이고, 다른 하나는 덜어주는(−) 방법으로 단식, 자연식, 부항, 명상법 등으로 체내의 잉여영양분과 독을 제거하여 자연치유의 기전을 여는 '네거티브요법 = 자연의학'이다.

암을 비롯한 현대병은 모두 과식, 과로, 환경오염 등 지나치게 더해주는 생활이 발병요인이 되고 있는데 거기에 또 더해주는 치료는 병을 더욱 악화시킬 뿐이다. 암 완치를 위한 치료법은 마땅히 네거티브요법이라야 한다.

암(癌)이란 글자는 많은 먹거리, 즉 식품(食品)을 산(山)처럼 먹어서 생긴다는 뜻이다.

❹ 암! 성격의 변화로 치유의 계기가 된다

암에 걸리는 사람의 성격에는 몇 가지 공통점이 있다. 외곬성격에 아집이 강하고 병적일 만큼 결백증이 있거나 책임감이 강해서 매사 완벽주의를 요구하는 사람으로서 감정처리가 서툴러 대인관계가 원만치 못하여 남을 피곤하게 하는 타입이다. 마음을 열지 못하니까 몸도 굳어지는 것이다. 또 편식하는 습관과 평소 약물 복용 등을 많이 하고 내성적이고 혈액형이 A형, AB형인 사람이 잘 걸리는 편이다.

이런 사람이라고 해서 다 암에 걸리는 것은 아니지만 무절제한 생활습관과 심리적인 좌절감 등으로 스트레스에 의해 면역력이 현저히 저하될 때 발병이 촉발되는 것이다. 그렇기 때문에 면역력을 부활, 활성화시키는 방법을 알면 길이 열린다.

💥5 암과 싸우지 마라

요즘과 같은 유전자 차원까지의 정밀검사를 하면 누구나 암환자가 될 수밖에 없다. "암 검사 진료는 환자에게 불이익이 되나, 병원의 거대한 수입원이 되고 있다"라고 일본 게이오대학의 곤도 마코토(近藤誠) 교수가 폭탄증언을 하였는데 수술, 항암제, 방사선 등과 같은 방법으로는 치료가 안 되지만 자연식과 정혈요법으로 체내의 면역기능을 활성화하면 말기암에서도 기적적으로 자연퇴축이 되는 예가 많다.

💥6 부자나 권세있는 사람은 암을 고치기 힘들다

간암 말기에 이른 부자가 돈을 물 쓰듯 하며 몇백년 묵은 산삼, 사향, 백사 등 고가의 희귀약을 실컷 복용하고도 별 효험 없이 세상을 떠났다. 또 어느 고관 출신은 일류 호화병동 특실에서 주치의를 매일 만나며 최고의 의료 서비스를 받았지만 결국 완치하지 못하고 세상을 떠났다.

반면에 내가 아는 어떤 가난한 사람은 병원 치료를 못 받을 처지에서 나의 자연건강 어록을 보고 집에서 자연식과 부항요법을 열심히 하여 말기암을 완치하였다.

7 기아요법의 원리, 동물성의 고단백질 등 영양공급이 암세포를 키운다

병원에서 수술은 성공적이었는데 사람은 죽었다는 이야기를 종종 듣는다. 수술이 잘 되었으니 이제 영양을 보충하여 체력을 빨리 회복하고자 육류 등 고단백·고칼로리식을 하면 암세포가 힘을 얻어 빨리 퍼지는 것이다. 암세포는 정상세포와 달라 엉성하면서도 빨리 자라는데 단식이나 자연식 같은 기아요법을 하면 성장이 억제되고 붕괴가 촉진된다.

8 암세포는 혐기성(嫌氣性) 생물이어서 산소를 싫어한다

암종양이 있는 자리는 정상세포와 달리 산소공급이 잘 안 된 무산소증의 상태가 되어 있다. 따라서 환부에 산소를 풍부히 공급하는 삼림욕, 대기요법, 모래찜질, 부항요법 등이 효과가 있다. 암에 좋다는 먹거리는 모두 산소강화식품으로 버섯종류, 마늘, 인삼, 신선초, 녹황색 야채, 율무, 김, 미역, 다시마 등이 효과가 있는 것이다.

9 몸과 마음이 찬 사람이 암에 걸리기 쉽다

체질이 양성에 치우치면 심장병, 고혈압에 잘 걸리고 음성이 과다한 저체온(低體溫) 체질이 암에 걸리기 쉽게 된다. 건강은 음양(陰陽)의 조화가 잘 되었을 때이고 균형이 깨지면 병을 낳는 것이다. 암세포는 열에 약해서 몸 안에서 가장 체온이 낮아 냉(冷)이 있는 곳이다. 몸과 마음은 항상 따뜻하게 하고 환부에 수건을 깔고 전기다리미를 이용해서 뜨거운 온열요법을 해도 효과가 있다.

⑩ 뜻있는 곳에 길이 있고 마음먹은 대로 이루어진다

몸과 마음은 불가분의 표리관계에 있어 마음은 주인이고 몸은 그를 담는 그릇과 같다. 따라서 몸은 마음먹은 대로 따라 움직일 뿐이다. 암에 걸렸어도 낫는다는 생각을 되풀이하면 긍정적인 자기 암시에 의해 몸도 그와 같이 작용하는 것이다. 멀쩡했던 사람이 병원에서 암이란 말을 듣고 갑자기 상태가 악화되고 중환자처럼 되어버리는 수도 있다.

⑪ 적(敵)은 밖에 있는 것이 아니라 내 안에 있다

건강이 허물어지는 것은 그 원인이 밖에 있는 것이 아니라 내 자신이 만드는 것이다. 과식과 과로, 무절제한 습관 속에서 건강을 약이나 병원에만 의존하려는 데서 병을 자초하고 더욱 키우는 것이다. 바둑에서 자충수를 두고 축구시합에서 자살골을 차 넣듯 기껏 꾀를 낸다는 것이 죽을 꾀를 쓰고 자멸하는 것과 같다.

🔢 의료서비스 상품은 공급자에 의해서 일방적으로 강매되고 있다

과거에 경기도 도립병원장으로서 우리나라에서 최고로 수술 잘하기로 소문난 고 김주환(金胄煥) 박사가 말년에 자신의 갑상선과 후두암으로 세 번이나 수술을 받고도 결국은 성대와 갑상선의 결손인간이 되어 발병 3년 만에 불귀의 객이 되었다. 그가 남긴 유고집에 있는 다음과 같은 글은 매우 충격적이다.

"의사로서 존경받는 신분으로 남을 치료할 때는 몰랐는데 환자가 되어 비로소 깨닫게 된 것은 자본주의 사회에서 모든 상품의 가치는 공급자에 의해서 결정되는 것이 아니라 수요자에 의해서 매겨지는 것인데, 오직 의료서비스라는 상품만은 수요자의 뜻과는 달리 공급자 중심으로 일방적으로 강요되고 있으니 이는 시장원리에도 맞지 않는 의료폭력일 뿐이다."

🔢 코미디황제의 최후

코미디황제로 불리는 이주일 씨가 폐암 선고를 받고 국립암센터에서 최신 항암제요법으로 치료받았으나 안타깝게도 10개월 만에 끝내 세상을 떠나고 말았다. 그는 병상에서 마지막 순간까지도 금연캠페인을 벌이며 사회봉사활동을 하였는데 국가적으로도 아까운 인재의 상실이 아닐 수 없다.

만약 그가 일세를 풍미한 유명인이 아니고 병원치료를 그렇게 서둘지 않았더라면 어떻게 되었을까? 암이란 그렇게 금방 악화되는 급성질환은 아니다. 만성혈액염증성 질환으로서 손을 쓰지 않고 그대로 방치해두어도 금방 악화되지는 않는다.

주먹만한 암 덩어리를 체내에 지닌 채 큰 불편 없이 10여 년씩 활동하는 사람도 있고, 병원에서 암 말기라고 포기한 상태에서 퇴원하고 집에 돌아간 후에 현미, 채식을 열심히 하고서 기적적으로 종양이 자연치유되었다는 사람도 있다.

🌱 반신욕 건강법

내가 적극 권장해온 반신욕(半身浴)이 일대 붐을 이루고 있다. 반신욕은 배꼽 밑까지 하반신만 더운물(자기체온보다 3~4도 높게)에 30분 이상 들어가는 것으로, 그렇게만 계속해도 머리카락이 검어지고 10년 정도는 젊어진다는 체험자가 많다.

말기암, 중풍, 치매, 아토피에도 효과가 있다는 사례가 나오고 있다. 100일간만 열심히 실천하면 그런 간단한 방법으로도 암을 비롯한 각종 난치병이 자연치유되는 놀라운 일이 벌어지는 것이다.

어떤 말기암 환자는 만책(萬策)이 끊겼을 때, 잠잘 때와 용변을 볼 때를 제외하고 1주일 동안 온종일 온탕 속에서 반신욕을 계속한 결과 암 종양이 깨끗이 사라지는 기적 같은 자연퇴축 사례도 있다.

🌱 야채수프 건강법

야채수프를 마시는 사람이 늘고 있는데 말기암, 당뇨병, 치매 등에 효험을 보았다는 사례가 보고되고, 여성의 경우 폐경 후에 장복했더니 생리가 되돌아오고 65세 할머니가 아기를 낳았다는 진기록도 있다.

야채수프를 만드는 방법은 다음과 같다.

··· **기본 재료** ···
무 : 4분의 1개
무잎 : 무와 비슷한 양(무잎은 가을에 시래기로 말려두었다가 사용한다)
당근 : 2분의 1개
우엉 : 4분의 1개(작은 것은 2분의 1)
표고버섯 : 1개(햇볕에 말린 것)

··· **만드는 방법** ···
이상의 재료를 잘 씻은 후 껍질째 적당한 크기로 썰어서 유리그릇 같은 약
탕기에 넣은 다음 3배의 물을 붓는다. 1시간가량 끓여서 식힌 뒤에 냉장고
에 보관한다.

이렇게 만든 야채수프를 수시로 먹는다. 하루 600cc 이상을 먹도록 한
다. 한 가지 주의할 점은 기본 재료와 재료의 양을 꼭 지켜야 한다. 만약 다
른 야채를 섞어 넣으면 화학작용의 변화로 효과가 없다.

이 방법은 일본의 화학자 다테이시 가츠(立石和) 박사가 오랜 동물실험 끝
에 발견한 건강법으로 일본의 거물 정치인과 유명 연예인 등의 말기암도
나았다는 소문이 퍼져 폭발적인 붐이 일었다.

한때 약국과 병원문이 한산할 지경이 되어 위협을 느낀 의료인들이 혹세
무민(惑世誣民)한다고 의료법, 약사법 위반으로 고발하여 창안자가 곤욕을
치렀다고 한다.

"꿩을 잡아야 매"라는데 어떤 방법이든 병이 나았으면 좋은 일로 평가하
고 권장해야 할 일이거늘, 법이란 언제나 기득권 편에 서고 새로운 건강법
이나 새로운 연구성과도 기득권에 해가 되면 박해받는 모양이다.

🐾 암이 내게 행복을 주었다

가와다케 후미오(川竹文夫)가 쓴 책이 국내에 《암이 내게 행복을 주었다 (기준성 감수)》라는 제목으로 출간되자 독서계의 화제가 되어 문의가 쇄도하고 있다.

말기암으로 병원에서 치료를 포기한 시한부 인생이 도리어 집에 돌아간 후에 암 종양이 자연퇴축되어 기적의 생환을 한 12명의 기록을 담은 이 책은, 독자에게 큰 감동을 주고 환자에게는 용기와 희망을 주고 있다.

암 투병의 궁극의 목표는 발병 이전의 인생으로 돌아가는 데 있지 않고 보다 새롭고 값진 인간 승리의 성취에 있는 것이다. 그렇기 때문에 암에 걸린 체험은 누구나 가질 수 없는 일생일대의 찬스가 되고, 불행의 씨앗이 아니라 찬란한 행운을 여는 축복이 되는 것이다.

🐾 암 자연퇴축의 원리

암의 자연퇴축을 연구하는 학자의 통계에 의하면 10년 전에는 암의 자연퇴축현상이 20만 명 중에 1명꼴이었는데 지금은 약 500명 중에 1명 정도 발견된다고 한다.

그러나 암이 낫는 것은 어떤 경우이건 치료를 통해서가 아니라 대부분 자연퇴축으로 낫고 있다. 그리고 3대 요법 같은 통상 치료를 하는 중에 자연퇴축은 일어나지 않는다. 그 이유는 통상 치료로 암 종양을 일시적으로 제거할 수는 있지만 그 사람의 면역기능까지 공격하고 파괴하기 때문이다.

자연퇴축의 원리는 생명체란 본래 스스로 복원능력과 재생능력을 갖고 있기 때문에 무리한 공격과 침습만 하지 않으면 본래의 자연치유력이 되살아날 수도 있는 것이다.

🐾18 암의 대가들이 암으로 줄줄이 사망

일본 국립암센터 총장 츠카모토 노리마사(塚本憲甫) 박사는 일본 국회 청문회에서 암은 조기발견하여 조기수술하면 90% 완치가 가능하다고 증언했었다. 그런데 그 후 그분 자신이 위암에 걸려 조기발견, 조기수술을 하고 완치를 확신했지만 1년 만에 간암으로 전이하여 사망했다.

공교롭게도 역대 국립암센터 총장 등 암의 대가들이 암으로 줄줄이 쓰러진 사례가 많다. 그런 사실을 암 전문기관에서는 쉬쉬하고 할 수 없이 변명할 때는 "그것은 우연의 일치이고 암 대가들이 대부분 고령자였기 때문에 그로 인한 확률의 문제이다"라고 말한다. 그런 논리라면 고령사회가 되면 종말인생은 모두 암으로 사망하게 된다는 말인가. 머지않아 국민 개암(皆癌) 시대가 될까 두렵다.

🐾19 우리나라도 예외는 아니다

삼성의료원 초대원장 한용철(韓鏞徹) 박사와 원자력병원 초대원장 이장규(李章圭) 박사는 모두 당대의 석학으로 암 권위자였는데, 애석하게도 두 분 모두 폐암으로 작고하였다. 국가적인 인재의 손실이 아닐 수 없다.

한 박사는 평소 직설적인 말을 잘하는 분으로, 환자들에게 "의사나 병원을 너무 믿지 말라. 오진도 많고 병원이라고 만능이 아니니 환자 스스로 자기 건강을 지켜야 한다"고 강조했었다.

한 박사가 작고하기 직전 나를 한번 만나보고 싶다고 했는데 그때 마침 일본 강연이 있어 돌아와서 만나기로 약속을 했었다. 그런데 그 사이에 그만 고인이 되어 못 만나고 만 것이 아쉽기만 하다.

한 박사는 대통령 주치의와 서울대학병원 원장을 오랫동안 역임했던 국제적으로 이름난 의학자였다. 그분의 친구인 전 헌병감이던 이규광(李圭光) 장군이 나와도 오랜 바둑친구여서 《암 두렵지 않다》를 문병 가면서 가져가 권했던 모양이다.

내 책이 얼마나 도움이 됐을까마는 어쨌든 그 책을 읽고 나서 저자를 한번 만나고 싶다는 대석학의 마지막 소원을 못 들어준 것이 지금도 마음에 걸린다.

✿ 암세포는 약사여래(藥師如來)의 현신(現身)

암에 걸린 스님이 나를 찾아왔었다. 사찰음식 공양이야 좋았겠지만 사찰 소유재산 분쟁으로 마음의 스트레스가 심했던가 보다. 암세포를 무조건 원수로 여기고 조기수술, 항암요법 따위로 박살내려고만 하지 말고 또 도망가려고도 하지 말며 오직 나의 잘못을 일깨워 주는 약사여래(藥師如來)의 현신(現身)으로 받아들이고 매일같이 감사한 마음으로 몸 안에 있는 암세포를 부처님으로 모시고 백팔배를 하라고 했다. 그렇게 100일 동안 정진하면 반드시 자연퇴축의 기적이 생긴다.

🐾 사랑의 묘약(妙藥)은 암도 치유한다

자랄 때 진정한 사랑을 받아보지 못했거나 남을 사랑해 보지 못한 사람, 매사에 욕구불만이 쌓여 대인관계가 원만치 못해 남을 미워하거나 짜증을 내고 화를 잘 내는 사람이 암에 잘 걸리는 것이다. 이와 반대로 아무리 작은 일이라도 기쁨과 보람을 느끼고 감사하는 마음으로 신나게 남을 사랑하는 사람은 걸린 암도 낫게 된다. 이성(理性)보다는 감성(感性)이 풍성한 타입이 좋다.

🐾 오구삼살방에도 활로는 있다

상하, 전후, 좌우가 꽉 막혀 벗어날 길이 없는 궁지의 방위를 '오구삼살방'이라고 한다. 어떠한 기득권 절대 권력이나 재물, 학력, 부모형제의 힘도 미치지 못하는 곳이다. 비로소 자신이 얼마나 무력하고 하잘 것 없는 존재인가 허울 벗은 참모습을 알게 된다.

오직 자신의 젖 먹던 힘까지 발휘할 수 있는 유일한 기회이다. 도망갈 수도 없고 타협할 수도 매달릴 수도 없는 절체절명의 사지에서 스스로를 극복하기 위한 전심, 전력의 진검(眞劍) 승부를 해야 한다. 거기에서 비로소 충무공의 임전훈(臨戰訓)에 있는 "살고자 하면 죽을 것이요, 죽을 각오를 하면 살 것이요, 궁하면 통한다(生卽死, 死卽生, 窮卽通)"는 말의 참 의미도 알게 되는 것이다.

🐾 마음속에 새겨지는 이미지는 육체를 변화시키고 종양도 퇴축시킨다

마음이 불안하고 어두운 이미지에 갇혀있으면 하는 일마다 뒤틀리고 재수가 없다. 그러나 기쁜 마음으로 밝은 이미지를 갖게 되면 만사가 잘 풀리고 좋은 일이 생긴다.

암환자가 밝고 즐거운 마음으로 애써 미소 지으며 "감사합니다" 하고 하루 10번씩 소리 내어 외우면 그러한 생각이 면역기능을 향상시켜 종양도 자연퇴축시키게 된다. 마음속에 새겨지는 이미지는 바로 육체를 변화시키는 설계도가 되기 때문이다.

그래서 현명한 의사는 환자에게 희망과 용기, 꿈을 심어주는 사람이어야 하는데 병원의 분위기는 모두 어둡고 우울한 이미지를 주어 환자에게 겁을 먹게 하고 주눅 들게 한다.

🐾 비파엽(枇杷葉) 훈증요법

비파나무를 '약왕수(藥王樹)'라고 하는데 부처님도 만병의 약이 된다고 권했다고 한다. 일본 사찰에서는 고래부터 비파잎을 불에 쪼여 환부에 훈증하면 온갖 염증을 다스리는 것으로 전승되고 있다.

암 치료에 특효가 있다는 살구씨에서 추출한 레트라일이라는 '비타민 B17요법'도 이와 비슷한 이치인데 암에 좋다는 것 중에는 미량의 시안화합물(청산가리 같은)이 있어 종양 부위에 선택적으로 작용한다는 학설도 있다.

살구씨, 매실 엑기스, 비파잎, 율무, 복어 등에 그러한 성분이 있다. 비파잎을 말린 후 차로 달여 마셔도 좋으며 소주에 담가 농축액을 뽑아 환부에

온습포를 하면 진통효과가 있다.

🦷 슈퍼 닥터 Atom의 실험

라틴아메리카에서 활약하고 있는 전설적인 슈퍼 닥터 Atom(본명 이노우에 마코도, 65세)을 도쿄에서 만났을 때 "당신이 만약에 암에 걸렸다면 어떻게 하겠는가?"라고 질문을 했더니 그는 이렇게 대답하였다.

"오, 하나님 감사합니다. 나에게도 드디어 그런 절호의 찬스를 주시다니요. 그동안 자연의학을 그렇게 많이 떠들고 다니고 스스로 병을 낫게 하는 방법을 수없이 가르쳐 왔지만 내 자신은 그러한 체험을 하지 않았기 때문에 언제나 떳떳치 못한 미안한 감을 마음속에 갖고 있었습니다. 이제야말로 자신을 생체실험의 대상으로 할 수 있으니 얼마나 당당합니까. 내가 암에 걸린 시점으로부터 6개월 안에 반드시 완치하고 말겠습니다. 그 방법으로는 한국의 동의부항요법, 요료법, 현미·채식을 통해서 근치시키겠습니다."

그는 지금 라틴아메리카에서 동의부항요법을 해방의학이라고 하여 보급시키고 있는데 그쪽의 해방신학과 더불어 민중생활 공동체 의료시스템으로 정착시키고 있다.

🦷 전화위복의 계기가 될 수 있다

라이프스타일 병의 대표적인 암은 그 사람의 생활습관과 밀접한 관계가 있기 때문에 재수 없이 우연히 걸린 것이 아니다.

누구나 인생역정에서 위기가 있고 어떠한 변화가 필요할 때, 국면 전환이 요구되거나 쉬고 싶거나 매달리거나 도피하고 싶고 남의 관심을 끌고 싶을 때 잠재의식은 스스로 암에 걸리기를 바라게 되는 수가 있다.

생각하기에 따라 위기를 찬스로 만들 수도 있는데 말기암에서도 기적적으로 생환(生還)한 사람은 모두 플러스 사고를 가지고 희망과 용기를 잃지 않는 사람이다. 반대로 절망과 체념 속에서 마이너스 사고에 사로잡히게 되면 스스로 수명을 단축하고 자멸하게 된다.

🐥 항암제로 살해당하다

최근 일본에서 베스트셀러가 된 《항암제로 살해당하다 1−항암제 상식편》은 세계적인 환경운동가로 유명한 후나세 슌스케(船瀨俊介) 씨가 쓴 책으로, 출간되자마자 도쿄의 서점가에서 동났다고 한다. 독자층은 주로 대체의료에 관심 있는 개업의사들인데, 그들이 무더기로 주문하여 환자들에게 돌려보게 하여 화제가 되었다.

이 책에 의하면, 일본에서 매년 32만 명이 암으로 죽고 있는데 80%에 해당하는 약 25만 명이 항암제로 살해되고 있다는 것이다. 마치 제2차 세계대전 당시 나치 독일의 아우슈비츠 가스수용소나 일본군 731부대 마루타 작전 같은 학살극이 지금 일본의 대형 암병동에서 공공연히 전개되고 있는데, 그 배후에는 막대한 화학이권이 즉, '의(醫) · 약(藥) · 산(産) · 관(官) · 정(政) · 언(言)'까지 유착된 거대 암산업이 도사리고 있다는 전율할 만한 실상을 폭로한 고발서이다.

🔵 부항은 해방원리의 민중의술

일본에 가서 강연할 때 "일제의 침략과 식민지 체제의 박해와 수탈을 당하면서 항상 자유와 해방을 갈구하는 한민족의 역사적 체험 속에서 내가 터득한 민중의술이 부항이다. 육체의 막힌 곳을 뚫어주고 체내 독소를 배출시키는 것이 생리적인 해방감을 느끼게 하는 정혈요법의 원리이다"라고 소개하였다.

그러한 한민족의 역사적 체험과 사상에 공감이 된다면서 일본을 비롯해 라틴아메리카에서는 부항이라는 한국 전래의 민중의술이 해방의학으로 회자되어 가톨릭 참여파의 해방신학과 더불어 민중운동의 새로운 지표(指標)가 되고 있다.

🔵 암은 사탄이 아니라 수호천사(守護天使)의 현신

수녀님 한분이 뜻밖에 암에 걸려 나의 책을 보고 찾아온 일이 있다. 암은 대상을 가리지 않고 누구에게나 찾아오는 불청객이지만 역시 성직자(聖職者)가 암에 걸린 것은 모양새가 좋지 않다.

금욕(禁慾)의 계율과 엄격한 자기절제의 생활을 하는 사람은 남모르게 마음고생과 스트레스가 심하여 발암의 원인이 될 수 있다.

그렇게 생긴 암종양을 무조건 나를 괴롭히는 사탄으로 여기고 수술이나 항암제 같은 공격적인 치료로 박살내려는 생각보다 주님이 보낸 수호천사의 현신(現身)으로 받아들이고 매일 감사한 마음으로 기도드리면서 감동에 충만된 생활을 하면서 매일 자연식과 부항요법을 계속해 보라고 조언했다.

　그 수녀님은 내가 말한 대로 실천하여 희열에 넘친 감동을 체험하면서 심했던 통증이 사라지고 5개월 후에는 유방암이 감쪽같이 자연퇴축되었다.

③⓪ 암에는 온열요법이 효과 있다

　암세포는 열과 산소를 싫어하는 특성이 있어 그 점을 잘 이용하면 의외로 간단하게 암을 자연퇴축시킬 수 있다. 열병을 앓고 난 후에 암세포가 사라졌다는 예가 있고, 말기암으로 전신에 암세포가 퍼져 있었는데 독감과 단독으로 일주일간 고열을 앓고 나서 감쪽같이 암이 나았다는 보고도 있다.

　저체온 체질이 암에 잘 걸리고 암은 전형적인 냉병(冷病)인데, 병원에서의 수술이나 항암제, 방사선 같은 통상요법은 몸을 더욱 차게 만들어 면역기능을 약화시키고 있다.

　아이론요법으로 대장암을 치유한 이기영 화백이 최근 건강한 모습으로 나를 찾아와서 온열매트(카본섬유 온열매트)를 소개해주었는데 시험 삼아 그 온열매트를 사용해 보았더니 효과가 있음을 알 수 있었다.

　전자파 차단, 원적외선 방사, 음이온 발생 등의 작용이 있는 카본섬유로 만든 온열매트는 다른 전기장판이나 전열 돌침대와는 다르게 복사열에 의해 체감온도는 높지 않아도 신체 심부에까지 높은 열이 전달되어 자고 나면 기분이 상쾌하고 몸이 거뜬하였다. 기분 좋은 복사열에 의해 1시간만 사용해도 걸쭉한 기름땀이 배출되는 등 배독(排毒) 효과가 뛰어난 것 같았다. 매일 30분씩 일주일간만 계속해도 면역기능이 현저히 향상되는 것을 체험할 수 있다.

🔅 증류수 건강법(무기 광물질의 경수는 결석, 동맥경화의 원인)

　암 식사요법으로 유명한 막스 거슨 박사는 환자에게 반드시 하루 2,000cc 이상의 야채나 과일즙 또는 증류수를 마시라고 권한다. 단식요법으로 유명한 폴 C. 브래그 박사도 단식을 할 때 꼭 증류수 마시기를 주장하고 자신도 평생을 그렇게 실천하여 97세까지 건강한 생애를 마쳤다고 한다.

　미국 NASA의 우주 항공사나 잠수함 승무원도 모두 증류수를 상음하는 것으로 알려지고 있다. 최근 미국에서 900만 부 이상 팔린 초베스트셀러 건강서 케빈 트루더가 쓴 《병이 나지 않은 사람은 알고 있다》에도 모든 질병 예방과 치료에 증류수 마시기를 적극 권장하고 있다.

　증류수는 심신(心·身)을 정화시키고 배독(排毒) 기능이 활발해지는 효과가 있다. 밥을 지을 때나 차를 끓일 때 증류수를 사용하면 향과 맛이 더욱 선명한 것을 체험할 수 있다. 증류수가 없을 때는 유기농의 야채나 과일즙 또는 고로쇠 같은 수액(樹液)을 이용해도 된다.

🔅 암세포는 열에 약한 병적인 이상체세포

　암세포를 마치 외계생물(에이리언)이 내 몸 안에 들어와서 숙주를 갉아먹는 괴물 같은 공포의 대상으로 여기는 경향이 있는데, 실은 내 몸 안에서 생긴 가장 열약한 병적인 체세포가 암인 것이다. 알고 보면 조금도 두려울 것이 없고 스스로의 의지에 의해서 얼마든지 컨트롤이 가능하다.

　암세포는 산소를 싫어하고 열에 약한 특성이 있어 섭씨 45도의 주열(注熱)하에서 무력해지고 붕괴가 시작된다.

342

그러한 용도로 고안된 원적외선 방사 미쓰이식(三井式) 주열온열기는 건강한 부위에서는 아무렇지 않는데 병이 진행 중인 이상이 있는 곳에선 "앗 뜨거" 하고 깜짝 놀랄 정도로 민감한 반응을 느껴 정확한 진단효과도 있다.

혈액순환이 잘 안 되는 모든 증후에 효과가 있지만 피부 표면에 가까운 병소부일수록 즉각적인 호전반응이 있음이 증명되고 있다.

🈳 암은 무치료(無治療)가 최상의 대책

암 종양을 철저히 섬멸하려는 통상요법은 도리어 면역기능만 떨어뜨리고 암은 내성을 갖게 되어 더욱 흉포해지기도 한다. 그래서 요즘 선진국에서는 자연요법, 대체의학 등이 각광을 받기 시작하여 치료보다는 무치료(無治療)가 최상의 대책이란 풍조가 일고 있다.

생활습관을 바꾸고 동의부항요법과 자연식으로 정혈, 정장을 하면 뜻밖에 말기 종양도 자연퇴축이 되는 예가 많다. 그리고 자연퇴축은 현대의학의 항암제, 수술, 방사선 등 통상요법을 받지 않았을 때만이 그러한 가능성이 있는 것이다.

🈴 웃음의 면역학(免疫學)

나와 절친한 세계적인 환경운동가 후나세 슌스케 씨는 《항암제로 살해당하다 1 – 항암제 상식편》에 이어 《항암제로 살해당하다 2 – 웃음의 면역학편》이란 책을 내어 또다시 베스트셀러가 되었다.

이 책을 보면 암환자와 당뇨병환자 수백 명을 한자리에 모아놓고 만담개

그를 통해 2~3시간 실컷 웃기고 나서 그 전후를 비교했더니 면역기능수치가 현저히 향상되었다고 한다. 웃음실험으로 깔깔거리고 박장대소하는 웃음이야말로 무엇보다도 치유의 묘약임을 입증한 것이다.

우리의 유전자정보(DNA)는 뇌세포에서 3%만이 온(on)으로 활동하고 나머지 97%는 오프(off)의 휴면상태에 있는데 그 중에서 0.1%만 온(on)으로 돌아도 초능력의 천재가 될 수도 있다. 웃음은 휴면상태의 DNA를 온(on)으로 만드는 유일의 방법이라고 이 책에서 말하고 있다.

🌱 장청소 효소(酵素) 단식법

장이 깨끗해야 오래 산다. 그런데 현대인은 모두 육식, 가공식품 등 불량식품의 범람으로 인하여 장이 시궁창처럼 더러워지고 있다. 그 결과 장질환뿐만 아니라 각종 암에 걸리는 원인도 거기서 유래한다.

장내에는 무수한 상재균(常在菌)이 밀집, 공존하면서 서로 돕기도 하고 상극(相克)도 하면서 먹거리를 분해, 소화, 흡수, 배설하는 과정에서 발효, 부패 등 화학작용이 일어난다. 그러면서 먹거리가 피가 되고 체세포로 탈바꿈하는 생명물질을 합성 탄생시키는 생체원자로(生體原子爐)와 같은 구실을 하고 있다.

장을 깨끗이 하기 위해서는 폭음, 폭식을 하지 말며 육식을 멀리하고 현미, 채식 위주의 식생활을 해야 한다. 평소 효소식품(김치, 된장, 청국장, 기타 과일이나 야채 같은 식물 미생물을 발효시킨 음료)을 상복하면 장내균이 익균(益菌)이 되어 장이 편안해진다.

내가 고안, 권장하는 효소단식(효소음료만 마시는 것)을 3일 정도만 해도 장청소가 잘되어 황금색 변을 보게 되면서 난치병도 일단 치유의 단서가 열리게 된다.

🌀 저체온 체질 개선에 좋은 태양정(太陽精)

현대인들은 문명 편향의 타성에 젖어 과로, 과식, 과욕, 과보호, 운동부족 등으로 체질이 모두 음성과다의 저체온이 되고 있다. 암을 비롯한 당뇨병, 비만, 아토피 같은 생활습관병은 대부분 저체온 체질에서 잘 걸린다.

천연의 검정식품은 보양(補陽) 효과가 있는데 그 중에서도 흑삼(黑蔘 : 홍삼을 더욱 농축시킨 것), 검정현미, 검정콩, 검정깨, 검정마늘의 씨눈에 각종 버섯(상황버섯, 차가버섯, 영지, 표고버섯 등)의 균사체를 배양해서 미역, 김, 다시마, 돼지감자, 대추, 잣, 호두, 꿀, 검정설탕과 혼합하여 고아서 만든 '태양정(太陽精)'은 노약자들도 먹기 좋은 강양식품(强陽食品)으로, 자연식 운동의 일인자 기준성(奇埈成) 회장이 개발하였다. 태양정은 약이 아닌 건강식품으로서 한달간만 먹어보면 놀라운 효과를 체험하게 된다.

◆ 기준성(奇埈成) 회장이 권장하는 건강식품 · 건강용품

당위력(糖威力)

소갈증의 전승 비방으로 누에가루, 홍삼, 마늘, 돼지감자 등을 주재료로 조재한 당뇨병, 아토피 등에 예방 · 치료효과가 뛰어난 건강식품이다. 일본에서는 奇埈成 著《克糖丸の偉力》이란 책으로 나와 화제가 되었다. 그러자 약삭빠른 업자가 재빨리 극당환의 상표등록을 하였기에 '당위력'으로 바꾸었다.

미쓰이(三井)식 온열요법 주열기(注熱器)

환부에 대한 가장 효과적인 온열요법으로 즉각적인 진단과 치료효과가 있다. 피로회복, 스트레스 해소, 혈액순환 촉진, 배독(排毒) 기능이 뛰어나서 건강회복술로서 가정 상비의 홈 닥터기가 될 만하다.

라우워터 증류수기 - 발명특허품

무기 광물질의 경수(硬水)나 염소 처리된 수돗물은 체내 산화, 결석 경화 등의 원인이 되는데 증류수는 이를 예방하고 정혈, 정장, 노폐물 제거, 면역 기능이 활성화되어 만성병의 예방과 치료에 도움이 된다. 이 증류수기는 수증기로 만든 이슬 같은 순수(純水) 제조기로서, 증류수기 가운데 성능이 가장 우수한 국산 최고품이다. NASA의 우주항공사와 사우디, 아랍의 석유재벌들은 모두 증류수를 마신다.

⬤ 동의(東醫) 부항기(화착식) - 발명특허품

원적외선, 음이온 방사 기능이 있는 화착식 부항기(대소컵 20개입 세트, 부속품, 책 포함)이다. 이 부항기는 압력이 강하면서도($\frac{1}{3}$ 기압) 쾌적한 기분을 갖게 되고, 온열자극도 있다. 또한 경질유리제품으로서 값싼 플라스틱 재질의 펌프식과는 차원이 다르다. 플라스틱제품은 환경호르몬이 녹아나와 의료기로서 부적합하다. 펌프식은 기계적이어서 압력이 약하면서도 피부 접촉부분이 아프고 잘 떨어지는 결함이 있다.

⬤ 선술비방(仙術秘方) 영금환(靈金丸)

일제 때 독립운동을 하다가 고문으로 몸이 망가진 투사들이 건강회복에 효험을 보았다는 비전의 영금환은 심산유곡에 자생한 무공해 산야초와 향약제를 엄선, 조제하였는데 어혈을 풀어주고 골병을 치유하는 효과가 있다. 매 식후 50알씩 100일간을 복용하면 눈이 맑아지고 안색이 좋아지며 몸이 가벼워져서 10년 정도 젊어진다. 몸이 쑤시고 아프거나 저리고 부기가 있을 때도 가시게 된다.

맺음말

    전후 60여 년 동안 아우슈비츠를 능가하는 1,000만 명을 넘는 암환자의 학살! 이 사실을 대다수 일본인은 알아차리지도 못하고 관심도 없다. 그리고 암 검진으로 암이 발견되면 마치 양떼처럼 일렬로 고개를 숙인 채 병원 문을 두드리러 간다.

    맹독의 항암제 등 '3대 요법'으로 80%라는 높은 확률로 살해당할 뿐인데 '양'들은 이 같은 '축살'이 기다리고 있다고는 전혀 생각하지 않는다. 아니 모른다. 흰 옷을 입고 눈앞에 서 있는 위엄에 넘친 끄덕임에 단지 의지하는 것이다.

    이 책에서는 이와 같이 무서울 정도로 뒤틀린 일본의 암 치료 실태를 백일하에 드러냈다. 어째서 이렇게 끊임없이 연쇄적인 암환자 '학살'이 병원의 흰 벽 안쪽에서 몰래 계속되어 온 것일까?

    그 원인의 하나로 들 수 있는 것이 경직되고 뒤틀린 의학교육이다. 우선 대학의 의학교육에서는 '자연치유력'에 대해 가르치지 않는다. 나는 이 사실을 알고 숨이 멎을 정도로 놀랐다. 독자인 여러분도 자신의 귀를 의심했을 것이다. 이는 뉴턴의 역학을 가르치지 않는 물리학 수업과 같은 것이다.

    어느 고명한 동년배 의사는 "인간은 내버려두면 혼자서 낫는다고 가르치면 의사도 제약회사도 밥 벌어먹기 힘들지요!"라고 말하면서

껄껄 웃었다. 그러나 자연치유력조차 가르치지 않는 대학 의학부의 수업은 도저히 의학교육이라고 할 수 없다. 그것은 의학 '광육(狂育)' 혹은 '흉육(凶育)'에 지나지 않는다. 살인의사가 속출하고, 당당하지만 '조용한 학살'이 전국에서 횡행하는 것도 당연하다.

아보 도오루 교수로부터 대학의 의학교육은 자연치유력은커녕 치료법도 가르치지 않는다는 말을 듣고 어안이 벙벙해졌다. 아보 교수는 다음과 같이 설명한다.

"옛날부터 독일 의학의 흐름을 따라왔기 때문에 그렇습니다. 우선 처음 기초 3년간은 병명, 증상, 진단을 배웁니다. 진단이 결정되면 치료는 자연히 결정된다는 것이죠. 결국 치료에 관해서는 아무것도 모릅니다. 생각할 힘이 없어지게 되니까요."

치료법을 배우지 않는 기초의학이라니, 믿을 수가 없다. 계속해서 아보 교수의 말을 들어보자.

"그 후 임상 현장에서의 3년간은 약 이름을 외우느라 필사적입니다. 모르면 불안해지니까요. 이렇게 해서 현대의학의 흐름에 푹 빠져있으면 배우는 것은 대증요법뿐입니다. 그런데 그것이 고쳐지지가 않습니다. 그래서 의학도는 바쁘고 상처받게 됩니다. 현대사회의 희생자라고 생각합니다. 제 경우에는 '이렇게 병을 고칠 수가 없다니 도저히 못하겠다'는 생각이 들어 기가 막혔습니다. 하지만 깨닫는 사람이 100명에 1명 정도이다 보니 역시 그대로 흘러갑니다. 아무튼 시험이 너무 많아서, 30과목 정도 있으니까요. 국가시험에 붙기 위해 필사적입니다."

이렇게 대학 6년간 결국 치료법은 전혀 배우지 않은 채 젊은 의사가 탄생한다. 그들은 병원의 의료현장에서 치료법을 어떻게 배우는 것일까? 이에 대해 아보 교수는 담담하게 말한다. "치료 가이드라인(지침)이 있으니까요"라고.

그렇다면 이것은 누가 만드는 것일까? "제약회사에 신임이 두터운 교수급 의사가 만듭니다"라며 아보 교수는 쓴웃음을 지었다. 대수롭지 않은 치료 가이드라인은 제약회사가 만드는 것이나 다름없다. '필요 이상 오래 약을 투여하는' 의료가 멈추지 않는 것도 당연하다. 약을 펑펑 사용하는 치료법을 제약회사가 의사에게 지도하고 있는 것이다.

그야말로 '학살의 지침'이다. 0.1g에 7만 엔이라는 항암제의 가격을 생각해 보자. 가이드라인은 제약회사에 폭리를 가져다주는 악마의 레시피다. 여기에는 제약회사의 권리에 꼭두각시 인형처럼 놀아나는 의사들의 참담한 모습이 존재한다.

어떤 의사는 나에게 "의사가 자살하는 경우는 놀라울 정도로 많습니다"라고 불쑥 말을 전하기도 했다. 그 기분을 알 수 있을 것 같다.

내 고교 후배이기도 한 야야마 도시히코 의사는 이렇게 한탄한다.

"의학부에 입학하는 학생은 이해가 빠른 것과 빨리 답을 내놓는 것만 잘합니다. 스스로 생각하는 힘은 없습니다. 소프트라기보다는 CPU가 잘못된 것이죠."

한 의대생에게 왜 의사가 되었냐는 질문을 했더니 고등학교 때 성적이 좋았기 때문이라는 대답이 돌아왔다. 성적이 좋아서 들어가기 힘든 의학부를 지망한다. 왜냐하면 의사는 고소득자이기 때문이다. 이 얼마나 알기 쉬운 삼단논법인가. 사고가 정지된 '빠른 이해력'의 두뇌에 제약회사가 작성한 '악마의 레시피' 치료 가이드라인이 주입된다.

이리하여 자동적으로 매년, 약 25만 명의 암환자가 '학살' 되어 무덤으로 보내진다. 살육의 연쇄가 끝날 것 같은 조짐이 보이지 않는 것도 당연하다.

"이래서는 안 된다"며 자리를 박차고 일어난 한 남자가 있었다. 암환자학연구소 대표인 가와다케 후미오 씨다. "암환자 쪽에서 학회를 시작하자!"는 그 장대한 계획에 나는 진심으로 응원을 보냈다. 이름하여 '일본 웰러 댄 웰(Weller than Well) 학회'. 그 마음은 그의 저서 《암이 내게 행복을 주었다》로 짐작할 수 있다.

"암에 걸린 것으로 지금까지의 인생보다 훨씬 행복하게 살 수 있다."

"암은 사랑의 메신저였다."

이렇게까지 암을 긍정적으로 바라보는 말이 어디 있을까? 이 학회에는 암을 완전히 치유한 사람들이 수없이 많이 참가하고 있다. 그들을 '나았다 님'이라고 부른다. 덧붙이자면 지금 암환자인 사람은 '앞으로 님'이다. 앞으로 나을 사람이란 뜻이라는 이 말에서 오는 긍정적인 상냥함이 귀엽게 느껴진다.

이 학회의 목적은 암이 자연퇴축하거나 소멸한 성공자의 체험담을 배우는 것이다. "암을 완전 치료하는 법칙을 체계화하고 있습니다. 그리고 이 법칙에 입각한 의학교과서를 만들어 대학에서 사용을 권할 예정입니다"라고 가와다케 씨는 말한다. 그리고 '의사 교육'도 시행한다. 현대 암 치료에 의문을 품고 있는 의사들에게 적극 요청한다.

이 그룹은 1,000명의 암환자와 124명의 완치한 '나았다 님'이 참가한 '1,100인 집회'를 성공시켰다. 124명의 완치자들이 있는 곳, 의사는 여기서 배워야 한다고 주장하면서 가와다케 씨는 열의를 담아 이렇게 이야기한다.

"지금의 서양의학은 사체 해부에서 출발하였습니다. 그와 반대로 '살아있다'는 기쁨에 넘치는 의학을, 의학을 지향하는 젊은이들이 배우기를 바랍니다. 진지한 의사일수록 고민이 많습니다. 그들은 본능적으로 아보 교수의 저서를 읽지 않습니다(충격이 크기 때문에). 점(点)처럼 웅크리고 앉아서 바깥 모습을 들여다보고 있습니다. 그런 의사들에게 참가를 권하고 싶습니다."

가와다케 씨가 혼자서 시작한 암환자를 위한 정보지 〈생명의 논길〉은 올해로 6년째다. 담설매정(擔雪埋井), 즉 눈을 짊어지고 와서 우물을 메운다. 그러나 순식간에 눈은 녹아버린다. 그는 묵묵히 부지런히 이 일을 해왔다. "덤프트럭으로 우르르 쏟아 부으면 우물은 금세 메워집니다"라며 그는 찡긋 웃는다. 그가 말하는 덤프트럭은 언론을 말한다. 예를 들면 TV 시청률이다. 단 1%라도 120만 명이 보고 있다. "엄청난 숫자죠!" 그렇기 때문에 그는 언론에 적극적으로 손을 쓴다. 그는 결코 포기하지 않는다.

2006년 8월 7일, 동 학회의 제1회 준비회가 도쿄의 메르파르크 회관에서 열렸다. 학술담당 부이사 자격으로 아보 교수도 참석했다. 섭외담당인 '일본웃음학회' 부회장인 노보리 미키오 의사의 흰 수염과 웃는 얼굴이 인상 깊다.

노보리 의사에 결코 뒤지지 않는 또 한 명의 흰 수염은 초월의식연구회 대표 데라야마 신이치로 씨다. 만면에 가득한 웃음을 짓는 그는 물리학자이기도 하다. 스스로 암을 완치한 곤도 마치코 씨는 경영을 담당하고 있다. 나도 부이사로 초대받아 흔쾌히 승낙했다. 내 담당부서는 위험담당이다. 보디가드로서는 최적의 부서다.

"암 자연치유의 기록은 이미 3,000명분은 있어요!"라고 데라야마 씨는 밝은 미소로 말한다. 그는 세계적인 베스트셀러 《자연치유》의 저자 앤드류 와일 박사의 깊은 신뢰를 받고 있으며 친분도 깊다. 그 자신도 16년 전 암을 극복, 완치한 바 있다.

데라야마 씨는 "의사는 암이 자연치유되는 '기적'은 연구대상으로 삼지 않더군요"라며 쓴웃음을 짓는다. 그에 말에 따르면 인간의 심신에는 7단계가 있다고 한다. 즉 ①신체, ②감정, ③마음, ④의식(spirit), ⑤영혼(soul), ⑥신(무조건적인 사랑), ⑦우주의 무(無)이다.

마음이 암을 고친다는 신념의 소유자 가와다케 씨도 "눈에 보이지 않는 것을 무시해서 성립하는 과학은 존재하지 않습니다. 그럼에도 불구하고 의학은 이를 무시하고 있습니다"라며 탄식한다.

데라야마 씨는 "얼마 전에 세계 일주를 하고 왔습니다. 미국은 암이 사인의 1위였습니다. 그들은 맥도날드 등의 패스트푸드를 먹어서 마음이 안정되지 않고, 의식이 낮습니다. 조그만 스트레스라도 금방 내장기관에 나타나게 되지요"라고 말한다.

일본도 웃을 일이 아니다. 대형 전기회사 NEC사원의 평균수명이 67세라는 말을 듣고 깜짝 놀랐다. 퇴직 후 겨우 7년 만에 세상을 떠난다니. 일본의 대기업 사원은 심신이 모두 병들어있다. "NHK는 더 끔찍합니다"라고 가와다케 씨는 고백한다. "직원의 평균수명은 겨우 60세를 넘은 정도입니다. 약 100명 정도 있는 부서에서 부장님이 암에 걸리고, 차장님이 걸리고, 다음으로 제가 암에 걸렸으니까요"라며 그는 쓴웃음을 지었다.

"매스컴은 다 그렇습니다"라며 다음과 같이 설명하는 노보리 의사의 말에 나는 상당히 놀랐다.

"어떤 생명보험회사가 수도권과 킨키(近畿) 지방에서 20~60세 약 50만 명을 직종별로 53개로 나누어 조사한 결과, 평균과 비교해서 매스컴 종사자의 암사망률은 2.63배나 높았습니다. 2위는 택시 운전사 등 시간이 불규칙한 승무원이 2.47배, 3위가 은행·증권 등 금융업계 2.34배, 4위는 관리직으로 모두 평균보다 2배 이상이었습니다."

아무리 고액 연봉을 받아도 수지가 맞지 않는다. 이 같은 사실은 "암의 원인은 마음의 고민과 장기간 노동에 있다"고 하는 명쾌한 아보 이론을 뒷받침한다.

"아—암, 뭐든 너무 열심히 안 하면 되는 거죠"라고 아보 교수가 상냥한 미소를 지으며 말하자, 데라야마 씨가 농담으로 "무슨 말에든 '암'을 붙이신다니까요"라고 말하여 좌중은 웃음을 터트렸다.

인류의 업보, 업병이라고 생각되어온 암. 하지만 이러한 웃음과 사랑으로 암도 따뜻한 햇살을 받은 눈뭉치처럼 사라져갈 것이다. 여러분 자신과 그리고 지금 머릿속에 떠오른 그 사람에게 구원으로 가는 문이 넓어지기를 바란다.

질병 치료 & 건강습관 & 명의 베스트셀러

eBook 구매 가능

eBook 구매 가능

eBook 구매 가능

뇌내혁명
하루야마 시게오 지음 | 오시연 옮김 | 한설희 감수 | 15,000원

우뇌를 활용하는 뇌내혁명
하루야마 시게오 지음 | 오시연 옮김 | 한설희 감수 | 15,000원

암 완치로 여행하는 우리를 위한 안내서
정영훈 지음 | 문정해 감수 | 15,000원

eBook 구매 가능

암을 이기는 면역요법
아보 도오루 지음 | 이균배 옮김 | 김태식 추천 | 12,000원

아보 도오루 체온면역력 : 마법의 1도 체온 건강법
아보 도오루 지음 | 김기현 옮김 | 한승섭 감수 | 12,000원

방사선으로 치료할 수 있는 7가지 암
임채홍 지음 | 15,000원 [오디오북 구매 가능]

eBook 구매 가능

eBook 구매 가능

퀼린 박사의 암을 이기는 영양요법의 힘
패트릭 퀼린 지음 | 박창은 · 한재복 옮김 | 18,000원

위암 대장암을 고친 기적의 건강습관 [최신 개정판]
김충웅 지음 | 13,000원

암 전문의가 알려주는 암을 이기는 최강의 밥상
임채홍 지음 | 15,000원

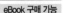
eBook 구매 가능

eBook 구매 가능

알레르기 솔루션
레오 갤런드 · 조너선 갤런드 지음
오재원 감수 | 제효영 옮김 | 19,500원

EBS 명의 김찬 교수의 통증 이렇게 고친다
김찬 지음 | 올컬러 | 12,000원

신비한 물 치료 건강법
F. 뱃맨젤리지 지음 | 이수령 옮김 | 14,000원

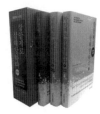

항암제로 살해당하다 ① 〈항암제 상식편〉
항암제로 살해당하다 ② 〈웃음의 면역학편〉
항암제로 살해당하다 ③ 〈암 자연치유편〉
후나세 슌스케 지음 | 기준성 감수 | 1 · 3권 15,000원, 2권 13,500원

항암제 시리즈 3부작, 항암제의 진실과 대체요법!
- 저자는 항암제가 오히려 암환자를 위태롭게 한다며, 약이나 수술이 아닌 대체요법으로 암을 낫게 할 수 있다고 주장한다. – **연합뉴스, 한겨레**

중 앙 생 활 사 Joongang Life Publishing Co.

중앙경제평론사 | 중앙에듀북스 Joongang Economy Publishing Co./Joongang Edubooks Publishing Co.

중앙생활사는 건강한 생활, 행복한 삶을 일군다는 신념 아래 설립된 건강 · 실용서 전문 출판사로서
치열한 생존경쟁에 심신이 지친 현대인에게 건강과 생활의 지혜를 주는 책을 발간하고 있습니다.

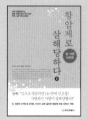

항암제로 살해당하다 ③ - 암 자연치유편

초판 1쇄 발행 | 2008년 6월 27일
초판 13쇄 발행 | 2023년 2월 20일

지은이 | 후나세 슌스케(船瀬俊介)
감수자 | 기준성(JoonSeong Gi)
옮긴이 | 이근아(GeunA Lee)
펴낸이 | 최점옥(JeomOg Choi)
펴낸곳 | 중앙생활사(Joongang Life Publishing Co.)

대   표 | 김용주
편   집 | 한옥수 · 백재운 · 용한솔
디자인 | 박근영
인터넷 | 김회승

출력 | 케이피알   종이 | 한솔PNS   인쇄 · 제본 | 영신사

잘못된 책은 구입한 서점에서 교환해드립니다.
가격은 표지 뒷면에 있습니다.

ISBN 978-89-6141-030-4(04510)
ISBN 978-89-6141-007-6(세트)

원서명 | ガンで死んだら──O番愛する人は"殺された"

등록 | 1999년 1월 16일 제2-2730호
주소 | ㉾04590 서울시 중구 다산로20길 5(신당4동 340-128) 중앙빌딩
전화 | (02)2253-4463(代) 팩스 | (02)2253-7988
홈페이지 | www.japub.co.kr   블로그 | http://blog.naver.com/japub
네이버 스마트스토어 | https://smartstore.naver.com/jaub   이메일 | japub@naver.com
♣ 중앙생활사는 중앙경제평론사 · 중앙에듀북스와 자매회사입니다.

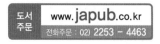

도서
주문
www.**japub**.co.kr
전화주문 : 02) 2253 - 4463

※ 이 도서의 국립중앙도서관 출판시도서목록(CIP)은 서지정보유통지원시스템 홈페이지(http://seoji.nl.go.kr)와
국가자료공동목록시스템(http://www.nl.go.kr/kolisnet)에서 이용하실 수 있습니다.(CIP제어번호: CIP2008001713)

중앙생활사/중앙경제평론사/중앙에듀북스에서는 여러분의 소중한 원고를 기다리고 있습니다. 원고 투고는 이메일을
이용해주세요. 최선을 다해 독자들에게 사랑받는 양서로 만들어드리겠습니다. **이메일** | japub@naver.com